reinhardt

AF737159

Praxis der Sprachtherapie und Sprachheilpädagogik

Band 11

Herausgegeben von Prof. Dr. Manfred Grohnfeldt, Ludwig-Maximilians-Universität, München

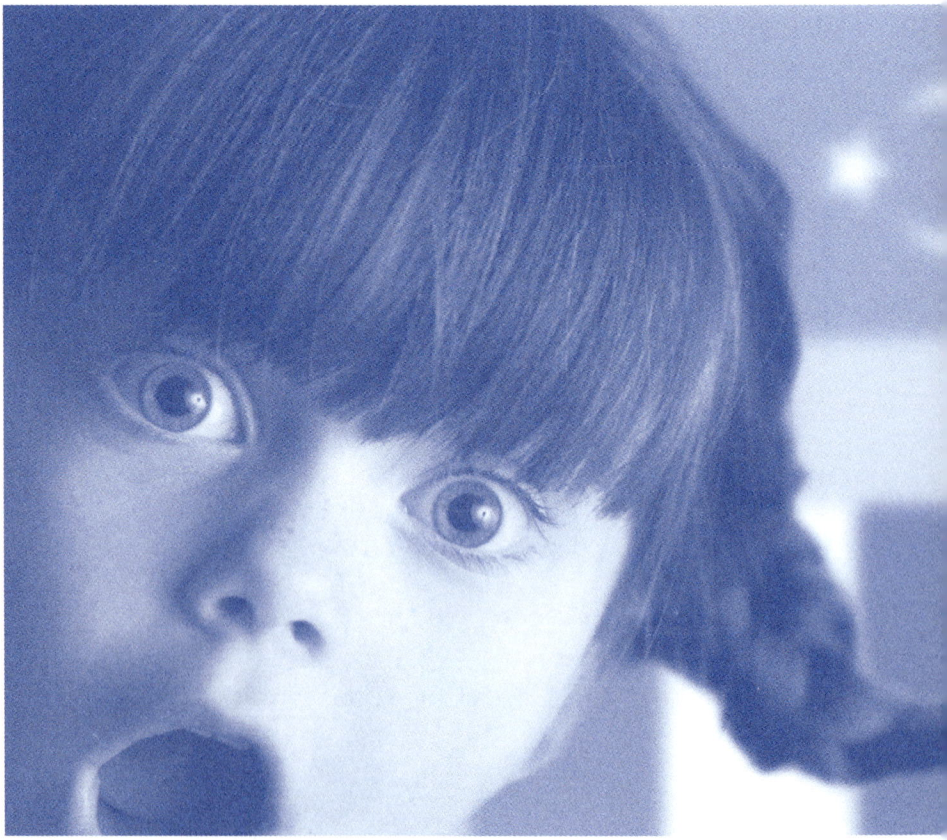

Marc Schmidt

# Sprachtherapie mit mehrsprachigen Kindern

Mit 18 Abbildungen und 19 Tabellen
Mit Onlinematerial
2., aktualisierte Auflage

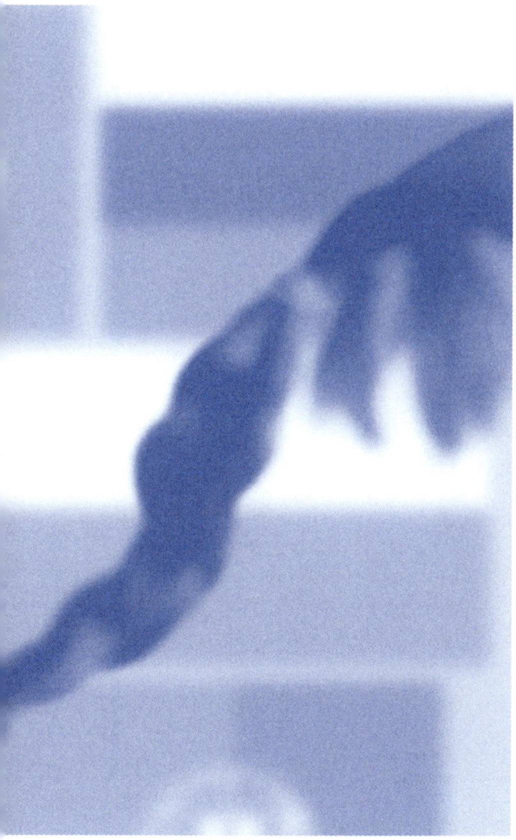

Ernst Reinhardt Verlag München

Dr. *Marc Schmidt* ist Direktor des Centre de Logopédie in Luxemburg. Er hat im Bereich Sprachtherapie sprachentwicklungsgestörter Kinder promoviert und hat über 20 Jahre im Vorschulbereich mit Kindern gearbeitet, die eine spezifische Sprachentwicklungsstörung aufzeigten.

Ebenfalls von Marc Schmidt im Ernst Reinhardt Verlag erschienen:
Kontextoptimierung für Kinder von 3–6 Jahren. 85 Praxiseinheiten für die Förderung grammatischer Fähigkeiten – ISBN: 978-3-497-02472-8
Kinder in der Kita mehrsprachig fördern. Schritt für Schritt in die Praxis – ISBN: 978-3-497-02754-5

Bibliografische Information der Deutschen Nationalbibliothek

Die Deutsche Nationalbibliothek verzeichnet diese Publikation in der Deutschen Nationalbibliografie; detaillierte bibliografische Daten sind im Internet über <http://dnb.d-nb.de> abrufbar.
ISBN 978-3-497-03068-2 (Print)
ISBN 978-3-497-61500-1 (PDF-E-Book)

2. Auflage



Printed in EU
Coverbild unter Verwendung eines Fotos von ©iStock.com/ideabug
Satz: Katharina Ehle, Leipzig

Ernst Reinhardt Verlag, Kemnatenstr. 46, D-80639 München
Net: www.reinhardt-verlag.de E-Mail: info@reinhardt-verlag.de

# Inhalt

„Spiele, Bilderbuchtipps u. v. a. m. finden Sie auf der Homepage des Ernst Reinhardt Verlages: www.reinhardt-verlag.de Das Passwort befindet sich auf S. 181."

## Hinweise zur Verwendung der Icons

**Informationsquellen print und online**

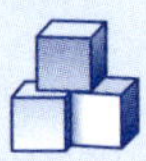
**Praxis- oder Arbeitsmaterial**

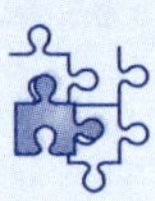
**Fallbeispiel / Beispiel**

**Tipp**

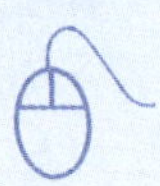
**Verweis zu Zusatzmaterialien im Onlinematerial**

# Inhalte des Onlinematerials

13 Spielformate in 85 Fotos anschaulich dargestellt:

1 Memory gegen den „bösen“ Drachen
2 Fliegenklatschenspiel
3 Bingo
4 Matrix-Bingo
5 Plüschtier-Memory
6 Montagsmaler
7 Parallelanordnung
8 Bilder sammeln
9 Bilder verschenken
10 Wettrennen
11 Würfelspiel
12 Drachenspiel
13 Mau-Mau

Tabellen aus Kapitel 5
Abbildungen aus Kapitel 5.3

Geschichte: Das schüchterne „Du“ (Kick-off zur Subjekt-Verb-Kongruenz)
Bilderbücher zum Grammatikerwerb

**Anmerkung**: Die Tabellen in *Kapitel 5*, die für den Einbezug der Erstsprachen der Kinder benötigt werden, befinden sich zusätzlich im Onlinematerial. So können sie vom Therapeuten ausgedruckt werden und es besteht die Möglichkeit, einzelne Zielstrukturen ausgedruckt oder elektronisch für die Vorbereitung oder Durchführung der Therapieeinheit zu nutzen. Entsprechende Hinweise zur Nutzung befinden sich in der Publikation.

**Bitte beachten Sie, dass die Tabellen im Buch sich in ihrer Farbigkeit von denen im Onlinematerial unterscheiden**: Was im Buch **schwarz/unterstrichen** ist, ist in der jeweiligen Tabelle im Onlinematerial **grün**. **Schwarz/kursiv** gehaltene Abschnitte im Buch sind in den Tabellen im Onlinematerial **rot**. Die im Buch in **blau** gehaltenen Abschnitte sind auch im Onlinematerial **blau**.

Zur Bedeutung der unterschiedlichen Farben in den Tabellen:

- **schwarz/unterstrichen bzw. grün**:

1 Die Beispiele sind auf grammatischer Ebene in der jeweiligen Sprache regelkonform. Die Regeln sind zudem mit den entsprechenden Regeln der deutschen Sprache vergleichbar.
2 Genusübereinstimmung (m = männlich, w = weiblich); „Kinderkram“ – also sehr einfach („positive“ Transfers möglich)

- **blau:**

1 Die Beispiele sind auf grammatischer Ebene in der jeweiligen Sprache regelkonform. Die Regeln sind anders als die entsprechenden Regeln in der deutschen Sprache und für kontrastive Vergleiche besonders gut geeignet.
2 Lautlich vergleichbare Verbmarkierungen
3 „Semantische Freunde“; optimale Strukturen für kontrastive Vergleiche

- **schwarz/kursiv bzw. rot**:

1 Die Beispiele sind auf grammatischer Ebene in der jeweiligen Sprache nicht regelkonform und sind demnach für Kontrastierungen ungeeignet.
2 Semantische „Feinde“
3 Genusinterferenz (m = männlich, w = weiblich) „schwierig“ („negative“ Transfers wahrscheinlich)

# Vorwort

„Kontextoptimierung" ist ein mittlerweile weitverbreitetes Konzept, welches von Prof. Motsch (2017) entwickelt wurde. Mit großer Überzeugung habe ich über 15 Jahre nach den Prinzipien der Kontextoptimierung gearbeitet. Meine Überzeugung war v. a. auf die Lernfortschritte der Kinder zurückzuführen, ob in der Einzel-, Gruppen- oder Klassentherapie – Lernfortschritte, die zudem in mehreren randomisierten Interventionsstudien wissenschaftlich belegt wurden (Berg 2007; Riehemann 2008; Schmidt 2010).

„Kontrastoptimierung" ist ein von mir entwickeltes Konzept, welches auf den Prinzipien der Kontextoptimierung basiert und sich speziell an Therapeuten mehrsprachiger Kinder richtet. Die Therapie mehrsprachiger Kinder mit Sprachentwicklungsstörungen gehört nämlich für Sprachtherapeuten, Logopäden und Förderschullehrer zum Alltag und stellt zudem eine besondere Herausforderung dar (Berg 2014). Die Erstsprachen der Kinder werden konsequent in die Therapie einbezogen. Auch wenn der Therapeut keine oder nur wenige erstsprachliche Kompetenzen besitzt, kann er in kurzen, reflexiven Phasen oder in sogenannten zwischengelagerten Sequenzen die Erstsprache kontrastiv zur deutschen Sprache einbringen. Dies erhöht nach meinen Erfahrungen und ersten Untersuchungen (Da Cruz 2020) nicht nur zusätzlich die Fortschritte in der Zweitsprache Deutsch, sondern wirkt sich zudem positiv auf die Erstsprachen der Kinder aus.

Die nötigen Informationen (bspw. linguistischer Natur), Übersetzungen und phonetischen Transkriptionen der wesentlichen Zielstrukturen, bezogen auf 45 sprachtherapeutische Sequenzen, sind Bestandteil der vorliegenden Publikation.

Aus Gründen der besseren Lesbarkeit wurde bei Personenbezeichnungen die männliche Form gewählt.

Ein herzlicher Dank gebührt Frau Oksana Pakhomova (russische Sprache), Frau Malgorzata Jankowska (polnische Sprache), Frau Anuschka Ocakdan Sledsens (türkische Sprache) und Frau Idalina Soares (portugiesische Sprache), die mir bei der Übersetzung behilflich waren und meine zahlreichen Fragen beantworteten. Das gleiche trifft auf meine Frau,

Michèle Lorang, zu, die sich intensiv mit der portugiesischen Sprache auseinandergesetzt hat und viele Anregungen geben konnte.

Danken möchte ich aber v. a. Prof. Motsch, auch weil er mich dazu angeregt hat, eine Publikation im Bereich Mehrsprachigkeit zu verfassen. Last, but not least gebührt mein Dank selbstverständlich Prof. Grohnfeldt, der mir wertvolle Ratschläge vermitteln konnte.

Rollingen/Mersch, Januar 2021 Marc Schmidt

# Abkürzungen

| | |
|---|---|
| I | erwachsener Interaktionspartner |
| Int.Pro. | Interrogativpronomina |
| K | Kind |
| L1 | Erstsprache |
| L2 | Zweitsprache |
| m | männlich |
| P. E. | Person Einzahl |
| s | sächlich |
| SES | Sprachentwicklungsstörung |
| SLI | Specific Language Impairment |
| SOV | Subjekt-Objekt-Verb |
| SSES | spezifische Sprachentwicklungsstörung |
| SVK | Subjekt-Verb-Kongruenz |
| SVK-Regel | Subjekt-Verb-Kongruenz-Regel |
| SVO | Subjekt-Verb-Objekt |
| SVX | Subjekt-Verb-Ergänzung |
| V2 | Verbzweitstellung |
| V2-Regel | Verbzweitstellungsregel |
| w | weiblich |

# 1 Grundlagen

Viele Kinder werden bereits kurz nach der Geburt von ihren Eltern in Kindertagesstätten angemeldet, die Mehrsprachigkeit fördern und in denen zwei Sprachen gleichzeitig gelernt werden. Die Eltern wollen sicher gehen, dass ihr Kind den Kitaplatz zum gewünschten Zeitpunkt definitiv erhält (Fürstenau / Gomolla 2011).

**Vorteile der mehrsprachigen Erziehung**

Die Vorteile der mehrsprachigen Erziehung wurden in den letzten Jahren aufgrund einer Vielzahl an wissenschaftlichen Studien deutlich. So wurde festgestellt, dass kleine Kinder sehr wohl in der Lage sind, unter günstigen Bedingungen zwei Sprachen gleichzeitig zu lernen und beide Sprachen früh zu trennen. Es ist den Kindern möglich, in beiden Sprachen bei ausgeglichener Mehrsprachigkeit monolinguale Kompetenzen zu erwerben – Kompetenzen, die in beiden Sprachen mit einsprachig aufwachsenden Kindern vergleichbar sind. Auch konnte Bialystok (2010) bereits 2001 in unterschiedlichen kognitiven Tests feststellen, dass viele bilinguale Kinder im Vergleich zu monolingual aufwachsenden geistig flexibler und leistungsfähiger in ihrer Wahrnehmung sind. Dadurch können sie bspw. leichter grammatische Regeln erfassen und verfügen über ein ausgeprägtes metasprachliches Bewusstsein. Diese positiven Befunde werden durch neueste Ergebnisse aus der Hirnforschung untermauert, die auf eine kompaktere Repräsentation der Sprachen im Sprachareal von Früh-Mehrsprachigen im Vergleich zu Spät-Mehrsprachigen hinweisen. Auch weitere Sprachen werden von ersteren leichter gelernt, diese werden an die ersten beiden Sprachen direkt „angedockt“ (Riehl 2013).

**erschwerende Faktoren**

Man muss sich aber – trotz großem Enthusiasmus, der zunehmend bei Eltern oder in politischen Ansprachen zu vernehmen ist – weiterhin bewusst sein, dass Mehrsprachigkeit in Verbindung mit erschwerenden Faktoren zu eingeschränkten sprachlichen Kompetenzen führen kann. Als solche Faktoren gelten ungünstige soziale Bedingungen, v. a. niedriger Sozialstatus (Statistisches Bundesamt 2007), ein wenig sprachförderliches Umfeld (z. B. durch einen qualitativ und quantitativ unangemessenen Sprachinput in beiden Sprachen) und / oder zu früher Abbruch der Förderung des Erstspracherwerbs (v. a. bei Kindern mit Migrationshintergrund). Seit einigen Jahren wird auf geringere Bildungserfolge und eine gefährdete Integration in die Gesellschaft von Kindern mit Migrationshintergrund hingewiesen (Triarchi-Hermann 2005; Tracy 2008). Auf immerhin 15% bis 25% der mehrsprachigen Kinder (Paul 2000; Motsch 2011) scheint dies zuzutreffen. Diese Kinder profitieren nicht von den Vorteilen einer mehrsprachigen Erziehung. Im Gegenteil: Sie sind aus den oben erwähnten Gründen bereits in einem frühen Alter auf eine systematische und intensive Förderung bzw. auf therapeutische Hilfen angewiesen. Besonders trifft dies auf die 6% bis 8% an Kinder zu (Grimm 2000), die sowieso aufgrund einer spezifischen Sprachentwicklungsstörung eine intensive Therapie brauchen.

**Therapiekonzept**

In der vorliegenden Publikation steht die *Therapie* mehrsprachiger Kinder im Mittelpunkt (*Kap. 5*). Wichtige Erkenntnisse im Bereich der allgemeinen *Förderung* mehrsprachiger Kinder, die zugleich die Basis des therapeutischen Vorgehens darstellen, werden im *4. Kapitel* erläutert. Die eigentliche Therapie sollte – wenn nur irgendwie möglich – auf die eine oder andere Art und Weise beide Sprachen einbeziehen und durch eine parallele Förderung zu Hause und / oder in der Schule zusätzlich unterstützt werden. Heute weiß man, welchen Stellenwert die Erstsprache für die gesamtsprachliche Entwicklung hat und wie wichtig der Einbezug beider Sprachen in Förderung und Therapie mit dem Ziel einer erhöhten Therapieeffizienz ist (*Kap. 4*) (Wagner 2018a; 2018b; Groba 2018). Mit der *Kontrastoptimierung* (in Anspielung an die *Kontextoptimierung*, Motsch 2017) wird ein solches Konzept präsentiert:

**Deutsch im Vordergrund**

- In den therapeutischen Einheiten (ob in der Einzel- oder Gruppentherapie) steht die Zweitsprache Deutsch im Vordergrund. Die Therapie basiert auf den „Essentials“ der **Kontextoptimierung**, die nicht nur im mono-, sondern v.a. auch im bilingualen Kontext zu höchst signifikanten Fortschritten innerhalb von überschaubaren Zeitfenstern in der Zweitsprache geführt hat (Berg 2007; Motsch / Riehemann 2008; Schmidt 2010). **Kontrastoptimierung** versucht, die bewährten Prinzipien der Kontextoptimierung auf der Basis von kontrastiven Analysen erst- und zweitsprachlicher Zielstrukturen in den Mittelpunkt zu stellen. Das jeweilige Therapieziel wird in der Zweitsprache Deutsch festgelegt und mit den entsprechenden Strukturen in der Erstsprache der Kinder verglichen (Gemeinsamkeiten und Unterschiede werden bestimmt). Auf diese Weise kann die Therapie in der Zweitsprache optimiert und, wenn möglich, eine parallele Therapie in beiden Sprachen ermöglicht werden. Der simultane Gebrauch beider Sprachen „begünstigt die zeitnahe Generalisierung von Informationen und Regelableitungen in beide Sprachen“ (Scharff 2013, 173).

**Erstsprache einbeziehen**

- Innerhalb der konkreten Therapieeinheiten, die im ***5. Kapitel*** chronologisch vom Erwerb erster sprachlicher Fähigkeiten bis hin zum Erwerb komplexer Strukturen präsentiert werden, werden unterschiedliche Erstsprachen einbezogen: Französisch und Portugiesisch, stellvertretend für die romanischen Sprachen, Russisch und Polnisch, stellvertretend für die slawischen Sprachen, und Türkisch als meistgesprochene Sprache innerhalb der Familie der Turksprachen (gehört zur altaischen Sprachgruppe). Zusätzlich wird in einem kurzen Exkurs auf die Besonderheiten des Italienischen, als weitere romanische Sprache, hingewiesen.

**punktuelle, reflexive Phasen**

1 Der Sprachtherapeut hat die Möglichkeit, innerhalb der Therapieeinheit punktuell auf die Erstsprache (L1) zurückzugreifen, v.a. mit dem Ziel, beide Sprachen in sogenannten reflexiven (metasprachlichen) Phasen gegenüberzustellen. Die Kontrastierung grundlegender Sprachstrukturen, den sogenannten Meilen- bzw. Stolpersteinen des Spracherwerbs, führt zum schnelleren (bewussten) Erfassen grammatischer Regeln. Durch das Arbeiten innerhalb desselben semantischen Feldes in beiden Sprachen können sprachübergreifende Kontraste und Gemeinsamkeiten herausgearbeitet werden.

**zwischengelagerte Sequenzen in L1**

2 Der Therapeut hat auch die Möglichkeit, die Erstsprache innerhalb von „zwischengelagerten" Therapiesequenzen in den Vordergrund zu stellen, indem er bspw. ein Buch sprachlich prägnant (Hervorhebung wichtiger Strukturen, der sogenannten Trigger) in der Erstsprache erzählt und als Rollenspiel umsetzt, oder indem er mit dem Kind ein Sprachspiel in dessen Erstsprache durchführt. Innerhalb verschiedener Rahmenthemen werden die wichtigen Zielstrukturen in den oben erwähnten Erstsprachen dargestellt (*Kap. 5*), sodass der Therapeut praktisch über keine Vorkenntnisse in der jeweiligen Erstsprache verfügen muss. Die eigene Erfahrung zeigt, dass die Kinder stolz sind, wenn sie in ihrer Muttersprache die „Fachleute" sind und bspw. dem Therapeuten bei der Aussprache helfen. Dieser kann dies gezielt ausnutzen, indem er durch die nicht-zielsprachliche Aussprache die Aufmerksamkeit auf bestimmte Endungen fokussiert.

**Förderung als Grundlage der Therapie**

- Im ***4. Kapitel*** steht, wie bereits erwähnt, die Sprachförderung im Vordergrund, zu Hause oder in der Kindertagesstätte oder im Kindergarten. Diese schließt – genau wie die Sprachtherapie – kompetente Sprachvorbilder und ausreichende Gelegenheiten, sich selbst zu äußern, sprachlich aktiv zu werden, mit ein (ob in der Erst- oder Zweitsprache). Die Prinzipien einer effektiven mehrsprachigen Förderung, die im ***4. Kapitel*** erarbeitet werden, bilden gleichzeitig die Grundlage der im ***5. Kapitel*** ausführlich dargestellten Therapie. Weil Sprachförderung und -therapie besonders effektiv sind, wenn sie gemeinsame sprachliche Ziele verfolgen, erhöht der regelmäßige Austausch zwischen Eltern, Lehrer und Sonderschullehrer oder Sprachtherapeuten den Therapieerfolg.

fehlende Therapiekonzepte

„Es liegen bisher keine spezifischen Therapiekonzepte für die sprachtherapeutische Intervention mit mehrsprachigen Kindern diverser Sprachenkombinationen vor“ (Scharff 2013, 175).

Im Bereich Therapie bei Mehrsprachigkeit gibt es tatsächlich sehr wenige Veröffentlichungen (Wagner 2018b). Erstaunlich, wenn man sich die oben erwähnten Prozentwerte von Kindern, die sprachliche Schwierigkeiten aufweisen, in Erinnerung ruft.

Kontrastoptimierung: erste Charakteristika

Die **Effektivität der Therapie mehrsprachiger Kinder** soll anhand der Kontrastoptimierung dadurch erhöht werden, dass

- die Therapie der deutschen Sprache als Therapie einer Zweitsprache verstanden wird.
- die Erstsprachen der Kinder einbezogen werden: Dies geschieht v.a. punktuell in reflexiven Phasen in der Therapie, im Unterricht und in der Therapie, aber auch zusätzlich in parallelen, „zwischengelagerten“ Sequenzen, sowie zu Hause anhand abgesprochener Zielstrukturen.
- Erst- und Zweitsprache konsequent kontrastiert werden: Gemeinsamkeiten und Unterschiede werden bewusst wahrgenommen.
- die Kontrastierung auf den zentralen Regeln, die zumeist durch eine erhöhte Komplexität gekennzeichnet sind, beruht. Diese stellen besondere Stolpersteine im Zweitspracherwerb dar und führen häufig zu langwierigen Stagnationen im Spracherwerb. Ausgangspunkt sind die Regeln der Zweitsprache Deutsch, die den vergleichbaren Regeln der Erstsprache gegenübergestellt werden.

Inhalt der Publikation

Im *1. Kapitel* werden in kurzer Form wichtige Grundlagen der mehrsprachigen Erziehung erläutert, im *2. Kapitel* die oben erwähnten Erstsprachen v.a. auf phonologischer und grammatischer Ebene analysiert und mit dem Deutschen kontrastiert (als wichtige Basis von Diagnostik, Förderung und Therapie) und im *3. Kapitel* einige zusätzliche Überlegungen zur Diagnostik im mehrsprachigen Bereich vorgenommen. Abschließend werden Sprachförderung und -therapie (*4. und 5. Kapitel*), wie oben erwähnt, ausführlich dargestellt.

## 1.1 Sprachen Europas

Weltweit existieren etwa 5.000 bis 7.500 Sprachen – je nachdem, ob bestimmte Varietäten als eigenständige Sprachen angesehen werden –, die sich nach sprachstrukturellen Aspekten zum Teil erheblich voneinander unterscheiden. Historisch gesehen gehören viele europäische Sprachen der indogermanischen oder indoeuropäischen Sprachfamilie an, der mit über drei Milliarden Sprechern größten Sprachfamilie:

**indoeuropäische Sprachfamilie**

- die westgermanischen (u.a. Englisch, Deutsch und Niederländisch) und nordgermanischen Sprachen (u.a. Dänisch, Schwedisch und Norwegisch)
- die romanischen Sprachen (u.a. Französisch, Italienisch, Spanisch, Portugiesisch und Rumänisch)
- die südslawischen (u.a. Bulgarisch, Serbokroatisch, Bosnisch, Slowenisch und Mazedonisch), westslawischen (u.a. Polnisch, Slowakisch und Tschechisch) und ostslawischen Sprachen (u.a. Russisch, Belorussisch und Ukrainisch)

**ural-altaische Sprachfamilie**

Finnisch, Ungarisch, Estnisch und Lappisch gehören (als „Sprachinseln" innerhalb Europas) nicht zur indogermanischen Sprachfamilie, sondern zu den finnougrischen Sprachen. Türkisch ist die meistgesprochene Sprache innerhalb der altaischen Sprachen, gefolgt von Aserbaidschanisch und Usbekisch. Beide Gruppen, die finnougrische und die altaische, gehören zur ural-altaischen Sprachfamilie.

**Sprachtypus**

Die Sprachen innerhalb einer Sprachfamilie sind in der Regel demselben Sprachtypus zuzuordnen – unterschieden wird v.a. in flektierende, agglutinierende und isolierende Sprachen (*Kap. 2*) – und weisen dadurch vielfältige sprachstrukturelle Gemeinsamkeiten auf. Türkisch, als agglutinierende Sprache, und Deutsch, als flektierende Sprache, unterscheiden sich in vielen Bereichen grundlegender als Englisch und Deutsch, beide westgermanische Sprachen (obschon Englisch als schwach flektierende Sprache gilt).

**Sprachstrukturelle Gemeinsamkeiten** auf phonologischer, semantischer oder grammatischer Ebene führen in der Regel zu schnellen Lernfortschritten im Erwerb einer Zweitsprache. **Sprachstrukturelle Differenzen** stellen eine große Herausforderung dar und stehen in der Sprachförderung und -therapie besonders im Fokus.

**multikulturelle Gesellschaft**

Viele Länder Westeuropas sind durch eine multikulturelle und vielsprachige Schülerschaft geprägt, u.a. durch die Öffnung des Arbeitsmarktes (Vertrag von Rom 1957), Krieg, Vertreibung, Furcht vor Verfolgung oder materiellen Notstand. In Deutschland ist der prozentuale Anteil der Personen mit Migrationshintergrund an der Gesamtbevölkerung in den letzten Jahren stetig gestiegen, bis auf heutzutage etwa jeden vierten Einwohner und sogar auf über 35% unter den Kindern. Staatsangehörige aus der

Türkei bilden die weitaus größte ausländische Personengruppe (13,4 %), gefolgt von polnischen (7,8 %) und syrischen (6,9 %) Staatsangehörigen (BAMF 2019). In Österreich lebten 2020 etwa 2,07 Millionen Menschen mit Migrationshintergrund (23,7 % der Gesamtbevölkerung). Die meisten Ausländer stammen aus Deutschland, Rumänien, Serbien und der Türkei (Statistik Austria 2020). In der Schweiz liegt der Anteil der Bevölkerung mit Migrationshintergrund bei knapp 37,5 % (Bundesamt für Statistik 2020), der größte Anteil stammt aus Italien, Deutschland, Portugal und Frankreich.

Inwieweit Kinder mit Migrationshintergrund auch tatsächlich mehrsprachig aufwachsen und wie hoch die Zahl der Kinder ist, die auch ohne Migrationshintergrund zu Hause mehrere Sprachen sprechen, ist nur schwer einschätzbar. Man kann davon ausgehen, dass etwa ein Drittel der Schülerschaft in Deutschland zwei- oder mehrsprachig aufwächst (Bredthauer 2020).

## 1.2 Begriffsbestimmung

**Definition**

Als **mehrsprachig** wird eine Person bezeichnet, die ohne größere Schwierigkeiten in mindestens zwei Sprachen mündlich und schriftlich kommunizieren kann (Triarchi-Herrman 2005; Tracy 2008).

**simultane und sequenzielle Zweisprachigkeit**

Die Erstsprache (L1) eines Kindes (die Sprache, die das Kind von Geburt an hört) ist normalerweise auch dessen Muttersprache. Bei simultaner Zweisprachigkeit hat das Kind in der Regel eine „Muttersprache“ und eine „Vatersprache“, es hat also zwei Erstsprachen. Die Unterscheidung zwischen simultaner und sequenzieller Zweisprachigkeit basiert auf dem Zeitpunkt, an dem das Kind mit der Zweitsprache (L2) in Kontakt kommt. In etwa bis zum 3. Lebensjahr, wobei dieses Alter in der Literatur unterschiedlich weit gedehnt wird, wird von simultaner Zweisprachigkeit gesprochen. Zu diesem Zeitpunkt sind die Grundlagen der Erstsprache in wesentlichen Zügen erworben, wohl wissend, dass große interindividuelle Unterschiede im Erwerbsprozess bestehen.

**Erwerbsverlauf der simultanen Zweisprachigkeit**

Die simultane Zweisprachigkeit „ist in den letzten dreißig Jahren international in vielen Studien erforscht worden“ (Tracy 2008, 106). Der Erwerbsverlauf ähnelt in beiden Sprachen dem monolingualen Erwerbsverlauf (Erwerbsverlauf bei einsprachiger Erziehung, daher auch die Bezeichnung „doppelter Erstspracherwerb“), zumindest hinsichtlich des Erwerbs früher grammatischer Fähigkeiten. Ein *doppelter Erstspracherwerb* kann den Erwerb von monolingualen grammatischen Kompetenzen in beiden Sprachen ermöglichen, sofern das Kind in beiden Sprachen einen vergleichbaren Input und ähnliche Gelegenheiten zum Sprachgebrauch erhält (Siebert-Ott 2001; Reich / Roth 2002; Paradis et al. 2003; Müller 2005; Rothweiler 2006; Haberzettl 2015).

Der Spracherwerb mit dem Ziel der Mehrsprachigkeit sollte schon im Vorschulalter, am besten bereits vor Beginn des 3. Lebensjahres, gefördert werden, damit alle Kinder mit guten sprachlichen Voraussetzungen in das Bildungssystem eintreten können (Schulz 2011).

**frühkindlicher L2-Erwerb**

Bis etwa zum 6. Lebensjahr (die Angaben in der Literatur sind nicht immer einheitlich, zudem ist dieser Zeitpunkt auch als interindividuell variabel zu verstehen) wird vom *frühkindlichen Zweitspracherwerb* gesprochen.

Nach Meisel (2008) belegt die Forschung eindeutig, dass nicht nur bei doppelter Erstsprachigkeit, sondern auch beim frühkindlichen Zweitspracherwerb in jeder Sprache eine Kompetenz erworben werden kann, die der von Monolingualen qualitativ völlig entspricht. Der sukzessive Erwerb einer zweiten Sprache dauert im Vergleich zum monolingualen Erwerb normalerweise jedoch etwas länger (de Jong et al. 2008; Prévost 2009).

Tracy (2008, 158) geht sogar davon aus, dass sich „sprachliche Kompetenzen beim frühen Zweitspracherwerb geradezu erstaunlich schnell entwickeln, wenn die Erwerbsbedingungen stimmen, und in mancher Hinsicht noch den L1-Erwerb in den Schatten stellen."

**neurologische Erkenntnisse**

Erkenntnisse aus der Hirnforschung bestätigen dies. Kinder, die in ganz jungem Alter zwei Sprachen erwerben, bilden nur ein einziges neuronales Netz aus, morpho-syntaktisches Wissen wird in den gleichen zerebralen Strukturen verarbeitet. „Untersuchungen in der Computertomographie (CT) zeigen, dass bei der Nutzung beider Sprachen die gleichen Areale angezeigt werden" (Hoppenstedt / Apeltauer 2010, 18), während bei spät erworbener Zweitsprache benachbarte Areale aktiv sind (Meisel 2008; De Simoni 2011).

**später L2-Erwerb**

Es scheint demnach so zu sein, dass bestimmte Zeitfenster für den Erwerb einer Zweitsprache besonders günstig sind. Je später das Kind mit einer Zweitsprache in Kontakt kommt, desto mehr verschiebt sich der Zweitspracherwerb von einem schnellen, ungesteuerten, natürlichen Erwerb hin zu einem mühsamen und langwierigen Fremdsprachenlernen; das Zeitfenster des „mühelosen bilingualen Erwerbs" schließt sich fortschreitend (Dalgalian 2000; Chilla et al. 2010). In der Regel kommt es zu dem, was man in der Forschung als „Fossilierung" bezeichnet: „Grammatische

Phänomene erreichen ein Plateau, von dem man sich nur sehr schwer wegbewegen kann“ (Tracy 2008, 128). Gemeint sind hier also Stagnationen in den zentralen Bereichen des Grammatikerwerbs, die den weiteren Spracherwerb erschweren. Es wird angenommen, dass Sprachen nicht mehr nach denselben Prinzipien wie beim Erstspracherwerb erworben werden. Nach dem 6. bis 7. Lebensjahr wird nicht mehr vom frühen, sondern vom *späten Zweitspracherwerb* gesprochen. Aus denselben Gründen ist eine frühe Intervention im Falle von Spracherwerbsschwierigkeiten sinnvoll.

Die Diskussion über die verschiedenen Altersangaben und den damit verbundenen sogenannten Altersfaktor bzw. sich allmählich schließende „biologische Fenster“ ist bei weitem noch nicht abgeschlossen (Tracy 2008, 128), weitere Forschungsarbeiten sind vonnöten.

Die Grundlagen des Erst- und Zweitspracherwerbs werden in Günther / Günther (2004) leicht verständlich beschrieben. Detailliert werden diese in Bialystock (2007), in Bhatia / Ritchie (2008, The Handbook of Bilingualism, knapp 900 Seiten) und in Scharff (2013) erläutert.

## 1.3 Mehrsprachigkeit und SSES

„DaZ-Kinder ohne gezielte sprachliche Intervention unterscheiden sich hinsichtlich ihrer Leistungen beim L2-Erwerb nicht signifikant von deutschsprachigen SES-Kindern“ (Penner 2003, 61).

Aus statistischen Erhebungen wird deutlich, dass überproportional viele mehrsprachige Kinder nicht nur in der Zweitsprache Deutsch, sondern auch in der Erstsprache über ungenügende grammatische Kompetenzen verfügen (Rolffs 1999; Paul 2000; Lüke / Ritterfeld 2011). Kinder mit Migrationshintergrund werden tatsächlich überproportional häufig an Förderzentren überwiesen und als spezifisch sprachentwicklungsgestört (*Kap. 2.2*) eingestuft (Schmidt 2018a).

Die Ursachen liegen v. a. in einem qualitativ und quantitativ eingeschränkten Input, in der Ablehnung der Erstsprache durch die Umgebung und / oder in einer zu frühen Reduktion der erstsprachlichen Anregungen, v. a. nach dem Erstkontakt mit der Zweitsprache.

**vergleichbare Problematik**

Die Sprachauffälligkeiten dieser Kinder sind oft von der grammatischen Ausprägung, vom Störungsgrad und von der therapeutischen Resistenz her kaum von spezifischen Sprachentwicklungsstörungen zu unterscheiden

(Paradis 2010). Auch diese Kinder sind häufig auf therapeutische Maßnahmen angewiesen.

Allerdings machen Forschungsergebnisse deutlich, „dass Mehrsprachigkeit nicht per se ein Problem darstellt, sondern Kinder, wenn sie frühzeitig und adäquat mit zwei (oder auch mehr) Sprachen konfrontiert werden, beide Sprachen kompetent erwerben können" (Lüke/Ritterfeld 2011, 1). Heutzutage geht man davon aus, dass ein multilinguales Umfeld an sich keinen Risikofaktor für die Ausbildung von grammatischen Entwicklungsstörungen darstellt (Chilla et al. 2010; Lüke/Ritterfeld 2011; Chilla/Niebuhr-Siebert 2017), und dass eine SSES nicht durch eine Zweitsprache verstärkt wird (Paradis et al. 2003; Orgassa 2009).

**Kinder mit SSES mehrsprachig erziehen**

> „Mehrsprachige Kinder mit einer SSES können gut mehrsprachig aufwachsen" (Scharff 2013, 166).

> „Bilinguale spracherwerbsgestörte Kinder scheinen in manchen Bereichen bessere Ergebnisse zu erzielen als einsprachige Kinder mit einer Spracherwerbsstörung, d. h. die Mehrsprachigkeit erweist sich als Vorteil, nicht als Hindernis" (Tracy 2008, 100).

Die mehrsprachige Erziehung führt bspw. zu einem bewussteren Umgang mit sprachlichen Strukturen, einer „Ressource" (Motsch 2017), welcher auch in der Therapie Rechnung getragen wird (*Kap. 5*).

Neben den Grundlagen der kindlichen Mehrsprachigkeit und diagnostischen Aspekten werden in Chilla et al. (2010) auch die Sprachstörungen bei mehrsprachigen Kindern erläutert.

## 1.4 Bedeutung der Erstsprache

> „Zu den besonders hartnäckigen Mythen im Bildungsbereich gehört meines Erachtens nach die Vorstellung, dass man das Problem unzureichender Deutschkenntnisse von Kindern im Kita-Alter dadurch in den Griff bekommen kann, dass man den Eltern aus Zuwandererfamilien rät, mit den Kindern im Elternhaus Deutsch zu sprechen. Nach allem, was ich über die Probleme des L2-Erwerbs durch Erwachsene gesagt habe, darf man sich von dieser Idee getrost verabschieden" (Tracy 2008, 159).

> „Den differenzierten Wortschatz und die Grammatikkenntnisse, die Kinder bei Schulbeginn benötigen, können sie sich nicht in Gesprächen mit Personen aneignen, die das Deutsche selbst nicht beherrschen“ (Tracy 2008, 4).

Die Erstsprache spielt eine wichtige Funktion in der emotionalen Entwicklung des Kindes, als Trägerin kultureller Zusammenhänge und kulturgebundener Erfahrungen und aufgrund der engen Verknüpfung von Sprache und Kognition (Hoppenstedt / Apeltauer 2010; Scharff 2013).

**zu Hause L1 fördern**

Die Erstsprache sollte so lange als Motor für die kognitive Entwicklung genutzt werden und in der Förderung und Therapie zumindest so lange eine wichtige Rolle spielen, „bis die Zweitsprache das Niveau der Erstsprache erreicht hat und deren Funktion übernehmen kann“ (Hoppenstedt / Apeltauer 2010, 88). Eltern mit Migrationshintergrund sollten zu Hause in der Erstsprache mit den Kindern reden und ihren Kindern in dieser Sprache einen angemessenen Input anbieten (Tracy 2008). In Familien, in denen eine nicht fehlerfreie Sprache gesprochen wird, treten vermehrt sprachliche und emotionale Probleme auf (Scharff 2013).

## 1.5 Interlanguageeffekte

Zwei Sprachen, die simultan erworben werden, bilden eine „wunderbare Wohngemeinschaft“ (Tracy 2008, 154) und beeinflussen sich grundsätzlich auf sämtlichen Sprachebenen gegenseitig (Tracy 2008). Es kommt zu Interlanguageeffekten, auch als sprachliche Kontaktphänomene bezeichnet. Diese kommen besonders in der Kommunikation zwischen Mehrsprachigen gut zur Geltung – sowohl in Zusammenhang mit typologisch ähnlichen als auch mit eher unterschiedlichen Sprachen (Scharff 2013):

### Definition

**Borrowing** (Ausleihen von Wörtern aufgrund einer stärkeren Präsenz in einer anderen Sprache), **Codeswitching** (Sprachwechsel, das funktionale Umschalten von einer Sprache in die andere innerhalb einer Äußerung, mit dem Ziel, verstanden zu werden; Leist 1999) und **Transfers** (Merkmale oder Strukturen aus einer Sprache werden in die andere übertragen) sind zumeist bewusst eingesetzte Strategien mehrsprachiger Personen, um sprachliche Kommunikationssituationen zu bewältigen (Kracht 2000).

Diese Strategien stellen „für gewöhnlich eine kreative Nutzung sprachlicher Vielfalt dar und ermöglichen dem Sprecher, lexikalische und strukturelle Lücken in der schwächeren Sprache mit Hilfe seiner Kenntnisse in der stärkeren Sprache zu schließen“ (Asbrock 2009, 198).

**kein Zeichen von Überforderung**

**Sprachliche Kontaktphänomene** sind an sich nicht als problematisch anzusehen und stellen kein Anzeichen einer Überforderung (Duverger/Maillard 1996; Meisel 2004; Muysken 2008) oder SSES (Zollinger 2008) dar. Sie verweisen vielmehr auf einen dynamisch-kreativen Umgang mit den Sprachen (Leist 1999).

Man muss sich allerdings bewusst sein, dass Interlanguageeffekte, und v. a. grammatische Transfers, die aufgrund unterschiedlicher Strukturen zu Interferenzfehlern führen, nach der Einschulung negative Bewertungen nach sich ziehen können. In der Förderung müssen sie deshalb ab einem gewissen Zeitpunkt Berücksichtigung finden.

**Übertragung grammatischer Regeln**

In der Regel bieten Sprachstrukturen der stärkeren Sprache Modelle für die schwächere Sprache an. Auf grammatischer Ebene beeinflussen bspw. bereits erworbene morpho-syntaktische Regeln in der L1 den Erwerb vergleichbarer zweitsprachlicher Strukturen. Eine Regel, die in der L1 erworben wurde, kann auf die L2 übertragen werden, v. a. wenn Sprachen eine gewisse typologische Nähe ausweisen. Der Erwerb neuer Strukturen kann genauso durch strukturelle Differenzen, die zwischen den Sprachen bestehen, erschwert werden (Haberzettl 2015). Portugiesische Kinder (Portugiesisch = L1) übertragen z. B. die starre Reihenfolge SVX ihrer Erstsprache ins Deutsche: „Danach der Affe isst eine Banane.“ („Depois o macaco come a banana.“) (Schmidt 2018b).

Das Wissen um Gemeinsamkeiten und Unterschiede zwischen zwei Sprachen ist nur auf Basis von sprachstrukturellen Kenntnissen möglich. Aus diesem Grunde werden im folgenden *2. Kapitel* die sprachstrukturellen Eigenschaften der erwähnten Erstsprachen näher beleuchtet.

# 2 Spracherwerb

## 2.1 Sprachtypologie

**Definition**

Die **Sprachtypologie** klassifiziert Sprachen nach grammatischen Merkmalen (z.B. hinsichtlich der Flexion oder der Wortbildung) und ohne Rückgriff auf historisch-genetische Zusammenhänge in verschiedene Sprachtypen. Sprachen, die gemeinsame strukturelle Eigenschaften aufweisen, gehören demselben Sprachtyp an (Marouani 2006; Calañas Continente / Ferrer Mora 2008).

In der Therapie mehrsprachiger Kinder stellen die strukturellen Eigenschaften der implizierten Sprachen und deren Kontrastierung einen wichtigen Ansatzpunkt dar:

> „Der Vergleich ist ein Königsweg der Erkenntnis. Erst der Blick auf das Andere, auch in der Grammatik, schärft den Blick für das Eigene" (Zifonun 2001, 1).

**cross-linguistische Kontrastierung**

Die **kontrastoptimierte Sprachtherapie** greift auf Erkenntnisse aus der Sprachtypologie zurück, indem sie dem Kind Gemeinsamkeiten und Unterschiede, die zwischen zwei Sprachen bestehen, bewusst macht.

Die Zuordnung einer Sprache zu einem bestimmten Sprachtyp ist nicht immer eindeutig. Sprachen zeigen oft gleichzeitig Strukturen des einen oder anderen Typs auf. Folgende Sprachtypen werden vornehmlich unterschieden:

**Flektierende Sprachen:** Griechisch und Latein zählen als ältere indoeuropäische Sprachen zu den flektierenden Sprachen. Unter den neueren indoeuropäischen Sprachen sind bspw. weiterhin Deutsch als germanische Sprache (*Kap. 2.2*) und Russisch und Polnisch (*Kap. 2.4*) als slawische Sprachen stark flektierend. Weiterhin, weil sich Sprachen im Laufe der Zeit (mehr oder weniger schnell) verändern: „Natürliche Sprachen ähneln lebendigen Organismen: sie kommen zur Welt, entwickeln sich und sterben aus“ (Calañas Continente / Ferrer Mora 2008, 38).

Flektierende Sprachen zeichnen sich dadurch aus, dass die syntaktischen Beziehungen zumindest zum Teil anhand von Affixen (v.a. von Präfixen und Suffixen) markiert werden (Vater 2002):
Er ha***t*** ein***en*** schwarz***en*** Hund ***ge***mal***t***.

Ein **typisches Merkmal flektierender Sprachen** besteht darin, dass die einzelnen Affixe mehrere Funktionen in sich vereinen können. Die Endung „-t“ weist im Deutschen auf die 3. Person Einzahl und 2. Person Mehrzahl hin: er mal***t***, ihr mal***t***. Außerdem können in flektierenden Sprachen Wortstamm und Affixe miteinander verschmelzen (essen: du i***sst*** anstatt du i***ss-st***) und der Wortstamm kann durch die Flexion verändert werden (***les***en, er ***lies***t).

**keine eindeutige Funktion der Affixe**

Deutsch zeigt in seiner heutigen Struktur nicht nur flektierende, sondern bspw. auch isolierende Merkmale auf. Die Akkusativ- und Dativmarkierung zeigt sich zum Teil isolierend – ohne Flexionsmorpheme am Nomen – anhand des Artikels: *den* Hund, *dem* Hund. Die Vermischung von Merkmalen (flektierend durch Affixe und isolierend) zeigt sich z. B. im Dativ Plural: *den* Kinder*n* (Marouani 2006).

**Agglutinierende Sprachen:** Türkisch wird als eine der meist agglutinierenden Sprachen angesehen (*Kap. 2.5*). Auch Finnisch, Ungarisch, Estnisch und Japanisch, die allesamt nicht zu den indoeuropäischen Sprachen zählen, gehören zu den agglutinierenden („anfügenden“) Sprachen.

Aggluntierende Sprachen zeichnen sich genau wie flektierende Sprachen dadurch aus, dass die syntaktischen Beziehungen anhand von Affixen markiert werden:
geliyordunuz – ihr kamt
gel (Verbstamm), iyor (Präsens), du (Vergangenheit), n (2. Person), uz (Plural)

**eindeutige Funktion der Affixe**

In **agglutinierenden Sprachen** werden Affixe mit eindeutiger Funktion an das Stammelement gefügt, sodass die Segmentierung (Aufgliederung) klar bleibt (Marouani 2006). In anderen Worten kommt einem Affix immer nur ***eine*** bestimmte grammatische Funktion zu (im Gegensatz zu den Flexionsmorphemen flektierender Sprachen).

**Fehlen von Affixen**

**Isolierende oder analytische Sprachen:** Chinesisch ist eine typisch isolierende Sprache. Im Französischen und besonders im Englischen, die sich im Verlauf ihrer Geschichte immer mehr von stark flektierenden zu isolierenden Sprachen hin entwickelt haben, sind nur noch Überreste von Flexionsmorphologie vorhanden. Im Englischen bleibt bspw. nur noch die s-Markierung in der 3. P. E. (he eat*s*) und das Plural-s am Nomen (apple*s*).

Zudem ist die Wortstellung isolierender Sprachen äußerst rigide. Auf syntaktischer Ebene zeigen Französisch und Portugiesisch Merkmale isolierender Sprachen auf. Es besteht in beiden Sprachen eine relativ strikte Wortordnung (*Kap. 2.3*).

Subjekt und Objekt können – im Gegensatz zum Deutschen – im folgenden Beispiel nicht ohne Bedeutungsänderung die Positionen wechseln:
La fille dessine le garçon.
Le garçon dessine la fille.

Während im Französischen einmal das Mädchen und einmal der Junge malen, bleibt das Mädchen im Deutschen aufgrund der offenen Kasusmarkierung die einzig Malende:
Das Mädchen malt den Jungen.
Den Jungen malt das Mädchen.

**Charakteristisch für isolierende Sprachen** ist das Fehlen von Flexionsaffixen. Wörter bleiben unverändert. Die Wortstellung ist hingegen rigide. Grammatische Relationen werden nicht durch morphologische Flexive angezeigt, wie bspw. „–st" in „du mal***st***", sondern durch freie Morpheme (wie Artikel, Präpositionen, Konjunktionen und Hilfsverben) und Wortstellungsregularitäten.

## 2.2 Erwerb der deutschen Sprache

### Ungestörter Erstspracherwerb

**sprachübergreifende Merkmale**

Die in diesem Kapitel dargestellten, allgemeinen Merkmale des ungestörten und gestörten Erstspracherwerbs, beziehen sich nicht nur auf die deutsche Sprache, sondern auch auf die Erstsprachen Französisch, Portugiesisch, Russisch, Polnisch und Türkisch. Die Merkmale, die sich ausschließlich auf die deutsche Sprache beziehen, sind entsprechend im Text gekennzeichnet.

**Vergleich mono- und bilingualer Erwerb**

Bei günstigen Erwerbsbedingungen und (mehr oder weniger) ausbalancierter Mehrsprachigkeit ist der simultane Erwerb zweier Sprachen mit dem monolingualen Erwerb zu vergleichen. Die Merkmale des Erstspracherwerbs beziehen sich demnach auch auf zwei, simultan erworbene (Erst-)Sprachen. Der Spracherwerb kann allerdings in einigen Bereichen etwas länger dauern als bei einsprachigen Kindern. Der Wortschatz in einer der beiden Sprachen ist zudem in der Regel etwas geringer – in der Summe der beiden Sprachen allerdings meist größer (Chilla et al. 2010, 36) – und es werden selbstverständlich auch Sprachmischungen, als Zeichen mehrsprachiger Kompetenz, bei diesen Kindern schon in frühen Erwerbsphasen beobachtet.

**frühkindlicher L2-Erwerb von L1 beeinflusst**

Der frühkindliche Zweitspracherwerb bezieht sich auf Kinder, die erst nach dem 2. bis 3. Lebensjahr, also nach dem Erwerb wichtiger Grundzüge ihrer Erstsprache, mit der deutschen Sprache in Kontakt kommen. Das Wissen aus der Erstsprache beeinflusst ab diesem Zeitpunkt vermehrt den Zweitspracherwerb; Eigenschaften aus der Erstsprache werden auf die Zweitsprache übertragen. Es kommt zu häufigen Transfers auf phonologischer, semantischer und grammatischer Ebene.

**Phonologischer Bereich:** In den ersten Lebensjahren werden die Laute und Lautkombinationen einer Sprache erfasst und ähnlich klingende Laute (z. B. die Nasale /m/ und /n/) unterschieden. Zunehmend werden schwierige Laute, wie die Frikative /s/, /z/ und /ʃ/, die elaborierte sprechmotorische Fähigkeiten erfordern, korrekt ausgesprochen. Die wichtigsten Elemente des phonologischen Systems werden etwa bis zum 6. Lebensjahr erworben, schwierige Konsonantenverbindungen (*Str*aße, es tro*pft*, du schru*mpfst*) oft erst später.

Im Folgenden wird das Lautinventar der deutschen Sprache dargestellt, um dieses dann in den folgenden Kapiteln den Inventaren der erwähnten Erstsprachen gegenüberzugestellen.

**Vielzahl an Vokalen**

Das deutsche Vokalsystem setzt sich aus nicht weniger als 17 Monophthongen (inklusive des vokalisierten „r“: /ɐ/, bspw. in „Tig*er*“, /iː/, /I/,

/y/, /Y/, /u/, /U/, /e/, /ɛ/, /ɛ:/, /Øw/, /œ/, /o:/, /ɔ/, /ə/, /a:/, /ɑ/) und 3 Diphthongen (/aI/, /ɔI/, /aU/) zusammen.

Als **besondere Eigenschaften der deutschen Vokale** (im Vergleich zu anderen indoeuropäischen Sprachen) kann die Markierung der Vokallänge (lang/kurz: Miete/Mitte), die Umwandlung der Vokale in Umlaute (a/ä, o/ö, u/ü) und das Fehlen von Nasallauten (z.B./ã/im Französischen, le s*ang*, das Blut) angesehen werden.

**Einteilung der Konsonanten**

Die Konsonantenphoneme werden in 3 Kategorien unterteilt (Willi 2004):

- Plosive: /b/, /p/, /d/, /t/, /g/, /k/
- Frikative: /z/, /s/, /v/, /f/, /ʒ/, /ʃ/, /j/, /ç/, /x/, /ʁ/
- Nasale: /m/, /n/, /ŋ/

Hinzu kommen der „Verschluss-Öffnungslaut" /l/ und der Hauchlaut /h/.

Als **besondere Merkmale der deutschen Konsonanten** kann neben den Lauten [ç] und [h] die Auslautverhärtung bezeichnet werden: Im Auslaut werden die Konsonanten stimmlos ausgesprochen.

**erste Meilensteine**

**Semantischer Bereich:** Die ersten wortähnlichen Äußerungen werden – sprachenunabhängig – im Alter von etwa 12 Monaten produziert. Aus 50 bis 100 Wörtern besteht der produktive Wortschatz im Durchschnitt nach 18, aus knapp 200 Wörtern nach 24 und aus etwa 1000 Wörtern nach 36 Monaten (Klee et al. 1998; Kany/Schöler 2010); es gibt allerdings große interindividuelle Unterschiede zu verzeichnen. Relationale Wörter (da, ab, hier), Lautmalereien (miau, brumm) und Nomina (v.a. Namen und sonstige Bezeichnungen von Personen und Alltagsgegenständen) sind die ersten von den Kindern gebrauchten Wortarten (Siegmüller/Bittner 2005), Verben (Mitte des 2. Lebensjahres), Adjektive und v.a. Pronomen und Funktionswörter tauchen erst später auf (Kauschke 2000; Pulverman et al. 2006).

**Übergeneralisierungen**

Die erste Phase des Wortschatzerwerbs ist durch häufige Übergeneralisierungen gekennzeichnet, bspw. können ganz unterschiedliche Tiere mit vier Beinen als „Hund" bezeichnet werden. Das Kind ist noch nicht in der Lage, wichtige distinktive Merkmale unter den Tieren zu erkennen, bzw. hat die entsprechenden Bezeichnungen noch nicht gespeichert.

Der Erwerb semantischer Kompetenzen ist im Grunde nie abgeschlossen, der Wortschatz kann bei Erwachsenen auf bis zu 150.000 Wörter steigen, zudem werden ein Leben lang persönlich gefärbte Assoziationen hinzugefügt (Tracy 2008).

Besonderheiten

**Typisch für die deutsche Sprache** sind die vielfältigen Möglichkeiten der Wortbildung anhand von Suffixen (bspw. „-nis", „-heit" oder „-ung") oder Präfixen (bspw. „be-", „ver-" oder „ent-") und durch Wortkomposita (z.B. wird aus „Haus" und „Tür" die „Haustür" oder aus „dunkel" und „rot" „dunkelrot").

erste grammatische Markierungen

**Grammatischer Bereich:** Im Deutschen gilt der Erwerb grammatischer Strukturen als weitgehend erforscht (Motsch / Riehemann 2008). Nachdem der aktive Wortschatz die „kritische" 50-Wort-Grenze (*Kap. 3*) überschritten hat, tauchen erste grammatische Markierungen auf. Das Kind nutzt nun seine kognitiven Fähigkeiten aus (z.B. durch Mustererkennung und Analogiebildung), um eigene linguistische Kategorien zu bilden (Tomasello 2003).

Die „in sich schlüssige gebrauchsbasierte Theorie" (Motsch 2013b, 2) von Tamasello wird leicht nachvollziehbar im Basisartikel der Zeitschrift „Sprachförderung und Sprachtherapie" (Motsch 2013b, 2–8) erläutert.

Erfassen von Regeln

**Der Erwerb zeichnet sich jetzt durch radikale Umbrüche in den grammatischen Systemen der Kinder aus.** Im Gegensatz zum mühseligen „Item-Based-Lernen" (Lernen isolierter Wörter und grammatischer Formen, meistens Satzteile) sind diese Entwicklungsschübe auf das jeweilige Erfassen und dann progressive Umsetzen wichtiger grammatischer Regeln zurückzuführen. Bis allerdings eine Regel erworben ist (über 90% korrekte Strukturen), dauert je nach Komplexität Monate bis teilweise Jahre.

> „Was Lerner und Lernerinnen beim Spracherwerb leisten müssen, ist in jedem Fall mehr als eine Imitation oder eine einfache Übernahme vom außen an sie herangetragenen Wissen. […] Denn zumindest für den Spracherwerb steckt dahinter immer wieder die individuelle Konstruktionsleistung eines Kindes" (Tracy 2008, 68).

holistische Strategie

Parallel zum Erfassen grammatischer Regeln setzt das Kind weiterhin eine sogenannte holistische oder ganzheitliche Strategie ein: Es speichert ganze Strukturen (auch als „Formeln" bezeichnet), sodass im Laufe der Monate ein praktisches, sofort umsetzbares (wenn auch weniger leistungsfähigeres) Repertoire von Äußerungen entsteht (Tracy 2008), welches das Kind früh einsetzen und anhand dessen es sich schnell verständigen kann.

**3 Schwerpunkte nach Motsch**

Motsch (2009) hat die wichtigsten grammatischen Regeln, die „Basics" der deutschen Sprache, sehr übersichtlich in drei „Schwerpunkten" zusammengefasst, auf die im *4.* und *5. Kapitel* systematisch zurückgegriffen wird:

- Zeitgleicher Erwerb der morphologischen **Subjekt-Verb-Kongruenz-Regel** (SVK-Regel; die Verben werden flektiert) und der syntaktischen **Verbzweitstellungsregel** (V2-Regel):

Das finite (flektierte) Verb steht in Hauptsätzen in der Regel an zweiter Position:
Ich ***male*** einen Baum.
Was ***malst*** du?
Eine schöne Blume ***malst*** du.

Zu diesem ersten Schwerpunkt gehört in einer zweiten Phase auch der Erwerb der „Verbklammer", die durch zweiteilige bzw. zusammengesetzte verbale Elemente realisiert wird:
Ich ***will*** eine Blume ***malen***.
Ich ***schneide*** die Blume ***aus***.
Ich ***habe*** eine Blume ***gesehen***.

- Erwerb der **Verbendstellung in subordinierten Nebensätzen**:

Das Verb steht in Nebensätzen nicht wie in Hauptsätzen an zweiter Position, sondern an Endstellung:

„Ich habe jetzt keine Zeit, weil ich eine Blume ***male***."

- Erwerb der **Kasusflexion** (die deutsche Sprache besitzt 4 Kasus: Nominativ, Akkusativ, Dativ und Genitiv):

Nomina werden zuerst im Nominativ gebraucht, dann im Akkusativ-, im Dativ- und später im Genitivkontext korrekt markiert:
Ich male ***einen Baum***. (Akkusativ)
Ich gebe ***dem Mädchen*** eine Blume. (Dativ)
Das ist die Blume ***des Mädchens***. (Genitiv)

In einer frühen Spracherwerbsphase werden häufig Artikel ausgelassen (ich male Baum) und Nominativmarkierungen auf Akkusativkontexte (ich male *ein Baum*) bzw. Akkusativmarkierungen auf Dativkontexte (ich gebe *das Mädchen* eine Blume) übergeneralisiert.

Der schrittweise Erwerb dieser 3 grammatischen Schwerpunkte (mit den notwendigen linguistischen Erklärungen) wird in einfacher Sprache und mit vielen Beispielen illustriert in der Publikation „Gezielte Förderung lautsprachlicher Kompetenzen" (Schmidt 2012) erläutert.

**Genuszuweisung**

Neben den 3 Schwerpunkten des Grammatikerwerbs spielt auch der Erwerb des **Genus** eine bedeutende Rolle, v. a. in der Förderung bei Mehrsprachigkeit und insbesondere als Basis des Kasuserwerbs (*Kap. 5*).

Im Deutschen ist das Genussystem „keineswegs völlig chaotisch, aber es bedient sich eben nicht nur einer, sondern vieler Regeln: In einigen Fällen liegen diese auf der phonologischen und prosodischen Ebene, d. h. sie richten sich nach Lautung und Bedeutung" (Tracy 2008, 74): So sind die meisten Einsilber mit mehreren Konsonanten am Wortanfang oder Wortende maskulin, z. B. „der Ko*pf*" oder „der *Kr*an".

Andere Regeln finden sich auf morphologischer Ebene. Die Wortbildung mit –ung führt z. B. verlässlich zu femininen Substantiven, z. B. wie „die Verzeihung" oder „die Zeitung", die Wortbildung auf –nis hingegen zu sächlichen, z. B. wie „das Ärgernis" oder „das Zeugnis".

Es gibt, wie oben erwähnt, viele Regeln und darüber hinaus leider auch viele Ausnahmen, sodass Artikel in einer ersten Phase – genau wie grammatische Markierungen – übergeneralisiert werden. So wird im Deutschen v. a. „die" (kommt am häufigsten vor) auf männliche und sächliche Nomen übertragen.

## Zusammenfassung

**große Herausforderung**

Schlussfolgernd sieht man im Deutschen vielen Substantiven ihr Genus nicht an, klare Gesetzmäßigkeiten gibt es nicht. Beim Deutschlernen stellt der Genuserwerb dadurch eine große Schwierigkeit dar (v. a. eine Herausforderung des Gedächtnisses).

## Ungestörter Zweitspracherwerb

### *Phonologischer Bereich*

Der Erwerb sprechmotorischer und phonologischer Fähigkeiten verläuft im mehrsprachigen Kontext nach denselben Mustern wie im monolingualen. Die Aufgabe ist allerdings komplexer, weil eine zweite Sprache mit zum

Teil unterschiedlichen Lauten und Lautkombinationen parallel erworben wird.

**Phoneminventare als Therapiebasis**

Das Kind muss die *Gemeinsamkeiten und Unterschiede der Phoneminventare* beider Sprachen erfassen und die phonologischen Regeln beider Sprachen erwerben (Scharff 2013).

**Vernetzung der Sprachen**

Nicht nur auf semantischer oder grammatischer, sondern auch auf phonologischer Ebene ist die Vernetzung der Sprachen wichtig (Hoppenstedt 2010). Bereits in der „Phase des Einhörens", die zwischen 3 und 4 und bis zu 9 Monaten und mehr dauern kann, müssen die phonologischen Eigenschaften der neuen Sprache erkannt und mit jenen der Erstsprache kontrastiert werden. Besonders im Bereich der Lautung und der melodischen und rhythmischen Eigenschaften fällt es mit zunehmendem Alter schwerer, „das gesamte Paket so „auszupacken", wie es die Zielsprache eigentlich verlangt" (Tracy 2008, 128).

### *Semantischer Bereich*

Ist die „Phase des Einhörens" weitgehend abgeschlossen, so „beschleunigt sich das Wortschatzwachstum und die sprachliche Entwicklung bei den meisten Kindern zunehmend. Kinder, die bis dahin kaum gesprochen hatten, durchlebten plötzlich eine dramatische Entwicklung und überholten andere Kinder der Gruppe" (Tracy 2008, 100).

Neben einzelnen Wörtern werden, wie bereits erwähnt, sehr früh auch Satzteile oder ganze Sätze produziert. Diese weisen noch nicht darauf hin, dass wichtige grammatische Fähigkeiten erworben wurden, es handelt sich vielmehr um ganzheitlich gespeicherte Phrasen, um sogenannte „Formeln" oder „Chunks", die die Kinder oft in ihrem Alltag hören und zu Beginn unanalysiert reproduzieren.

Der Wortschatz erreicht in der Zweitsprache in der Regel nur dann erstsprachliche Ausmaße, wenn die Zweitsprache – wie bei mehrsprachigen Kindern häufig der Fall – zur starken und somit dominanten Sprache wird. Man geht heute davon aus, dass mehrsprachige Kinder im Vergleich zu monolingualen Kindern einen geringeren Wortschatz in jeder von ihnen gesprochenen Sprache haben, dass sie insgesamt aber über ein größeres Vokabular verfügen (*Kap. 1*).

**sprachübergreifendes Netzwerk**

Mehrsprachige Kinder verfügen zumeist über ein „domänenspezifisches, distributives Vokabular" (Scharff 2013, 85). Wörter aus einem bestimmten Lebensbereich müssen nicht zwangsläufig in beiden Sprachen zur Verfügung stehen. Das mehrsprachige Lexikon ist häufig sprachspezifisch aufgebaut. Allerdings bildet sich ein sprachübergreifendes Begriffssystem, das ähnlich einem einzigen Netzwerk strukturiert ist (Harley 2013).

Die Bedeutungszuordnungen sind in der Zweitsprache nicht immer korrekt, weil sich die Kinder an ihrer Erstsprache orientieren. Lautlich ähnliche Wörter mit unterschiedlichen Bedeutungen werden als „falsche Freunde" bezeichnet; diese bedürfen auch in der Therapie besonderer Beachtung (*Kap. 5*).

### *Grammatischer Bereich*

Sicher ist, dass der Erwerbsverlauf der Zweitsprache mit dem Zeitpunkt des Erstkontakts zusammenhängt, auch wenn die maximal erreichbaren Sprachkompetenzen zusätzlich durch weitere Faktoren beeinflusst werden, wie v. a. Quantität und Qualität des sprachlichen Inputs, kommunikative Notwendigkeit und Motivation.

Je später das Kind mit der Zweitsprache in Kontakt kommt, desto größer sind die Unterschiede mit dem Erstspracherwerb, aufgrund des Wissens, welches bereits in der Erstsprache erworben wurde.

**Merkmale des ungestörten L2-Erwerbs**

Als ungestört gilt der Zweitspracherwerb, wenn Kinder nach etwa 10 Monaten intensivem Kontakt mit dem Deutschen sprachliche Fähigkeiten entwickeln, die es ihnen ermöglichen, ihren Alltag zu meistern (Kracht / Rothweiler 2003; Asbrock 2009), bzw. wenn sie nach 12 Monaten bereits Sätze, die über 2- bis 3-Wortäußerungen hinausgehen, bilden. Innerhalb von 18 Monaten bis maximal 2 Jahren sollten sie dann bei günstigem Erwerbshintergrund die grammatischen Regeln der Verbzweitstellung in Hauptsätzen und die der Subjekt-Verb-Kongruenz-Regel entschlüsseln (Rothweiler 2006; Asbrock 2009; Chilla et al. 2010), v. a., wenn der Erstkontakt mit dem Deutschen vor dem 4. Lebensjahr liegt. Besonders die Subjekt-Verb-Kontroll-Regel wird in diesem Fall ebenso treffsicher, zügig und mit qualitativ ähnlichen Erwerbsschritten umgesetzt wie im Erstspracherwerb, wenn nicht sogar schneller (Kroffke / Rothweiler 2004; Tracy 2008). Besondere Schwierigkeiten liegen, je nach Erstsprache der Kinder, in den Bereichen Genus, Verbzweitstellung und Kasus.

## Gestörter Erstspracherwerb

**Definition**

Eine **spezifische Sprachentwicklungsstörung (SSES)**, im englischen Sprachraum als „Specific Language Impairment" (SLI) und im französischen Sprachraum als „trouble spécifique du développement du langage" (TSL) bezeichnet, ist dadurch gekennzeichnet, dass signifikante, zeitliche und inhaltliche Abweichungen von der normalen Sprachentwicklung vorliegen, ohne dass sonstige Primärbeeinträchtigungen zu diagnostizieren sind, die das Vorhandensein, die Art und das Ausmaß der sprachlichen Probleme erklären könnten (Dannenbauer 2002).

Ausgeschlossen werden Störungen, die auf kognitive Beeinträchtigungen, neurologische Störungen oder sensorische Beeinträchtigungen (wie z.B. eine Hörschädigung) zurückzuführen sind.

**SSES** ist durch Sprachverarbeitungsschwierigkeiten und v.a. durch einen eingeschränkten phonologischen Arbeitsspeicher, aber auch durch Schwierigkeiten in Bezug auf „die Segmentierung, Sequenzierung, Diskrimination sowie Rezeption grammatisch relevanter prosodischer Muster" (Scharff 2013, 131) bedingt.

Aus statistischen Erhebungen geht hervor, dass 5% bis 8% der Kinder unter SSES leiden (Neumann etal. 2009), schwere Ausprägungen treten bei etwa 1% bis 2% aller Kinder auf. Dies sind Kinder, die v.a. aufgrund ihrer grammatischen Störung nur unter großem Aufwand an therapeutischen Ressourcen in der Lage sind, den schulischen Anforderungen gerecht zu werden (Conti-Ramsden / Botting 2000).

Ein multilinguales Umfeld stellt an sich keinen Risikofaktor für die Ausbildung einer SSES dar (Tracy 2007; Lüke / Ritterfeld 2011). Aus statistischen Erhebungen wird allerdings deutlich, dass überproportional viele mehrsprachige Kinder grammatische Strukturdefizite aufweisen, die einer SSES sehr ähnlich sind. Die Ursachen liegen bei diesen Kindern nicht im Bereich der phonologischen auditiv-verbalen Verarbeitung, sondern, neben sozio-ökonomischen Faktoren, v.a. im mehrsprachigen Umfeld. Ein ungünstiges mehrsprachiges Umfeld kann über einen längeren Zeitraum zu Sprachauffälligkeiten führen, die vom Störungsgrad und der therapeutischen „Resistenz" her kaum von spezifischen Spracherwerbsstörungen zu unterscheiden sind.

Neben **phonologischen und semantischen Schwierigkeiten** treten in den zentralen Bereichen des Grammatikerwerbs Stagnationen, sogenannte **Plateaubildungen** auf, welche die Diagnose SSES ermöglichen (Gathercole 1997; Leonard 2000; Moser 2007).

**typische Merkmale einer SSES**

Zudem treten Strukturen auf, die im ungestörten Grammatikerwerb nicht oder nur marginal vorzufinden sind. Die Frage, ob es sich hierbei um typische Strukturen, die auf eine SSES hindeuten, handelt, wurde zurzeit noch nicht beantwortet. Solche Merkmale wären die Drittstellung des finiten

Verbs in einfachen Hauptsätzen (Thoma / Tracy 2006; Tracy 2008; Chilla et al. 2010; Motsch 2017; Schmidt 2010): „Morgen die Kuh *frisst* Gras. Dann das Schwein *kommt* auch.", und die Nicht-Verknüpfung der SVK-Regel mit der V2-Regel (Chilla 2007; Schmidt 2010).

Kinder mit einer SSES haben zudem erhebliche Schwierigkeiten mit der Verbklammer (Ich *will essen* den Apfel), der Verbendstellung in subordinierten Nebensätzen (Berg 2018; Motsch 2017) (wenn ich *esse* einen Apfel) und mit der Kasusflexion (Motsch / Riehemann 2008; Motsch 2017). Akkusativmarkierungen (Ich esse *der* Apfel. Ich esse *ein* Apfel.) und Dativmarkierungen (Der Apfel liegt auf *den* Tisch. Ich gebe *das* Mädchen den Apfel.) werden nicht korrekt gebildet.

Die oben angedeuteten abweichenden Strukturen sind auch in der Zweitsprache Deutsch älterer Kinder, Jugendlicher und Erwachsenen vorzufinden, die erst nach dem 6. bis 7. Lebensjahr mit dem Deutschen in Kontakt kommen (Diehl 2000; Tracy 2008) und keine SSES aufzeigen. Zusätzliche Faktoren müssen demzufolge die Differenzialdiagnose abrunden (*Kap. 3*).

Auch im monolingualen Kontext können die erwähnten abweichenden Strukturen auftreten, fallen aber von ihrer Häufigkeit her kaum ins Gewicht und verschwinden schnell wieder.

## Gestörter Zweitspracherwerb

Sukzessiv-bilinguale Kinder mit SSES weisen in beiden Sprachen Auffälligkeiten auf, die auch im gestörten monolingualen und im ungestörten Zweitspracherwerb vorzufinden sind. Eine zuverlässige Diagnose einer SSES ist, ausgehend von den Auffälligkeiten in der L2, nur durch eine sprachspezifische Differenzialdiagnostik in allen vom Kind gesprochenen Sprachen möglich, mit Einbezug weiterer nicht-sprachlicher Faktoren (*Kap. 3*). Die Diagnose wird zusätzlich dadurch erschwert, dass sich beide Sprachen (selbstverständlich) auch im gestörten Erwerb gegenseitig beeinflussen und viele externe Faktoren den Erwerb beeinflussen.

**mühsamer Erwerb**

Allerdings wird bereits im Erwerb erster grammatischer Regeln bei sukzessiv-bilingualen Kindern mit SSES der mühsame Erwerb grammatischer Kompetenzen in der L2 ersichtlich. Der Erwerb der Subjekt-Verb-Kongruenz und der Verbzweitstellung dauert bedeutend länger als im ungestörten Zweitspracherwerb (Schmidt 2010), bereits in dieser frühen Erwerbsphase treten häufig Fossilierungen auf, die sich über Jahre fixieren; der Spracherwerb muss durch eine intensive Therapie mühsam „deblockiert" werden. Schwierigkeiten können nicht nur auf die Komplexität der sprachlichen

Strukturen zurückgeführt werden, sondern auch auf die unterschiedliche Wahrnehmbarkeit phonetischer Merkmale (Scharff 2013). Die beobachteten Störungsmuster sind demzufolge sprachspezifisch.

Dass aber „eine Spracherwerbsstörung nicht den Verzicht auf Mehrsprachigkeit [...] bedeuten muss, zeigen Studien aus Kanada. Bilinguale sprachgestörte Kinder scheinen in manchen Bereichen bessere Ergebnisse zu erzielen als einsprachige Kinder mit einer Spracherwerbsstörung, d.h. die Mehrsprachigkeit erweist sich als Vorteil, nicht als Hindernis" (Tracy 2008, 100), der frühe Erwerb der zweiten Sprache stellt für Kinder mit SSES in der Regel keine zusätzliche Hürde dar (Chilla et al. 2010).

**sprachliche Zielstrukturen in der Therapie**

Im Fokus des ungestörten und gestörten Erwerbs der deutschen Sprache als Erst- oder Zweitsprache stehen *die elementaren grammatischen Regeln Subjekt-Verb-Kongruenz* und *Verbzweitstellung, Verbendstellung* in subordinierten Nebensätzen und Kasus. In der Therapie werden sie mit den entsprechenden Regeln der Erstsprachen kontrastiert.

Weitere Besonderheiten, die nicht nur, aber hauptsächlich den Erwerb des Deutschen als L2 betreffen, beziehen sich auf das *Speichern von Strukturen*, die nur bedingt regelgeleitet sind, v.a. den Erwerb des Genus. Auch in diesem Bereich werden die Gemeinsamkeiten und Unterschiede zwischen L1 und L2 reflektiert.

*Der Erwerb phonologischer und semantischer Kompetenzen* unterstützt den Spracherwerb insgesamt. Beide Sprachebenen sollten prinzipiell in die Sprachtherapie einbezogen werden. Im Fokus der *Kontrastoptimierung* stehen die Differenzen, die zwischen den Phoneminventaren von L1 und L2 bestehen, sowie „richtige" und „falsche" Freunde im Bereich des Wortschatzes.

## 2.3 Erwerb romanischer Sprachen am Beispiel des Französischen und Portugiesischen

**Verbreitung**

Französisch und Portugiesisch gehören neben Spanisch, Italienisch, Rumänisch und weiteren Sprachen, die weniger verbreitet sind (z.B. die katalanische Sprache in Teilen Spaniens und die rätoromanische Sprache in Teilen der Schweiz), zu den romanischen Sprachen. Ihnen zugrunde liegt das gesprochene Latein, das sich im Römischen Reich über Jahrhunderte ausbreitete (Lüdtke 2001).

Heutzutage gibt es weltweit etwa 110 Millionen französische (insgesamt etwa 500 Millionen Sprecher) und etwa 210 Millionen portugiesische (insgesamt etwa 240 Millionen Sprecher) Muttersprachler. Beide Sprachen zeigen trotz unterschiedlicher Einflüsse über die letzten zwei Jahrtausende noch immer viele Verwandtschaften auf sprachstruktureller Ebene auf.

Das brasilianische Portugiesisch ist streng genommen eine portugiesische Varietät. Diese zeigt im Vergleich zum Portugiesischen einige strukturelle Besonderheiten nicht nur auf der lexikalisch-semantischen, sondern auch auf der morphologisch-syntaktischen Ebene auf. An dieser Stelle soll nur auf die Vereinfachung der Flexionsparadigmen mit der entsprechenden Zunahme der lexikalischen Subjektrealisierungen (Abnahme des Pro-Drop-Parameters) hingewiesen werden.

Eine detaillierte Beschreibung des Erwerbs der portugiesischen Sprache und der portugiesischen Grammatik mit Vergleichen mit dem Brasilianischen sind in Lorang (2013) nachzulesen.

## Phonologie

**Vokalnasalierung**

Die **französische Sprache** verfügt – genau wie die deutsche – über eine relativ hohe Anzahl an Vokalphonemen. Typisch für die französische Sprache ist die häufige Nasalierung der Vokale, bspw. in m*o*n – mein, s*ai*nt – heilig, monsi*eu*r – Mann oder s*a*ns – ohne. Auch auf Konsonantenebene gibt es im Vergleich mit dem Deutschen einige Differenzen:

**Unterschiede bei Konsonanten**

- Der Hauchlaut [h] wird nur selten artikuliert, z. B. habiter [abite] (wohnen).
- Ich- (/ç/) und Achlaute (/x/) kommen nicht vor.
- Eine Auslautverhärtung der stimmhaften Plosive und Frikative tritt im Französischen nicht auf: „bague" [bag] (Ring) und „bac" [bak] (Tüte) oder „cage" [kaʒ] (Kiste) und „je cache" [ʒə kaʃ] (ich verstecke).

Neben diesen (wichtigsten) Unterschieden zwischen dem französischen und deutschen Lautinventar, kann die korrekte Aussprache der Zielstrukturen (des *5. Kapitels*) durch folgende Hinweise zusätzlich erleichtert werden:

**Aussprache**

- Einige Vokale werden mit Akzenten versehen, die die Aussprache verändern können: /é/ (accent aigu) wird bspw. als [e], /è/ (accent grave) und /ê/ (accent circonflexe) vergleichbar als [ɛ] ausgesprochen.
- Die Endkonsonanten werden im Französischen häufig nicht ausgesprochen: „la forêt" (der Wald) [fɔʁɛ]; ganz ungewöhnlich ist die Artikulierung von Konsonanten an Endposition aber nicht: la lampe (-[p], die Lampe), les chaussettes (-[t], die Strümpfe), le sac (-[k], die Tüte), la girafe (-[f], die Giraffe).

**Akzente**

Die **portugiesische Sprache** verfügt über 11 verschiedene Vokale und 25 Konsonanten. Einige Vokale werden mit Diakritika („Akzente") zur laut-

und / oder schriftsprachlichen Differenzierung verwendet, bspw. á, â, à und ã. Der Akzent „´" verweist bspw. auf den zu betonenden Laut oder differenziert zwei identisch geschriebene Wörter. Die Nasalierung der Vokale wird in der Regel mit einer Tilde (~) über dem Vokal angezeigt.

Wichtigste Unterschiede zu dem deutschen Lautinventar, die auch dem Therapeuten, der nur wenige Kenntnisse über die portugiesische Sprache besitzt, eine verständlichere Aussprache ermöglicht:

**Unterschiede**

- Im Portugiesischen gibt es Diphthonge, bei denen der erste Vokal nasal ausgesprochen wird: mãe (Mutter).
- Der unbetonte o-Laut wird als [u] ausgesprochen.
- Die beiden Umlaute [œ] und [y] gibt es nicht.
- Das „r" wird im Portugiesischen häufig als Zungenspitzen-r umgesetzt.
- Der Hauchlaut / h / und die Phoneme / ç / und / x / kommen nicht vor.
- Am Wortende und vor stimmlosen Konsonanten wird das „s" als [ʃ] ausgesprochen.

**Französisch und portugiesisch sprechende Kinder**, die Deutsch als Zweitsprache lernen, **können** aufgrund der eben beschriebenen Unterschiede mit ihren Erstsprachen **folgende Schwierigkeiten aufweisen**:

1 Der Hauchlaut [h] und die Ich- und Achlaute ([ç], [x]) werden nicht realisiert.
2 Die beiden Umlaute [œ] und [y] werden von portugiesischen Kindern häufig durch [o] und [u] ersetzt.
3 Konsonanten werden von französisch sprechenden Kindern in Endstellung nicht ausgesprochen.
4 Es wird keine konsequente Auslautverhärtung vorgenommen.

Nähere Informationen sind in Haberl (2004) und Morgado (2006) zu finden, präzise Erläuterungen zur portugiesischen Aussprache und Schrift: http:// www.eurocomrom.de / compact / kurs / miniport.pdf und http: // www.uni-due.de / imperia / md / content / prodaz / sprachbeschreibung_portugiesisch.pdf

## Semantik

Der Ausbau des Wortschatzes, der Erwerb unterschiedlicher Wortarten und die zunehmende Elaboration semantischer Felder vollzieht sich im Französischen und Portugiesischen vergleichbar mit dem Deutschen. Die meisten Wörter entstammen dem Latein. In beiden Sprachen wurden aber über die verschiedenen Epochen Wörter aus unterschiedlichen Sprachen entlehnt, so zum Beispiel aus dem Englischen, Arabischen und Griechischen. Überlange Wörter gibt es im Gegensatz zum Deutschen nur selten. Zusammengesetzte Wörter werden generell mit Hilfe von Präpositionen gebildet: la soupe *aux* tomates, a sopa *de* tomate, die Tomatensuppe.

## Morphologie

### *Genus*

Im **Französischen** gibt es im Singular männliche und weibliche bestimmte (le / l', la / l') und unbestimmte (un, une) Artikel. Im Plural wird kein Unterschied zwischen dem Geschlecht der Nomen vorgenommen: „les" (bestimmt) und „des" (unbestimmt); der unbestimmte Artikel muss in der Mehrzahl zwingend verwendet werden: Bälle schwimmen auf dem Wasser. *Des* balles flottent sur l'eau.

**sichtbarer Genus**

An der Lautstruktur des Substantivs kann man eher als im Deutschen erkennen, ob es sich um männliche oder weibliche Nomen handelt. -eur (le vendeur, der Verkäufer) oder -ien (le chien, der Hund) weisen bspw. auf einen männlichen, -euse (la vendeuse, die Verkäuferin) oder -ienne (la chienne, die Hündin) auf einen weiblichen Genus hin.

Im **Portugiesischen** wird das grammatische Geschlecht nicht nur im Singular durch den (bestimmten und unbestimmten) männlichen (o, um) oder weiblichen (a, uma) Artikel angezeigt, sondern auch in der Mehrzahl: os, uns (Maskulinum), as, umas (Femininum).

Zudem sieht man im Portugiesischen vielen Substantiven das Genus an (das Genus ist „sichtbar"). Substantive, die auf -o, -or, -á, -s, -l, -az oder -i enden, sind in der Regel männlich, Substantive, die auf -a, -ade, -gem, -ção oder -ice enden, in der Regel weiblich. Es gibt aber viele Ausnahmen.

**vielfältige Ursachen**

Eine **Schwierigkeit im Erwerb des Deutschen als Zweitsprache** stellt die Genuszuweisung dar, dies aus folgenden 3 Gründen:

- Im Gegensatz zu den beiden romanischen Sprachen kann das Geschlecht deutscher Wörter nur schwer an der Lautstruktur erkannt werden, sodass der Artikel vieler Wörter „Item-Based" gespeichert werden muss.
- Es gibt im Deutschen – im Gegensatz zum Französischen und Portugiesischen – neben der männlichen und weiblichen noch eine sächliche Form.

- Sprachübergreifend betrachtet gibt es unterschiedliche Genuszuweisungen: der Stuhl (männlich) – la chaise (weiblich) – a cadeira (weiblich).

## *Subjekt-Verb-Kongruenz*

**homophone Endungen**

Vergleichbar mit der deutschen Sprache kongruieren Subjekt und Verb auch in den romanischen Sprachen. Allerdings weisen viele Verben im **Französischen** homophone Endungen auf:

- manger (essen): je mange, tu manges (das finale -s wird nicht ausgesprochen), il mange, [mɑ̃ʒ]
- sortir (hinausgehen): je sors, tu sors, il sort (das finale -t wird auch nicht ausgesprochen), [sɔʁ]
- vendre (verkaufen): je vends, tu vends, il vend, [vɛ̃]
- vouloir (wollen): je veux (das finale -x wird nicht ausgesprochen), tu veux, il veut, [vœ].

Eine Ausnahme bilden die beiden Auxiliare „avoir" und „être" (j'ai [ʒe], tu as [ty a], il a [il a]; je suis [ʒə syi], tu es [ty ɛ], il est [il ɛ]), die zumindest zum Teil unterschiedliche Endungen aufweisen. Aufgrund der häufig homophonen Verbendungen gehört Französisch als einzige unter den romanischen Sprachen und genau wie Deutsch nicht zu den sogenannten Pro-Drop-Sprachen.

**unike Verbflexion**

Im **Portugiesischen** muss das Subjekt in Form eines Personalpronomens aufgrund der reichen und uniken Verbflexion nicht gebraucht werden, Portugiesisch ist eine Pro-Drop-Sprache. Interessanterweise wird die 2. Person Singular vergleichbar mit dem Deutschen anhand eines Zischlautes gebildet.

Dieser Besonderheit wird in der kontrastoptimierten Therapie innerhalb von reflexiven Phasen Rechnung getragen:
falar (sprechen): (eu) falo, [fɐlu]; (tu) fala*s*, [fɐlɐʃ]; (ele) fala, [fɐlɐ]
comer (essen): (eu) como, [kumu]; (tu) come*s*, [kuməʃ]; (ele) come, [kumə]
abrir (öffnen): (eu) abro, [ɐbru]; (tu) abre*s*, [ɐbrəʃ]; (ele) abre, [abrə]

Eine gerade ablaufende Handlung wird durch die periphrastische Form „esta a + Infinitiv" zum Ausdruck gebracht:
(Eu) estou/(tu) estás/(ele) está a comer. (Ich/du/er isst gerade.)

**Portugiesische Verben** sind laut- und schriftsprachlich durch **unike Endungen** gekennzeichnet, **französische Verben** weisen in der Lautsprache viele **homophone Endungen** auf, in der Schriftsprache werden die Verbflexionen sichtbar. Genau wie im Deutschen besteht in beiden Sprachen Kongruenz zwischen Subjekt und Verb, sodass „positive" Transfers (aufgrund von Gemeinsamkeiten) zu erwarten sind und in unterschiedlichen Studien auch festgestellt werden konnten (Schmidt 2010).

### *Kasus*

In den romanischen Sprachen gibt es (mit Ausnahme der Personalpronomina) keinen „offenen" Kasus: Artikel und Nomina werden nicht dekliniert, sie tragen keine sichtbaren morphologischen Kasusmarkierungen wie im Deutschen.

**abstrakter Kasus**

Kasus ist abstrakt: Die grammatische Funktion der Nomina wird über deren Stellung im Satz und durch Präpositionen ausgedrückt (Merkmale isolierender Sprachen).
Maman donne une pomme à la fille après le repas.
A mãe dá uma maçã à menina depois do jantar.

wortwörtlich: Die Mutter gibt ein Apfel an/zu das Mädchen nach das Essen.

Die **Markierung des Kasus anhand von Flexionsmorphemen** am Artikel oder Nomen stellt für Kinder mit romanischer Erstsprache eine neue Herausforderung dar.

## Syntax

Auf syntaktischer Ebene sind die romanischen Sprachen durch feste Satzstrukturen in Haupt- und Nebensätzen gekennzeichnet.

**unflexible Syntax**

In der Umgangssprache wird nur noch äußerst selten eine Inversion von Subjekt und Verb vorgenommen, sowohl in Haupt-, als auch in Frage- oder Nebensätzen:
Qu'est-ce que tu manges? Aujourd'hui, je veux manger une banane.

O que é que tu comes? Hoje, (eu) quero comer a banana.
wortwörtlich übersetzt: Was du isst? Heute ich will essen eine Banane.

Die **starre syntaktische Anordnung** der beiden romanischen Sprachen, in Haupt- und Nebensätzen, **steht im Gegensatz zur flexiblen Gestaltung** deutscher Sätze.

### Gestörter Erwerb

**SVK als frühes Merkmal**

In den Erstsprachen Französisch und Portugiesisch stellt der mühsame Erwerb der Subjekt-Verb-Kongruenz wie in vielen anderen Sprachen ein frühes Merkmal einer SSES dar. Im Prätest einer Studie am Centre de Logopédie in Luxemburg (Schmidt 2010) wurde festgestellt, dass 4- bis 6-jährige Kinder mit französischer oder portugiesischer Erstsprache weiterhin Schwierigkeiten in der korrekten Verbmarkierung in ihren Erstsprachen aufwiesen (etwa 44% korrekte Verbendungen). Demgegenüber wurden (erwartungsgemäß) keine Schwierigkeiten im Erwerb des syntaktischen Prinzips diagnostiziert.

## Zusammenfassung

Schwierigkeiten im Erwerb der deutschen Sprache als L2, besonders für Kinder mit romanischer Erstsprache, können in folgenden Bereichen auftreten:

- Genuszuweisung: Artikel müssen größtenteils auswendig gespeichert werden.
- Subjekt-Verb-Kongruenz: Die Kongruenz zwischen Subjekt und Verb wird von Kindern mit SSES in den Erstsprachen erst spät erworben und stellt als komplexe Regel auch eine Herausforderung in L2 dar.
- Kasus: Die Kasusmarkierung anhand von Flexionsmorphemen muss den Kindern bewusst werden.
- Verbzweitstellung: Die starre Anordnung in den romanischen Erstsprachen steht im Gegensatz zur flexiblen Gestaltung der Sätze im Deutschen unter Berücksichtigung der Verbzweitstellungsregel.
- Die Verbendstellung in subordinierten Nebensätzen steht im Gegensatz zur starren Reihenfolge in den romanischen Erstsprachen.

**Exkurs Italienisch:** Italienisch weist viele sprachstrukturelle Gemeinsamkeiten mit dem Portugiesischen und Spanischen auf, die Schwierigkeiten im Erwerb des Deutschen als L2 und die dadurch abgeleiteten Therapieziele sind demnach vergleichbar. Auf syntaktischer Ebene dominiert in Haupt-

und Nebensätzen die starre kanonische Reihenfolge SVX. Allerdings besteht auch umgangssprachlich die Inversion von Subjekt und Verb in Fragesätzen: Quando è il tuo compleanno? – Wann ist dein Geburtstag? Quanto costano queste scarpe? Wie viel kosten diese Schuhe?

Auf morphologischer Ebene gibt es auch im Italienischen keinen offenen Kasus. Zudem ist Italienisch wie Portugiesisch eine Pro-Drop-Sprache, lexikalische Subjekte müssen nicht gebraucht werden. Die Verben werden in drei Konjugationsklassen eingeteilt: Verben auf -are, -ere und -ire. Die Zugehörigkeit zu einer der drei Klassen entscheidet darüber, wie die Endungen des Verbs gebildet werden. Zu guter Letzt gibt es auch im Italienischen nur zwei Geschlechter, sächlich markierte Nomen gibt es nicht.

Schlussfolgernd sind die Schwierigkeiten, mit denen Italienisch sprechende Kinder im Erwerb des Deutschen als L2 konfrontiert sind, mit den vorher erwähnten Schwierigkeiten Französisch und Portugiesisch sprechender Kinder vergleichbar, und die Therapieziele demnach quasi identisch.

## 2.4 Erwerb slawischer Sprachen am Beispiel des Russischen und Polnischen

Die slawischen Sprachen werden in drei Hauptzweige gegliedert (*Kap. 1.1*): Die ostslawischen Sprachen, zu denen Russisch gehört, die westslawischen Sprachen, zu denen Polnisch gezählt wird und die südslawischen Sprachen.

Russisch gilt unter den slawischen Sprachen als die Sprache mit den meisten Sprechern (etwa 160 Millionen Muttersprachler). Außerhalb der ehemaligen Sowjetunion lebt in Deutschland mit rund drei Millionen russischen Muttersprachlern die größte Russisch sprechende Bevölkerungsgruppe.

Polnisch wird von etwa 55 Millionen Sprechern als Muttersprache gesprochen (Jelen 2011). In Deutschland leben zurzeit nahezu 2 Millionen Menschen polnischer Abstammung, wovon die meisten die polnische Sprache als Erstsprache sprechen.

### Phonologie

#### *Russisch*

Das phonologische Inventar der russischen Sprache ist durch das „Dominieren" der Konsonanten über die Vokale gekennzeichnet. Das russische Alphabet besteht aus 33 Buchstaben, 21 Konsonanten, 10 Vokalen, einem Weichheits- und einem Härtezeichen (Kocianová 2005, 32ff.). Insgesamt gibt es 42 Phoneme. Die meisten russischen Konsonanten können sowohl hart als auch weich ausgesprochen werden. Ein Konsonant wird weich artikuliert, wenn vor diesem das Weichheitszeichen (Ь) steht. Das Härtezeichen (Ъ), das vor einem Vokal auftreten kann, wird als [j] realisiert. Die weichen Konsonanten finden im Gegensatz zu den harten im Deutschen keine Entsprechung (Kocianová 2005).

**viele Gemeinsamkeiten**

Die russischen Laute sind zum größten Teil identisch mit den deutschen. Aufgrund des russischen Alphabets (einer Variante des kyrillischen) werden sie aber teilweise anders verschriftet (als im lateinischen Alphabet). Die Zielstrukturen werden im *5. Kapitel* sowohl anhand des russischen Alphabets als auch anhand einer phonetischen Transkription dargestellt:

- Vokale: [a] (a), [e] (e), [i] (и), [ɔ] (o), [u] (y), [ɛ] (э)
- Plosive: [p] (п), [b] (б), [t] (т), [d] (д), [k] (k), [g] (г)
- Frikative: [s] (c), [z] (з), [ʃ] (ш), [j] (й), [f] (ф), [w] (B), [r] (p), [x] (x)
- Nasale: [m] (м), [n] (н)
- Affrikate: [ts] (ц), [tʃ] (ч), [ʃtʃt] (щ)
- 3 Kombinationen Konsonant – Vokal: [jo] (ë), [ju] (Ю), [ja] (Я)

**einige Besonderheiten**

Folgende Laute gibt es im Deutschen nicht:

- [ɨ] (Ы): wird als „ü“ ausgesprochen, allerdings nicht mit gerundeten, sondern mit gespreizten Lippen
- [ɫ] (л): kann mit dem englischen „l“ in „all“ verglichen werden
- [ʒ] (ж): vergleichbar mit dem stimmhaften „sch“, wie in Gara*g*e (kommt im Deutschen nur in Wörtern vor, die aus anderen Sprachen übernommen wurden)

**1:1-Transkription**

Bezeichnend für die russische Sprache ist die Reduktion der Vokale in unbetonten Silben. Zum Beispiel werden die beiden Phoneme / a / und / o / in unbetonten Silben und je nach Position einheitlich als [ɐ] oder als [ə] realisiert. **рисовать** (ziehen): [risɐvɐt] und nicht [risɔvat]. Solchen Besonderheiten wird in den phonetischen Transkriptionen des *5. Kapitels* keine Rechnung getragen, sie bedürfen einer intensiven Auseinandersetzung mit der russischen Sprache.

In der Dissertation von Maria Kocianová (2005) wird das Phoneminventar der russischen Sprache näher beleuchtet und die Besonderheiten im Vergleich mit der deutschen Sprache hervorgehoben: http: / / edoc.ub.uni-muenchen.de / 4191 /

## *Polnisch*

Das polnische Alphabet basiert im Gegensatz zum russischen auf dem lateinischen und besteht aus 32 Buchstaben (23 Konsonanten und 9 Vokale). Die lateinischen Schriftzeichen sind mit diakritischen Zeichen („Akzenten") kombiniert. Spezielle Laute, die deutschen Muttersprachlern und besonders auch dem deutschsprachigen Therapeuten einige Schwierigkeiten bereiten können (Jelen 2011), sind:

**besondere Laute**

- ą: wird als nasaliertes [õ] ausgesprochen (B*on*b*on*)
- ę: wird als nasaliertes [ɛ̃] ausgesprochen (wie im Französischen „le mat*in*" – „der Morgen")
- ł: entspricht dem englischen „w" in „water" oder „what"
- y: ähnelt dem kurzen [ɪ] ([ɨ]) in „R*i*tter"
- ń: entspricht dem französischen „gn" in „champi*gn*on"
- r: vergleichbar mit dem gerollten spanischen „r"

Die lautlichen Realisationen folgender Schriftzeichen gibt es auch im Deutschen:

- ó: [u]
- ś: entspricht dem deutschen [ç] (Milch)
- ź: wird als besonders weiches [z] ausgesprochen
- ż: [ʒ] (Garage)

**viele Zischlaute**

Das polnische Alphabet besitzt 12 verschiedene Zischlaute oder Kombinationen derselben: ć: [tç] (Mädchen), sz: [ʃ], cz: [tʃ], dz: [ds], dż: [dʒ], dź: [dʑ]. Die Verbindung von Zischlauten stellt eine Besonderheit des Polnischen dar: *szcz*ote*czk*a do zębów [ʃtʃɔtɛtʃka dɔ zɛ̃buw], Zahnbürste (*Kap. 5.3*).

## Zusammenfassung

Russisch und Polnisch sprechende Kinder werden schlussfolgernd beim Erwerb der deutschen Sprache mit folgenden Schwierigkeiten konfrontiert, denen in der Therapie besondere Aufmerksamkeit geschenkt wird:

1 Die Länge der Vokale ist im Deutschen, im Gegensatz zum Russischen und Polnischen, bedeutungsunterscheidend (z.B. Wall – Wal, Schall - Schal).

2 Die Umlaute [œ] und [y], Diphthonge und den Hauchlaut [h] gibt es im Russischen und Polnischen nicht.
3 Zusätzlich kommen das stumme „e“ [ə] und vokalisierte „r“ [ɐ] im Polnischen und der Frikativ [ç] im Russischen nicht vor.

## Semantik

Die russische Sprache verfügt über einen ausgesprochen großen lexikalischen Fundus. Es wird angenommen, dass es insgesamt etwa 500.000 Wörter mit eigenständiger Bedeutung gibt, in den letzten tausend Jahren sollen jährlich fast 1000 neue Wörter oder Bedeutungen entstanden sein (Tošović 2013).

Bezeichnenderweise gibt es im Vergleich zum Deutschen weniger Komposita, sodass davon auszugehen ist, dass zusammengesetzte Substantive russischen Kindern Probleme bereiten (Asbrock et al. 2011).

**„semantische Freunde“ selten**

Innerhalb der slawischen Sprachen gibt es eine ganze Reihe an Wörter, die sich gleichen, allerdings sind die Gemeinsamkeiten mit dem Deutschen eher bescheiden („semantische Freunde“).

Nachfolgend einige Beispiele zu „semantischen Freunden“, die im Laufe der Therapiesequenzen aufgegriffen werden (Deutsch – Russisch – Polnisch):

der Spinat – шпинат [ʃpinat] - szpinak [ʃpinak]
der Salat – салат / m [sałat] - sałatka [sawatka]
der Traktor – трактор / m [traktɔr] - traktor [traktɔr]

## Morphologie

Russisch und Polnisch sind stark flektierende Sprachen (Kątny 2017; Jelen 2011). Flektiert werden wie im Deutschen v. a. Nomina, Adjektive und Pronomina, und zwar nach Genus, Numerus und Kasus, und Verben, nach Person, Numerus und Tempus.

### *Genus*

**Russisch** kennt weder bestimmte noch unbestimmte Artikel; das grammatische Geschlecht (wie auch Numerus und Kasus) ist meistens an den Endungen der Nomina (regelmäßiger Genus) sichtbar. Es bestehen drei unterschiedliche Genera: harter Konsonant als Endlaut = meistens männlich; Endung auf -[a] oder -[ja] = in der Regel weiblich; Endung auf -[o], -[je] oder -[jo] = größtenteils neutral.

Auch in der **polnischen Grammatik** existieren keine Artikel und es gibt wie im Russischen und Deutschen die drei Genera Maskulinum, Femininum und Neutrum. Das grammatische Geschlecht eines Wortes lässt sich zwar häufiger als im Deutschen, aber nicht immer an seiner Endung im Nominativ Singular erkennen. -Ø, -[a] (nur bei Personen) und -[o] (bei Personen und Tieren) weisen bspw. in der Regel auf Maskulinum hin, können aber auch im Femininum und Neutrum vorkommen.

**unterschiedlicher Genus**

Das grammatische Geschlecht der einzelnen Wörter ist im Russischen oder Polnischen und Deutschen oft unterschiedlich, wie die folgenden Wörter beispielhaft aufzeigen (w = weiblich, m = männlich): das Reh, косуля / w [kɔsułja], koza / w [kɔza]; das Schwein, свинья / w [svinja], świnia / w [çvinia]; die Katze, кот / m [kɔt], kot / m [kɔt].

Eine **große Schwierigkeit im Erwerb des Deutschen als Zweitsprache** für Russisch und Polnisch sprechende Kinder besteht im Erwerb des Genus: Genus wird im Deutschen am Artikel realisiert und ist, im Gegensatz zu den beiden slawischen Sprachen, oft nicht an der Lautstruktur erkennbar. Die „Häufigkeit der auftretenden Fehler“ ist zudem aufgrund „von Interferenzen in Bezug auf das grammatische Geschlecht der Substantive aus der Muttersprache offensichtlich“ (Jedik 2009, 142).

### *Subjekt-Verb-Kongruenz*

Verben werden, wie eingangs erwähnt, im Russischen und Polnischen nach Person, Numerus und Tempus flektiert.

Im **Russischen** werden die Verben in zwei Gruppen unterteilt (bspw. je nach Anzahl an Silben oder je nach Endung im Infinitiv). In der 2. und 3. Person Singular gibt es Parallelen mit den Markierungen im Deutschen, die in der Therapie (innerhalb von reflexiven Phasen) aufgegriffen werden:

**vergleichbare Markierung**

- Verben der I. bzw. E-Konjugation mit folgenden typischen Endungen im Singular: -у (-ю) [u, ju], -ешь [eʃ], -ет [et].

**Beispiel „malen“ (рисовать; [risɔvat]):**
я рисую [ja risuju] (ich male)
ты рисуешь [tɨ risueʃ] (du mal*st*)
он / она / оно рисует [ɔn / ɔna / ɔnɔ risuet] (er / sie / es mal*t*)

- Verben der II. bzw. И-Konjugation mit folgenden typischen Endungen: -у(-ю) [u, ju], -ишь [iʃ], -ит [it].

**Beispiel „hören“ (слышать) [sɫɨʃat]:**
я слышу [sɫɨʃu] (ich höre)
ты слышишь [sɫɨʃiʃ] (du hör*st*)
он / она / оно слышит [sɫɨʃit] (er / sie / es hör*t*)

Die Konjugationsformen **polnischer Verben** sind vielfältig. Neben drei regulären Konjugationstypen (a-Konjugation, i / y-Konjugation und e-Konjugation) gibt es viele unregelmäßig konjugierte Verben.

**a-Konjugationsmuster (die meisten Verben gehören dieser Gruppe an):**

mieszkać [miɛʃkatç] (wohnen): ja mieszkam [miɛʃkam] (ich wohne), ty mieska*sz* [miɛʃkaʃ] (du wohn*st*), on / ona / ono mieszka [miɛʃka] (er / sie / es wohnt, Nullendung)

**i-Konjugation:** kupić [kupitç] (kaufen): ja kupię [kupiɛ̃], tu kupi*sz* [kupiʃ], on kupi [kupi]

**e-Konjugation:** pracować [pratsɔvatç] (arbeiten): ja pracuję [pratsujɛ̃], tu pracuje*sz* [pratsujɛʃ], on pracuje [pratsujɛ]

Im Polnischen wird die 2. Person Singular vieler Verben wie im Russischen und Portugiesischen anhand des Zischlautes [ʃ] realisiert (geschrieben als „sz“) und somit auch in der Therapie aufgegriffen.

Eine **Gemeinsamkeit zwischen dem Russischen und Polnischen einerseits und der deutschen Sprache andererseits** besteht darin, dass die Endung des Verbs nach Person und Numerus markiert wird. Im Deutschen muss allerdings das Personalpronomen im Gegensatz zum Russischen und Polnischen obligatorisch gebraucht werden. Von der Verbmarkierung kann man in beiden slawischen Sprachen eindeutig auf Person und Numerus schließen (Pro-Drop-Sprache). Eine Schwierigkeit für Russisch und Polnisch sprechende Kinder im Erwerb des Deutschen besteht darin, dass es in beiden Sprachen keine trennbaren Verben, und demnach auch keine Verbklammer gibt. Im Russischen wird das Verb „sein" in der Gegenwartsform nicht gebraucht, in dem Zusammenhang spricht man von „Nullverb": Peter ist Student = Peter Student. Die Zeitformen, die im Deutschen anhand der Hilfsverben „haben" und „sein" gebildet werden, entfallen komplett.

### *Kasus*

Die Kasusmarkierung ist sowohl im Russischen als auch im Polnischen äußerst kompliziert. Dekliniert werden Nomen, Adjektive und Pronomina. Die Kasusmarkierung erfolgt nicht nur durch Endungen, sondern teilweise zusätzlich durch eine Präposition. Für Deutsch lernende Kinder kommt erschwerend hinzu, dass einerseits die einzelnen Präpositionen im Russischen, Polnischen und Deutschen nicht identisch verwendet werden, und dass andererseits identische Kontexte nicht den gleichen Kasus erfordern.

**komplizierter Kasus**

Die **russische Sprache** besitzt 6 Fälle. Neben Nominativ, Akkusativ, Dativ und Genitiv:

**6 Fälle im Russischen**

- Instrumental („womit?", „von wem?", z.B. „mit dem Lastwagen", „von der Mutter");
- Präpositiv („wo?", z.B. „unter dem Tisch"). Das Nomen wird im folgenden Beispiel – vergleichbar mit der Markierung des Artikels im Deutschen – anhand des Nasallautes [m] markiert. Der Baum: дерево [derevɔ], neben de*m* Baum: рядом с („nächsten bei") деревом [rjadɔm s derevɔm].

Das **polnische Kasussystem** besteht aus 7 Fällen. Zu den 4 im Deutschen vorhandenen Kasusformen kommen Instrumental (mit wem?, womit?) und Lokativ (wo?, worüber?) hinzu. Der Vokativ als 7. Kasus hat lediglich eine expressive Funktion und signalisiert einen Appell oder Aufruf (Skibicki 1995): O brac*ie*! (O Bruder!).

**7 Fälle im Polnischen**

Beispiel zum polnischen Kasussystem:
pan [pan] (der Mann, Nominativ), pana [pana] (des Mannes, Genitiv), pan*u* [panu] (dem Mann, Dativ), pan*a* [pana] (den Mann, Akkusativ), pan*em* [panɛm]

(mit dem Mann, Instrumental), pan*ie* [paniɛ] (bei dem Mann, Lokativ), pan*ie* [paniɛ] (lieber Mann, Vokativ)

In den beiden slawischen Sprachen wird der Kasus, genau wie im Deutschen, v. a. durch Flexionsmorpheme gebildet. Allerdings wird er nicht am Artikel markiert (wie dies meistens im Deutschen der Fall ist). Zudem gibt es eine unterschiedliche Anzahl an Fällen und einige Präpositionen und Kontexte erfordern nicht den gleichen Kasus. Die Parallelen zwischen den slawischen Sprachen und dem Deutschen sind zu gering, als dass eine Ableitung zu erwarten wäre. Durch gezielte Hinweise, wie im obigen Beispiel (der Baum – neben dem Baum), können aber in reflexiven Therapiephasen die entsprechenden Flexionsmorpheme in den Vordergrund gestellt werden.

## Syntax

Die Hauptsätze weisen im Russischen wie im Polnischen in der Regel die Grundstruktur Subjekt – Verb – Objekt auf, auch bei vorangestellter Ergänzung: Сначала он видит зайца. [snatʃała ɔn vidit zajtsa] (wortwörtlich: „*Zuerst* er sieht den Hasen.")

**Grundstruktur SVO**

Diese Wortstellung muss aber aufgrund der starken Flexion im Russischen nicht strikt eingehalten werden. „Der Schüler liest das Buch." kann auch durch Hervorhebung des Objektes wie folgt formuliert werden: „Das Buch liest der Schüler." Das Verb kann sogar (in einem Aussagesatz) an erster Stelle stehen: „Liest das Buch der Schüler."

In Ergänzungsfragen (W-Fragen) steht ein Name oder Substantiv hinter, ein Pronomen allerdings vor dem Prädikat:
Что читает **Виктор**? [tʃɔ ʃitaet viktɔr] Was liest ***Viktor***?
Что **он** читает? [tʃtɔ ɔn ʃitaet] Was ***er*** liest?

Im Polnischen bleibt das Grundmuster SVO auch in Fragesätzen erhalten.

### *Nebensätze*

Man unterscheidet im Russischen wie im Deutschen koordinierende (beiordnende) von subordinierenden (unterordnenden) Konjunktionen. Im Polnischen sind Konjunktionen nicht obligatorisch. Der Nebensatz kann in beiden Sprachen dasselbe Muster SVO wie der Hauptsatz aufweisen, das finite Verb kann aber auch am Satzende stehen, je nachdem auf welchen Angaben die Betonung liegt.

Das **Grundmuster SVO** dominiert in beiden slawischen Sprachen sowohl in Haupt- als auch in Nebensätzen, obschon eine gewisse Flexibilität möglich ist. Für den Deutschlerner sind deshalb die Verbstellungsregeln in Haupt- und Nebensätzen, genau wie die Verbklammer, die es im Russischen nicht gibt, schwierig (Tracy 2008; Asbrock et al. 2011).

## Zusammenfassung

Zusammenfassend werden Kinder mit slawischer Erstsprache beim Erwerb der deutschen Sprache als Zweitsprache mit folgenden Schwierigkeiten konfrontiert, Schwierigkeiten, die in reflexiven Phasen kontrastierend zu den Erstsprachen aufgegriffen werden:

- **Genuszuweisung:** Genus wird im Deutschen im Gegensatz zu den beiden slawischen Sprachen am Artikel realisiert, ist oft nicht regelgeleitet und es bestehen viele Interferenzen mit dem Russischen und Polnischen. In der Therapie wird explizit auf Interferenzfehler hingewiesen und die Wörter mit deren Artikeln sprachenübergreifend kontrastiert.
- **SVK:** Besonders die 2. und 3. P.E. weisen im Russischen und Deutschen und die 2. P.E. im Polnischen und Deutschen lautliche Ähnlichkeiten auf. Diese werden anhand von Kick-offs und dem Subjekt-Verb-Kongruenz-Plakat visuell fixiert.
- **Kasus:** Die Kasusmarkierung wird in den beiden slawischen Sprachen anhand von Flexionsmorphemen am Nomen vorgenommen, mit einigen Unterschieden zum Deutschen hinsichtlich der Kasuszuweisung und der Anzahl an Fällen.
- **Verbstellung:** Das Grundmuster SVO dominiert im Russischen und Polnischen in Haupt- und Nebensätzen und steht im Gegensatz zu der Verbstellungsregel im Deutschen. Die unterschiedlichen Verbstellungen werden mit Hilfe von „Verbschaukeln" (*Kap. 5*) fassbar gemacht.

„Sprachbeschreibung Polnisch" (Jelen 2011), „Russisch" (Tošović 2013) und „Sprachdiagnostik bei mehrsprachigen Vorschulkindern" (Asbrock et al. 2011).

## 2.5 Erwerb der türkischen Sprache

**agglutinierende Sprache**

Türkisch stellt, gemessen an der Anzahl an Sprechern, innerhalb der uralaltaischen Sprachengruppe die bedeutendste Sprache dar.

Im Gegensatz zu den erwähnten indoeuropäischen Sprachen ist die türkische Sprache keine flektierende, sondern eine außerordentlich agglutinierende Sprache, wie das folgende, viel zitierte Beispiel zeigt:

„Avustralyalılaştıramadıklarımızdanmışsınız"

„Sie gehören also zu denjenigen, die wir noch nicht zu Australiern haben machen können."

Jede Bedeutungseinheit, ob bspw. Person, Numerus, Zeit, Verneinung, Kasus oder Pronomen, wird jeweils durch ein bestimmtes Affix ausgedrückt.

Jedes Affix hat genau eine Bedeutung, zudem ist der Wortstamm unveränderbar:
„Diejenigen in meinen Häusern" wird übersetzt mit „*ev*lerimdekiler": ev (Nomen: Haus), ler (Plural), im (Possessivpronomen: mein), de (Präposition: in), ki (Relativpronomen: derjenige), ler (Plural)

**regelmäßige Grammatik**

Die türkische Sprache ist durch eine regelmäßige Grammatik gekennzeichnet, mit wenigen Ausnahmen.

### Phonologie

**viele Gemeinsamkeiten**

Das türkische Alphabet beruht wie das deutsche auf dem lateinischen (Huber 2021). Es besteht aus 29 Buchstaben, 8 Vokalen und 21 Konsonanten. Die Vokale werden relativ kurz und offen ausgesprochen, v. a. o [ɔ] (wie in „Rock"), ö [œ] (wie in „können") und e [ɛ] (wie in „Kette"). Sie können aber am Silbenende durch ein zusätzliches ğ gedehnt werden, ähnlich wie das Dehnungs-h im Deutschen. Diphthonge (wie in „*au*ch" oder „*eu*ch") gibt es im Türkischen nicht (Yilmaz 2021).

Auch im Türkischen werden die Konsonanten in stimmhafte und stimmlose Laute unterteilt. In der Regel besteht eine sogenannte KVKV-Hierarchie (Konsonant und Vokal im harmonischen Wechsel). In den

Konsonantenverbindungen der Fremdwörter wird ein [ə] eingeschoben: „Tren“ (Zug) wird als [təren] ausgesprochen. Zudem gibt es im Türkischen kein ch1 [ç] (Li*ch*t) und kein ch2 [x] (Bu*ch*). Das türkische / ş / wird als [ʃ], / ç / als [tʃ] ausgesprochen.

**einige Besonderheiten**

Ungewohnt in der türkischen Aussprache sind für deutsche Muttersprachler (und somit auch für deutsche Sprachtherapeuten) v. a. die beiden Phoneme / ı / und / r /:

- Neben dem „i“ [i] gibt es im Türkischen das dumpfe und kurze „ı“ [ɯ], welches wie ein ungerundetes „u“ klingt.
- Die r-Laute werden als stimmhafte Zungenspitzenlaute artikuliert.

**Türkischsprachige Kinder, die Deutsch als Zweitsprache erwerben, können folgende Schwierigkeiten aufweisen:**

1. Die Ich- (/ç/) und Ach-Laute (/x/) sowie das velare [ʁ] werden nicht realisiert oder durch andere Laute ersetzt.
2. In Diphthongen gelingt die Koartikulation der beiden Vokale nicht.
3. In Konsonantenverbindungen werden Vokale eingeschoben: „feliegen“ statt „fliegen“ oder „geroß“ statt „groß“.

**„Konsonantenharmonie“**

Eine Besonderheit stellt für Türkisch Lernende der Konsonantenwandel dar (wird auch als „Konsonantenharmonie“ bezeichnet). Vereinfacht ausgedrückt können nicht stimmhafte und stimmlose Konsonanten nacheinander gesprochen werden, die Konsonanten passen sich gegenseitig an. „Dolap“ (Schrank) besitzt einen stimmlosen Plosiv im Auslaut; dieser „verwandelt“ sich in einen stimmhaften beim Hinzufügen des Suffix -im: „dolabim“ (mein Schrank).

**Vokalharmonie**

Eine weitere Besonderheit, die die gesamte Grammatik des Türkischen durchzieht, besteht in der Vokalharmonie. In einem türkischen Wort kommen, bis auf wenige Ausnahmen, nur Vokale vor, die bestimmte akustisch-artikulatorische Merkmale gemeinsam haben (Moser-Weithmann 2001). Zum Beispiel wird die Mehrzahl entweder durch die Suffixe -lar oder -ler gebildet: Häuser = *„evler“* (und nicht „evlar“). Unterschieden wird zwischen der großen und kleinen Vokalharmonie. Erstere wird bspw. beim Anhängen von Personal- und Possessivendungen und bei der Bildung des Akkusativ und Genitiv angewendet, letztere bei der Pluralbildung, der Bildung des Dativ, Lokativ und Ablativ.

## Semantik

Die Möglichkeit der Wortbildung durch das einfache Zusammenfügen von Nomina ist im Türkischen nicht gegeben. Die Zusammengehörigkeit von zwei Nomen muss durch Suffixe gekennzeichnet sein:

ev: Haus, kapı: Tür
evin kapısı: „Tür, die zum Haus gehört", auf Deutsch einfach „Haustür" (in: Genitiv; sı: Possessiv)

## Morphologie

### *Genus*

Im Türkischen gibt es keine bestimmten Artikeln (Yilmaz 2021); als unbestimmter Artikel wird das Zahlenwort „eins" verwendet, welches nicht flektiert wird.

Die Verdeutlichung des natürlichen Geschlechts bei Menschen und Tieren wird im Türkischen durch die Zusammenstellung von Wörtern erreicht:
öğrenci: Schüler (ohne Unterscheidung im Türkischen zwischen weiblich und männlich)
kız: Mädchen
kız öğrenci: Schülerin

**Für türkisch sprechende Kinder stellt die Genuszuweisung im Deutschen eine völlig neue Herausforderung dar.** Die Möglichkeit der Übertragung aus dem Türkischen ist nicht gegeben.

### *Subjekt-Verb-Kongruenz*

Person und Tempus werden im Türkischen jeweils durch verschiedene Suffixe ausgedrückt.

**regelmäßige Flexion**

Im Präsens wird eine gerade ablaufende Handlung aus dem Verbstamm, einem Bindevokal (wenn der Verbstamm auf einen Konsonanten endet), i, ı, u oder u (nach den Regeln der Vokalharmonie), dem Suffix -yor und der Personalendung zusammengesetzt:

ich komme – gel + i + yor + um
du kommst – gel + i + yor + sun
er, sie, es kommt – gel + i + yor + Ø

Die Personalendungen sehen demnach wie folgt aus: 1.P.E.: -um [um]; 2.P.E.: -sun [sun]; 3.P.E.: Ø („Nullendung").

Neben der häufig verwendeten Gegenwartsform auf –yor (die auch in den Aktivitäten des 5. Kapitels Verwendung findet) besteht im Türkischen eine zweite Gegenwartsform, die einen Ablauf beschreibt, der zeitlich nicht begrenzt ist oder die eine nahe Zukunft angibt. Auch andere Zeitformen, wie bspw. das Präteritum, haben eindeutige Endungen und werden regelmäßig flektiert. Türkisch gehört zu den sogenannten Pro-Drop-Sprachen, lexikalische Subjekte müssen nicht verwendet werden.

**„haben" und „sein"**

Eine Besonderheit besteht auch im Türkischen darin, dass die beiden „deutschen" Auxiliare „haben" und „sein" u. a. im Präsens anhand von Suffixen bzw. unveränderlichen Wörtern ausgedrückt werden:

- „haben" entspricht dem Wort „var" („es gibt"), welches in Possessivfunktion verwendet wird: Ich habe zwei Autos: Iki arabam var (meine zwei Autos es gibt).
- „sein" wird entweder gar nicht realisiert oder als Suffix -dir an Nomen und Adjektive angefügt: Der Park ist schön: Park güzel (Park schön). Es ist eine Stadt: Bir ehirdir (Stadt ist).

**Gemeinsamkeiten mit dem Deutschen** bestehen in der Hinsicht, dass die Person anhand von Flexionsmorphemen am Verb markiert wird. Die Markierungen sind allerdings in beiden Sprachen recht unterschiedlich, z.B.: -e / -um, -st / -sun, -t / -Ø (Einzahl Deutsch / Türkisch). Im Türkischen weisen die Verbsuffixe im Gegensatz zum Deutschen eindeutig auf die Person hin, Personalpronomina müssen demnach nicht verwendet werden. Die beiden Verben „haben" und „sein" werden im Türkischen anders realisiert und eignen sich nicht für crosslinguistische Reflexionen.

### *Kasus*

Im Türkischen gibt es 6 Fälle:

- Nominativ (wer?)
- Akkusativ (wen?, was?)
- Dativ (wem?, wohin?)

- Genitiv (wessen?)
- Ablativ (woher? warum?)
- Lokativ (wo?)

**regelmäßiger Kasus**

Die Kasusmarkierung anhand von Suffixen ist – vergleichbar mit der Verbalflexion – auch äußerst regelmäßig und transparent. Die jeweiligen Suffixe, die man an die Grundform des Substantivs (= Nominativ) anhängt, sind je nach Kasus über die große oder kleine Vokalharmonie eindeutig vorhersagbar; jeder Kasus wird eindeutig durch ein bestimmtes Suffix am Nomen realisiert. Nominativ wird im Türkischen nicht markiert, genau wie Akkusativ bei unbestimmten Artikeln.

Die eben beschriebene Eindeutigkeitsbeziehung begünstigt den Erwerb des Kasus (Marouani 2006). Im Türkischen zeigen Kinder im Alter von 15 Monaten in ihren ersten Einwortäußerungen Kasusmarkierungen an Nomen (Scharff 2013).

**Ev (Haus). In Klammern die Kasussuffixe, die nach der Vokal-, bzw. „Konsonantenharmonie" angepasst werden:**

| | Singular | Plural |
|---|---|---|
| Nominativ und unbestimmter Akkusativ (-∅): | ev | ev-ler |
| bestimmter Akkusativ (-i, -ı, -u, -ü): | ev-i | ev-ler-i |
| Dativ (-e oder – a): | ev-e | ev-ler-e |
| Genitiv (-in, -ın, -un, -ün): | ev-in | ev-ler-in |
| Ablativ (-den, -dan. – ten, -tan): | ev-den | ev-ler-den |
| Lokativ (-de, -da, -te, -ta): | ev-de | ev-ler-de |

**wenige Gemeinsamkeiten**

Im Vergleich mit dem Deutschen gibt es nicht nur 6 anstelle von 4 Kasusformen, die im Deutschen bestehenden Fälle sind zudem nicht deckungsgleich mit den türkischen. Im Türkischen steht bspw. ein unbestimmtes direktes Objekt wie oben erwähnt im Nominativ (keine Markierung), im Deutschen im Akkusativ. Bestimmte direkte Objekte stehen hingegen in beiden Sprachen im Akkusativ (Gürsoy 2010). Zudem weist der Ort (wo?) nicht auf einen Dativ, sondern auf einen Lokativ hin, während die Frage „wohin?" anders als im Deutschen keine Akkusativ-, sondern eine Dativmarkierung erfordert. In Präpositionalergänzungen wird der Kasus an den Präpositionen markiert:

- Ich lege den Ball auf den Stuhl.

Top-u sandalye-n-in üst-ü-n-*e* koyuyorum (die Bindestriche zeigen die Einteilung in Suffixe an).

„Ball“-Akkusativsuffix „Stuhl“-Verbindungslaut-Genitivsuffix „auf“-Possessivsuffix-Verbindungslaut-***Dativsuffix*** „lege“-1.P.E. (Ball Stuhl auf lege.)

- Der Ball ist auf dem Stuhl. (Für das Verb „liegen“ gibt es keine direkte Entsprechung im Türkischen.)

Top sandalye-n-in üst-ü-n-*de*.
„Ball“ (im Nominativ) „Stuhl“-Verbindungslaut-Genitivsuffix „auf“-Possessivsuffix-Verbindungslaut-***Lokativsuffix***. (Ball Stuhl auf.)

**Präpositionen mit Suffixen**

Die Präpositionen sehen im Dativkontext (im Türkischen: wohin?) wie folgt aus (kursiv: Präposition ohne Suffix): *üst*üne (auf den), *alt*ına (unter den), *yan*ına (neben), *iç*ine (in den), *arka*sına (hinter den), *ön*üne (vor den).

Im Lokativ sind sie sehr ähnlich, z. B. „üst“ (auf): üstünde.

Die Vokale des Dativ- und Lokativsuffixes passen sich demnach nach der Vokalharmonie an die Präposition an (üne, ına, ine). Zudem tritt bei „arka“ (hinter) der Verbindungslaut „s“ hinzu.

Nominalgruppen sind im Deutschen besonders schwierig, wenn sie zusätzlich durch Adjektive erweitert werden. Diese müssen ihrerseits durch Genus, Numerus und Kasus angepasst werden. Im Türkischen werden Adjektive nicht flektiert.

**Das Kasussystem ist im Türkischen sehr regelmäßig und transparent.** Kasus wird anhand von Suffixen realisiert. Artikel gibt es im Türkischen nicht, wodurch (logischerweise) die für die deutsche Sprache typische Flexion des Artikels und zudem die unterschiedliche Markierung nach dem grammatischem Geschlecht verfällt. Es gibt zudem im Gegensatz zum Deutschen 6 Fälle, die zusätzlich in beiden Sprachen nicht deckungsgleich sind und lautlich keine Ähnlichkeiten mit den Flexionsmorphemen im Deutschen aufzeigen. Crosslinguistische Reflexionen in der Therapie mehrsprachiger Kinder sind demzufolge wenig sinnvoll.

## Syntax

Der Hauptsatz hat die feste Satzstruktur Subjekt – Objekt – Verb, vergleichbar mit der Struktur der subordinierten Nebensätze im Deutschen: Ayşe su içiyor (wortwörtlich übersetzt: Ayşe Wasser trinkt). Das finite Verb steht an letzter Position. Auch in W-Fragen gilt die Verbendstellung des Verbs: Ne boyuyorum? (Was male (ich)?) Ejderha ne yapiyor (Drache was macht?)

### *Nebensätze*

Subordinierte Nebensätze werden im Türkischen in der Regel nicht mithilfe von untergeordneten Konjunktionen gebildet. Kausalsätze bilden eine Ausnahme, diese können wie im Deutschen mit der Konjunktion „çönkü“ eingeleitet werden.

In Kausalsätzen steht das Verb wie im Hauptsatz und im „deutschen“ Nebensatz an Endposition:
Cünkü bir at boyuyorum. (Weil Pferd male (ich).)

In Hauptsätzen (einschließlich Ergänzungsfragen) und bestimmten kausalen Nebensätzen steht das finite Verb an Endposition. Die Verbstellung des Deutschen stellt demzufolge auch für türkisch sprechende Kinder eine größere Herausforderung dar und kann Gegenstand crosslinguistischer Reflexionen sein.

## Gestörter Erwerb

Nach Asbrock (2011) zeigen sich in einer frühen Spracherwerbsphase Sprachauffälligkeiten v. a. anhand massiver phonologischer Defizite. Grammatische Schwierigkeiten, die auf eine SSES hindeuten könnten, werden hingegen erst in Zusammenhang mit komplexen morphologisch-syntaktischen Strukturen sichtbar.

## Zusammenfassung

**Crosslinguistische Reflexionen sind schlussfolgernd in der Therapie mehrsprachiger Kinder in folgenden Bereichen sinnvoll:**

- Subjekt-Verb-Kongruenz (ausgenommen: die beiden Hilfsverben „haben“ und „sein“)
- Verbstellung in Haupt- und kausalen Nebensätzen (mit der Konjunktion „çünkü“)

„Sprachvergleich Türkisch – Deutsch“ (Yilmaz 2021; www.unet.univie.ac.at/~a0305691/goksel/svtd.pdf), „Sprachbeschreibung Türkisch“ (Gürsoy 2010; http://www.uni-due.de/imperia/md/content/prodaz/sprachbeschrei bung_tuerkisch.pdf) und „Sprachdiagnostik bei mehrsprachigen Vorschulkindern (Asbrock et al. 2011).

# 3 Diagnostik

## 3.1 Ziel der Sprachdiagnostik

allgemeine Sprachförderung oder Sprachtherapie

Das Ziel der Sprachdiagnostik besteht sowohl im mono- als auch im multilingualen Bereich nicht nur darin, auffällige von unauffälligen Spracherwerbsverläufen zu unterscheiden. Es muss zudem überprüft werden, ob bei Schwierigkeiten im Spracherwerbsprozess eine allgemeine Sprachförderung oder eine Sprachtherapie angemessen sind. Nur eine „deutliche Spracherwerbsstörung im Deutschen berechtigt zu krankenkassenfinanzierter Sprachtherapie" (Motsch 2011, 5) oder ermöglicht eine Einschulung in eine Schule mit dem Förderschwerpunkt Sprache. Es sei an dieser Stelle aber noch einmal darauf hingewiesen, dass nicht nur Kinder mit einer spezifischen Sprachentwicklungsstörung (SSES) auf eine intensive Therapie angewiesen sind (*Kap. 1*).

Kennzeichen einer SSES

Eine SSES ist dadurch gekennzeichnet, dass sich strukturelle Abweichungen im Spracherwerbsprozess zeigen (*Kap. 2*). Tritt eine SSES auf, so manifestiert sich diese sowohl in der Erstsprache als auch in jeder weiteren Sprache des Kindes. Die grammatische Störung stellt in den meisten Sprachen das zentrale Merkmal einer SSES dar (Grohnfeldt 2012), phonologische und semantische Schwierigkeiten treten meistens als zusätzliche Störungen auf, auch wenn die Gewichtung in Sprachen mit einer regelmäßigen Grammatik, wie bspw. dem Türkischen, verschoben sein kann. Hinzu kommen im mehrsprachigen Bereich überdurchschnittlich große Probleme im Erwerb von Strukturen, die nicht auf Basis von Regeln gelernt werden können, die „Item-Based" sind, bspw. der Erwerb des Genus im Deutschen (*Kap. 2*).

Diagnose SSES in L2 schwierig

Die Überprüfung der Zweitsprache Deutsch führt nicht notgedrungen zu aussagekräftigen Schlussfolgerungen. Viele Faktoren beeinflussen den Zweitspracherwerb und die interindividuellen Unterschiede im Erwerbsverlauf sind entsprechend groß (*Kap. 3.2*). Zudem liegen bislang „keine standardisierten Verfahren zur Identifikation einer Sprachentwicklungsstörung bei Mehrsprachigkeit" in der Zweitsprache vor, „u. a. weil es keine

Normdaten zur typischen Sprachentwicklung unter dem Aspekt der Mehrsprachigkeit“ gibt (Scharff 2013, 133).

Um Fehldiagnosen zu vermeiden, muss die Diagnose durch die Überprüfung der Erstsprache abgesichert werden. Es führt zurzeit kein Weg an der zusätzlichen Überprüfung der Erstsprache der Kinder vorbei. Dies ist v. a. dann der Fall, wenn die Erstsprache die dominante Sprache ist. Zudem ist die Ermittlung des Sprachentwicklungsstandes in der Erstsprache wichtig für die Bestimmung der Förder- und Therapieziele. Förder- bzw. Therapieziele sollten in beiden Sprachen bestimmt und vergleichend (kontrastiv) gegenübergestellt werden.

**Kenntnisse in L1 wichtig**

Es ist demnach wichtig, dass Fachleute, die sich „regelmäßig mit Diagnostik und Therapie mehrsprachiger Kinder beschäftigen, zumindest bei den häufigen Migrationssprachen über ein Basiswissen der grammatischen Struktur dieser Sprachen verfügen“ (Motsch 2011, 7).

> „Das heißt, auch monolingual deutschsprachige Therapeuten müssen [...] über strukturelle Kenntnisse der involvierten Erstsprachen der Kinder verfügen, um die kindlichen Fähigkeiten angemessen interpretieren und bewerten zu können“ (Scharff 2013, 162).

Schlussfolgernd erfordert die Diagnostik im mehrsprachigen Bereich die Überprüfung der Fähigkeiten in L1 und L2.

## 3.2 Überprüfung der Erstsprache

**Meilensteine früher Sprachentwicklung**

Für die in Deutschland meist verbreiteten Migrationssprachen gelten – genau wie für die deutsche Sprache – als Meilensteine der frühen Sprachentwicklung die Produktion erster Wörter zwischen 1;0 und 1;6 Jahren und das Erreichen der 50-Wort-Marke im aktiven Wortschatz mit spätestens 2;0 Jahren (Late-Talker-Kriterium). Das Wortrepertoire sollte sich zusätzlich mit 2 Jahren aus unterschiedlichen Wortarten (v. a. auch Verben) zusammensetzen; auch sollten erste Wortkombinationen auftreten (Mama komm, Wauwau da). Nach von Suchodoletz (2007) kann allerdings erst von einer Spracherwerbsstörung ausgegangen werden, wenn mit 3 Jahren keine Reduzierung der Problematik eingetreten ist.

## Überprüfung des Deutschen als L1

Die Überprüfung des ungestörten frühen Erwerbs der deutschen Grammatik erfolgt anhand der erwähnten 3 Schwerpunkte:

1 Erwerb der Verbzweitstellung im einfachen Hauptsatz und der Kongruenz zwischen Subjekt und Verb bis zum Alter von 3;0 Jahren.
2 Erwerb der Verbendstellung in subordinierten Nebensätzen, v. a. in Kausal- und Finalsätzen, bis zum Alter von 3;6 Jahren.
3 Erwerb der Kasusregeln, v. a. korrekte Markierung der Artikel und Nomina im Akkusativ- und Dativkontext, bis zum Alter von 3;6 Jahren.

**Zeitfaktor primär**

Ein stark verspäteter Erwerb und Stagnationen über längere Perioden im Erwerbsprozess können auf eine Sprachstörung hinweisen, wobei v. a. der Erwerb des ersten Schwerpunktes für die frühe Diagnose einer SSES von Bedeutung ist: Werden im Deutschen als L1 mit spätestens 4 Jahren keine zu über 90% korrekten Hauptsätze mit dem finiten Verb an Zweitstellung und keine zu über 90% korrekten Verbmarkierungen vorgenommen, so kann auf eine SSES geschlossen werden, sofern die bereits erwähnten Kriterien zutreffen. Bestätigt wird die Diagnose SSES (in L1) durch das vermehrte Auftreten von finiten Verben an Drittstellung in einfachen Hauptsätzen (Morgen ich *gehe* zur Schule.), Strukturen, die im normalen Spracherwerb nur marginal und kurzzeitig auftreten.

**standardisierte Sprachtests**

Es gibt eine Reihe an standardisierten Sprachtests, die den Erwerb der deutschen Sprache als L1 analysieren (Schmidt 2010), allerdings ist sowohl eine Förder-, als auch eine Differenzialdiagnose anhand dieser Tests nur möglich, wenn zentrale Regeln, wie bspw. die Verbzweitstellungsregel in Hauptsätzen, Beachtung finden.

**Spontansprachanalyse**

Die sprachlichen Fähigkeiten werden zumeist differenzierter anhand einer Spontansprachanalyse wahrgenommen. Mindestens 50 auswertbare Äußerungen werden in authentischen Kommunikationssituationen transkribiert und ausgewertet. Die „Gefahr" besteht, dass die erwünschten Strukturen nicht oder nur in geringem Ausmaß auftreten und dass das Kind zudem mehrheitlich auf Strukturen zurückgreift, die es sicher umsetzt (wird als „ökonomische Strategie" bezeichnet). Dadurch werden sprachliche Fähigkeiten in Spontansprachanalysen häufig überbewertet (Schmidt 2010).

**Elizitationsverfahren**

Sinnvoller ist der Rückgriff auf Elizitationsverfahren: In geplanten Spielsituationen treten bestimmte morphologische Markierungen oder Satzkonstruktionen fast zwingend auf.

ESGRAF-R (*e*vozierte *S*prachanalyse *gra*mmatischer *F*ähigkeiten; Motsch 2013a) ist ein solches Verfahren, welches die oben erwähnten zentralen grammatischen Regeln der deutschen Sprache analysiert. ESGRAF-R kann bei Kindern und Jugendlichen zwischen 4 und 16 Jahren angewendet werden und ist äußerst zeitökonomisch, weil modular aufgebaut (je nach Fähigkeiten des Kindes führt der Test zum nächsten Modul).

In der bereits erwähnten Publikation „Gezielte Förderung lautsprachlicher Kompetenzen" (Schmidt 2012) wird auf eine leicht verständliche Art und Weise aufgezeigt, wie die sprachlichen Äußerungen des Kindes evoziert und Sprachtranskripte hinsichtlich der wichtigsten sprachlichen Ziele ausgewertet werden. Die Auswertung von Transkripten wird auch in Motsch (2009) detailliert anhand von Beispielen erklärt.

**Evozieren sprachlicher Strukturen**

An dieser Stelle soll nur beispielhaft das Evozieren von sprachlichen Strukturen in alltäglichen Situationen aufgezeigt werden:

**Subjekt-Verb-Kongruenz und V2-Stellung**: Die Kongruenz zwischen Subjekt und Verb wird v. a. anhand der 1., 2. und 3. Person Singular überprüft. Ein ausgewogenes Transkript besteht aus etwa der gleichen Anzahl an flektierten Verben in den erwähnten 3 Personen.

„Offene" Ergänzungsfragen oder „Impulse" durch den Therapeuten verleiten in der Regel das Kind zu längeren Äußerungen, meistens vollständigen Sätzen: Was machst du? K: Ich fahre mit dem Auto nach Hause. Und jetzt? K: Ich esse den Kuchen. Meine Mami hat den Kuchen gebacken.

**Überprüfung der Verbalflexion**

Präzise Fragen führen hingegen zu kurzen Antworten, sogenannten elliptischen Äußerungen, die keinen Hinweis auf die Umsetzung der SVK-Regel geben: Wohin gehst du? K: Nach Hause! Was isst du? K: Den Kuchen!

Während eines Rollenspiels, in dem Kind und Therapeut die Rolle einer beliebigen Figur übernehmen, wird die 1.P.E. besonders durch den Einbezug der Erfahrungen oder Wünsche des Kindes evoziert: Was machst du am liebsten? K: Ich spiele gerne mit der Eisenbahn … Und du? K: Ich habe das auch schon gemacht! Ich …

Während des Rollenspiels werden oft Interaktionen durch Dialoge begleitet.

In Dialogen werden häufig Fragen gestellt und die entsprechenden Antworten gegeben, sowohl seitens des Erwachsenen als auch seitens des Kindes, sodass besonders oft die 2.P.E. auftaucht:

Wie heißt du? Mika.
Was machst du? Ich schlafe im Korb.
Was suchst du? Die Milch.

Die Beschreibung einer Handlung führt schlussendlich zur Produktion von Sätzen, in denen das Verb in der 3.P.E. steht:

| | |
|---|---|
| Was macht Mika? | K: Mika trinkt die Milch. |
| Und dann? Dann … | K: … sucht sie den Käse. |
| Und jetzt? Jetzt … | K: … schläft sie im Korb. |

**Überprüfung der Verbzweitstellung**

Die Verbzweitstellung wird anhand von einfachen Hauptsätzen überprüft, in denen eine Inversion von Subjekt und Verb vorgenommen werden muss. Dies ist, wie in den eben dargestellten Beispielen, in Ergänzungsfragen der Fall und in Sätzen, in denen ein Adverb oder ein Nomen an erster Position steht: Was *machst du*? Jetzt *esse ich* eine Banane. Den Apfel *esse ich* später.

Sogenannte SVO-Sätze geben keinen Aufschluss über die Umsetzung der V2-Regel und werden nicht berücksichtigt: Ich esse eine Banane. Mika schläft im Korb. Du gehst in die Schule.

**Ermittlung korrekter Verbmarkierungen**

Etwa 20 bis 30 Äußerungen werden wie folgt (oder in Form einer Tabelle; Schmidt 2012) transkribiert, mit dem Ziel, die Prozentzahl korrekter Verbmarkierungen und Verbzweitstellungen zu ermitteln (+: korrekt, -: falsch, / : nicht auswertbar):

| | | |
|---|---|---|
| Was machst du? | SVK: + | V2: + |
| Jetzt ich gehe heim. | SVK: + | V2: - |
| Den Apfel ich essen. | SVK: - | V2: - |
| Du gehen auch mit. | SVK: - | V2: / |
| Was du hast gemacht? | SVK: + | V2: - |

Die Prozentzahl korrekter Verbmarkierungen liegt in diesem (zu) kurzen Transkript bei 60 % (3 von 5), die Prozentzahl korrekter V2-Stellungen bei 25 % (1 von 4). Während der Therapie sollte je nach Therapieintensität alle 6 bis 8 Wochen eine (wenig zeitintensive) evozierte Sprachanalyse vorgenommen werden, um die Fortschritte des Kindes zu analysieren und den Übergang zum nächstfolgenden Therapieziel zu bestimmen. Nach dem 1. Schwerpunkt steht die Verbendstellung in subordinierten Nebensätzen bzw. die Kasustherapie im Fokus.

Verbendstellungen in Nebensätzen und Kasusmarkierungen werden leicht anhand der entsprechenden Fragen evoziert:

Warum schläft Mika? Weil sie müde ***ist***. (Falsch wäre: Weil sie ist müde.)
Wann isst Mika den Käse? Wenn sie hungrig ***ist***. (Wenn sie ist hungrig.)
Wohin geht Mika? In ***den*** Wald. (In der Wald. In Wald.)
Was isst Mika? Den Käse. (Der Käse.)
Wo ist Mika? Im Korb. (In Korb. Korb.)
Wem gibt Mika den Käse? Dem Hund. (Der Hund. Den Hund. Hund.)

## Überprüfung der französischen, portugiesischen, russischen, polnischen und türkischen Sprache als L1

Die Forschungslage ist in vielen anderen Sprachen weniger fortgeschritten als im Deutschen, auch wenn einige Spracherwerbsstudien bspw. aus dem Italienischen, Türkischen, Russischen oder Polnischen (Rothweiler 2006), genau wie aus dem Portugiesischen (Lorang 2013) vorliegen. In manchen Sprachen bleiben v.a. bezüglich schwer erschließbarer Strukturen, den sogenannten Stolpersteinen, noch viele Fragen offen. Diagnostische Kriterien, die auf eine Störung hinweisen, liegen oft nicht vor (Asbrock et al. 2011). Es ist demnach auch nicht erstaunlich, dass ein „gravierender Mangel an geeigneten Verfahren" (Scharff 2013, 162) besteht, um die kindlichen Fähigkeiten angemessen interpretieren zu können.

**komplexe Regeln führen zu Problemen**

Sicher ist allerdings, wie bereits vermerkt, dass die komplexen grammatischen Bereiche einer Sprache in der Regel zu Erwerbsschwierigkeiten für Kinder mit SSES führen. Auf dieser Erkenntnis basieren v.a. die therapeutischen Schwerpunkte der vorliegenden Publikation.

Am meisten erforscht ist in fast allen Sprachen der Bereich der Verbalflexion. Außergewöhnliche Schwierigkeiten im Erwerb der Subjekt-Verb-Kongruenz weisen nicht nur im Deutschen, sondern z.B. auch im Türkischen (Orgassa 2009) und in den romanischen Sprachen (Schmidt 2010; Lorang 2013) auf eine SSES hin.

Im *2. Kapitel* wurden die elementaren grammatischen Regeln der Migrationssprachen Türkisch, Russisch, Polnisch, Französisch und Portugiesisch dargestellt und mit jenen der deutschen Sprache kontrastiert. Die Analyse der erwähnten Erstsprachen muss auf diesen Schwerpunkten beruhen. Längere Stagnationen in den zentralen Bereichen der Grammatik sind ein wichtiges Anzeichen einer SSES.

## Zusammenfassung

Zusammenfassend ist sowohl in den beiden romanischen Sprachen Französisch und Portugiesisch, in den beiden slawischen Sprachen Russisch und Polnisch sowie im Türkischen als agglutinierender Sprache zuerst die Verbmarkierung zu überprüfen. Ein stark verzögerter und stagnierender Erwerb der Subjekt-Verb-Kongruenz-Regel kann genau wie im Deutschen auf einen gestörten Erwerb hindeuten.

Syntaktische Schwierigkeiten (in Haupt- und Nebensätzen) kennen auch Kinder mit SSES, die eine romanische Sprache oder Türkisch sprechen, nur in reduzierter Form aufgrund rigider Satzstrukturen: SVO in den romanischen Sprachen, bzw. SOV im Türkischen, keine Verbalklammer in den erwähnten Sprachen. Dasselbe trifft größtenteils auch auf die beiden slawischen Sprachen zu, auch wenn eine gewisse Flexibilität der Wortstellung aufgrund der starken Flexion möglich ist.

In den slawischen Sprachen stellt der Erwerb der Kasusflexion wie im Deutschen eine große Herausforderung dar; vergleichbar mit dem Deutschen sind schlussfolgernd Kinder mit SSES an den erheblichen Schwierigkeiten, Fortschritte im Kasuserwerb zu erzielen, zu erkennen. Im Türkischen wird der Kasus eindeutig anhand von Suffixen angegeben, in den romanischen Sprachen nicht durch Flexionsmorpheme, sondern durch die Stellung der Konstituenten im Satz bzw. durch Präpositionen. In den romanischen Sprachen und im Türkischen stellt der Erwerb des Kasus auch für Kinder mit SSES eine lösbare Aufgabe dar, größere Schwierigkeiten weisen umso eindeutiger (vergleichbar mit Problemen auf syntaktischer Ebene) auf Spracherwerbsschwierigkeiten hin.

Weitere Hinweise auf eine SSES treten in den romanischen Sprachen in einer späteren Spracherwerbsphase auf, die sich bspw. in Schwierigkeiten im Erwerb der Kongruenz zwischen Artikeln, Adjektiven und Nomina oder im Erwerb der Pronomina zeigen, auf die im Rahmen dieser Publikation (Zielpopulation sind jüngere Kinder) nicht eingegangen werden kann (Lorang 2013). In allen Sprachen, v.a. aber im Türkischen, sind, wie bereits erwähnt, phonologische Schwierigkeiten ein zusätzlicher Hinweis auf Spracherwerbsschwierigkeiten, genauso wie auditivverbale Verarbeitungsprobleme, die sich u.a. in einem eingeschränkten auditiven Arbeitsspeicher äußern.

Die Erstsprachen Türkisch, Russisch, Polnisch, Italienisch und Griechisch können anhand des ESGRAF-MK (Evozierte Diagnostik grammatischer Fähigkeiten für mehrsprachige Kinder, Motsch 2011) mit Hilfe einer CD-ROM überprüft werden. Die Analyse geschieht anhand früher grammatischer Fähigkeiten einerseits, den so genannten Basics der jeweiligen Sprache, die je nach Sprache bis zu einem gewissen Alter korrekt umgesetzt werden sollten, und später erworbener Fähigkeiten andererseits, und setzt keine erstsprachlichen Fähigkeiten des Diagnostikers voraus.

**Überprüfung der Subjekt-Verb-Kongruenz**

Zur Überprüfung der Subjekt-Verb-Kongruenz und der syntaktischen Anordnung in den erwähnten 5 Erstsprachen können auch einzelne Therapieeinheiten des *5. Kapitels* verwendet werden. „Montagsmaler" bzw. „Draw something" (2. Einheit des 1. Rahmenthemas „Tiere"): Während des Malens müssen die Tiere so schnell wie möglich erraten werden. Dies führt zur Produktion von Ergänzungsfragen und einfachen Hauptsätzen, in der 1. und 2. Person Einzahl: Was male ich? Was malst du? Ich male den Hund. Du malst den Hund.

In den 5 Erstsprachen ist die Flexion des Verbs „malen" regelgeleitet, genau wie die syntaktische Anordnung der oben dargestellten Zielsätze. Die Übersetzung der Zielstrukturen ist in der entsprechenden Tabelle im *5. Kapitel* nachzulesen. Genau wie im Deutschen weist die Prozentzahl korrekter Strukturen auf den Erwerb des jeweiligen Therapieziels hin.

**Überprüfung der Kasusmarkierung**

Auch die Kasusmarkierungen können anhand einer therapeutischen Einheit (7. bis 9. Rahmenthema des *5. Kapitels*) überprüft werden. Zum Beispiel werden nach dem erstmaligen Erzählen einer Geschichte (z. B.: „Der Grüffelo" von Scheffler und Donaldson, 8. Rahmenthema, 1. Einheit) Fragen zu Handlungen gestellt, die Akkusativ- oder Dativergänzungen erfordern:

Wen sieht die Maus?

Wem begegnet die Maus?

Wo begegnest du ihm?

Wohin läuft der Fuchs?

Wohin fliegt die Eule?

Die Übersetzungen sind in der jeweiligen Tabelle zu finden, genau wie die entsprechenden Antworten.

## 3.3 Überprüfung der Zweitsprache

„Mehrsprachige werden zumeist daran gemessen, wie monolingual sie sich in ihren Sprachen verhalten. So wird die Beherrschung einer Sprache selbst bei Bilingualen bislang häufig an monolingualen Maßstäben gemessen“ (Scharff 2013, 37).

**Ergebnisverfälschung**

Im Praxisalltag werden nach Scharff (2013) überwiegend standardisierte und informelle Prüfverfahren eingesetzt, die für monolinguale Kinder konzipiert wurden und deren Testitems und Bildmaterial das Sprach- und Weltwissen der in der Mehrheitsgesellschaft aufwachsenden einsprachigen Kinder überprüft. Logischerweise führt dies zu einer Verfälschung der Ergebnisse. Dem mehrsprachigen Kontext wird keine Rechnung getragen. Monolinguale Maßstäbe bieten keine geeigneten Kriterien zur Beschreibung der Sprachkompetenz mehrsprachiger Kinder, zumal die Sprachentwicklung bilingualer Kinder zwar vergleichbar, aber nicht analog mit der monolingualer Kinder verläuft (Chilla et al. 2010).

**erste Anhaltspunkte**

Ein günstiger Erwerb der Zweitsprache Deutsch zeigt sich dadurch, dass Kinder nach 12 Monaten längere Sätze bilden, die über 2- bis 3-Wortäußerungen hinausgehen. Innerhalb von 18 Monaten bis maximal 2 Jahren sollten sie dann bei günstigem Erwerbshintergrund die Verbzweitstellungsregel in Hauptsätzen und die Subjekt-Verb-Kontroll-Regel entschlüsseln. (Chilla et al. 2010)

**Mistaken Identity**

Aus sprachdiagnostischer (und –therapeutischer) Sicht ist es wichtig, die jeweiligen Unterschiede zwischen der Erst- und der Zweitsprache (in diesem Fall der deutschen Sprache) zu kennen, um „Fehler“ nicht sofort als Merkmale einer SSES zu bewerten (Mistaken Identity). Sprachkontaktphänomene zwischen den beteiligten Sprachsystemen stellen ein normales Phänomen dar und sind auf bereits erworbene Kompetenzen in L1 zurückzuführen.

Eine korrekte Einschätzung der zweitsprachlichen Fähigkeiten ist auch aufgrund großer interindividueller Differenzen schwierig, Differenzen, die darauf zurückzuführen sind, dass der L2-Erwerb durch viele Faktoren beeinflusst wird: Zeitpunkt des ersten Sprachkontakts, Quantität und Qualität des Sprachinputs, motivationale Faktoren, Stellenwert der entsprechenden Sprache und kommunikative Notwendigkeit. Die Überprüfung des Wortschatzes in L2 ist zudem wenig aussagekräftig, weil gerade in L2 der Umfang des Wortschatzes in Abhängigkeit von der jeweiligen Erfahrung stark variiert (Scharff 2013, 161).

**Forschungsbedarf**

Wenn man auf normierte Verfahren zurückgreifen möchte, müssten schlussfolgernd Verfahren für die unterschiedlichen Sprachkombinationen vorliegen (weil sich Sprachen strukturell zum Teil stark unterscheiden), die zusätzlich den Zeitpunkt des Erstkontakts und die Qualität und Quantität des Sprachinputs, also die Erwerbsbedingungen, berücksichtigen.

## 3.4 Überprüfung nonverbaler Faktoren

Eine SSES ist durch Sprachverarbeitungsdefizite und v.a. durch einen eingeschränkten phonologischen Arbeitsspeicher, aber auch durch Schwierigkeiten in Bezug auf „die Segmentierung, Sequenzierung, Diskrimination sowie Rezeption grammatisch relevanter prosodischer Muster“ (Scharff 2013, 131) bedingt. Die geringere Leistungsfähigkeit des phonologischen Arbeitsspeichers zeigt sich in einer verkürzten Arbeitszeit, einem verlangsamten Einscannen und einem verlangsamten Austausch mit dem Langzeitgedächtnis (Motsch 2013a). Die Speicherung zahlreicher Spracheinheiten, aus denen grammatische Regelmäßigkeiten abgeleitet werden können, wird erst durch eine fortschreitende Gedächtniskapazität ermöglicht (Grimm 2005).

**standardisierte Tests**

Die Überprüfung der Verarbeitungsfähigkeiten kann somit die Diagnose SSES untermauern und sollte Bestandteil der Differenzialdiagnose sein. Hierzu werden unterschiedliche Tests eingesetzt, bspw. Mottier (Überprüfung der akustischen Differenzierungs- und Merkfähigkeit des auditiven Kurzzeitgedächtnisses von 4 bis 12 Jahren anhand von 50 Pseudowörtern unterschiedlicher Länge; Gamper 2012) oder HASE (das *H*eidelberger *A*uditive *S*creening in der *E*inschulungsdiagnostik; Brunner / Schöler 2008 für Kinder von 5 bis 6 Jahren).

# 4 Therapiebasis: Gezielte Förderung des bilingualen Spracherwerbs

## 4.1 Komplementäre Förderung im Elternhaus

Im Mittelpunkt der Sprachtherapie, die im *5. Kapitel* detailliert dargestellt und vom Sprachtherapeuten umgesetzt wird, stehen die therapeutischen Einheiten, die innerhalb einer bestimmten Zeitspanne in regelmäßiger Frequenz stattfinden.

**komplementäre Rolle**

Die Eltern oder sonstige Bezugspersonen des Kindes können nicht nur im mono-, sondern umso mehr im bilingualen Kontext eine wichtige komplementäre Rolle zum Sprachtherapeuten übernehmen, die nicht zu unterschätzen ist, und die sich im schnelleren Erwerb sprachlicher Kompetenzen des Kindes widerspiegelt. Die gezielte sprachliche Förderung durch die Eltern, sonstige Bezugspersonen oder das Lehrpersonal steht im Mittelpunkt des *4. Kapitels* und stellt gleichzeitig auch die Basis der im *5. Kapitel* beschriebenen Sprachtherapie dar. Wichtige sprachfördernde Prinzipien sind nämlich nicht nur in der Sprachförderung, sondern auch in der Sprachtherapie relevant. Diese Prinzipien werden in diesem *4. Kapitel* detailliert beschrieben, um dann im *5. Kapitel* (ohne zusätzliche Erklärungen) aufgegriffen zu werden.

In der Publikation „Kinder in der Kita mehrsprachig fördern" (Schmidt 2018) wird die mehrsprachige Förderung anhand von 10 Prinzipien im Detail beschrieben und durch viele Beispiele aus der Praxis illustriert.

**bedeutsame Kommunikation**

Allgemeine sprachfördernde Prinzipien (Kap. 4.5; Schmidt 2012; Schmidt 2018a) bilden die Basis der eigentlichen Sprachtherapie. Dabei nimmt die Kommunikation zwischen den Eltern und sonstigen Bezugspersonen und dem Kind einen hohen Stellenwert ein. Dem kindlichen Umfeld kommt „eine wesentliche Bedeutung […] durch die Implementierung bedeutsamer Kommunikation zu" (Scharff 2013, 166), wobei die „bedeutsame Kommunikation" sowohl im Alltag des Kindes (während des morgendlichen Anziehens, während des Spielens oder Aufräumens) oder während der Umsetzung besonders sprachfördernder Spielformate stattfinden kann.

**Förderung der L1**

Die Bedeutung der Erstsprache für den Erwerb weiterer Sprachen und für die Entwicklung insgesamt wurde bereits in *Kapitel 1.4* erläutert. Erstsprachliche Kompetenzen auf phonologischer, semantischer und grammatischer Ebene tragen nicht nur zu einer Verbesserung der Kommunikationsfähigkeit und des kindlichen Selbstwertgefühls bei, sondern erleichtern zudem den Erwerb zweitsprachlicher Kompetenzen.

**Schlussfolgernd ist es wichtig, dass die Eltern eine aktive Rolle in der Förderung der Erstsprache übernehmen, die als komplementär zur Rolle des Sprachtherapeuten zu verstehen ist:**

- Einerseits können sie die konkreten sprachlichen Aktivitäten, die in der Therapie im Mittelpunkt stehen, auch in der Erstsprache durchführen,
- andererseits versuchen sie, die tagtägliche Kommunikation besonders sprachfördernd zu gestalten, indem wichtige sprachfördernde Prinzipien umgesetzt werden.

**Förderung der L2**

Neben der Förderung der Erstsprache können die Eltern und nahen Bezugspersonen auch den Erwerb der Zweitsprache maßgeblich beeinflussen. Die Einstellung der Eltern zur L2 spielt eine genauso wichtige Rolle wie ihre Einstellung zur L1. Eine positive Einstellung zur L2, die sich bspw. dadurch äußern kann, dass die Eltern auch versuchen, die Umgebungssprache zu lernen, und sei es nur durch die Aneignung einiger weniger Wörter, beeinflusst die Motivation des Kindes, die neue Sprache zu lernen, nachhaltig.

Beispielsweise kann abends vor dem Schlafengehen ein Buch in deutscher Sprache vorgelesen werden, es wird ein Lied oder ein Gedicht, vielleicht aus der Schule, auf Deutsch gesungen oder aufgesagt, oder das Sprachspiel aus der Sprachtherapie wird nicht nur in der Erst-, sondern auch in der Zweitsprache durchgeführt. Das Kind wird stolz auf seine sprachlichen Fortschritte sein und seinen Eltern dabei behilflich sein, neue Wörter und Strukturen zu lernen (Ballasch et al. 2004). Es darf den Eltern aber auf keinen Fall die Ansicht vermittelt werden, die L1 zugunsten der L2 aufzugeben (*Kap. 1.5*).

Im Internet stehen kostenlos sogenannte Elternbriefe und Elternfilme in verschiedenen Sprachen zur Verfügung (u. a. Türkisch, Russisch, Polnisch und Französisch), die umfassende Informationen zur Sprachförderung beinhalten: www.ifp.bayern.de / materialien / elternbriefe.html und www.a4k.de / downloads /

## 4.2 Komplementäre Förderung in der Schule

**L1 und L2 fördern**

Ein primäres Ziel vorschulischer Einrichtungen (hierunter werden im Folgenden neben den Kindergärten auch die Krippen und Kindertagesstätten verstanden) besteht darin, den Kindern ausreichende Kenntnisse in der Umgebungs- und Schulsprache zu vermitteln. Die Kinder sollen sich schnellstmöglich im gesellschaftlichen Alltag zurechtfinden, sich in das neue Umfeld integrieren und später erfolgreich am Unterricht der Grundschule teilnehmen können.

In zahlreichen Studien (*Kap. 1*) wurde allerdings festgestellt, dass viele mehrsprachige Kinder nicht nur in der Zweitsprache Deutsch, sondern auch in der Erstsprache über eingeschränkte sprachliche Kompetenzen verfügen, mit den bekannten Konsequenzen: Unter den persönlichen Möglichkeiten liegende schulische Leistungen, Schulabbrüche und unerfüllte Berufsaussichten sind bekanntlich unter Schülern mit Migrationshintergrund häufig. Die schulischen Leistungen lassen zu wünschen übrig, die spätere Berufsausbildung leidet darunter. Schlussfolgernd ist die gezielte Förderung der Erst- *und* Zweitsprache, wie in diesem Kapitel dargestellt, von Bedeutung. Eine bestmögliche sprachliche Förderung berücksichtigt auch in der Schule alle Sprachen, die ein Kind spricht.

> „Die pädagogische Haltung in der Sprachförderung sollte geprägt sein von einer positiven Einstellung zur mehrsprachigen Kompetenz des Kindes" (Chilla et al. 2010, 122).

**hoher Stellenwert mehrsprachiger Kompetenzen**

Den Kindern sollte man zu verstehen geben, dass mehrsprachige Kompetenzen an sich einen hohen Stellenwert haben (Montanari / Panagiotopoulou 2019). Die Kinder sind bereits mit drei Jahren, wenn sie „in deutsche Kindertagesstätten kommen, (im Normalfall) ExpertInnen in mindestens einer Sprache" (Tracy 2008, 9), nämlich ihrer Erstsprache.

Der Stellenwert der Erstsprache sollte nie in Frage gestellt werden, weder zuhause noch in der Schule. Ein punktuelles Einbringen der Erstsprache in den Schulalltag, z. B. anhand von erstsprachlichen Liedern, Gedichten oder Geschichten, oder durch das Sprechen über Feste und Gebräuche aus den Herkunftsländern der mehrsprachigen Kinder, oder gar durch eine regelmäßige Intervention von erstsprachlichen Förderlehrern, die im vorschulischen Bereich durch paralleles Erklären die Einführung in die Welt der L2 erleichtern, wirkt sich förderlich auf den Erwerb mehrsprachlicher Kompetenzen aus.

**Komplementarität Förderung – Therapie**

Zudem wird, wie bereits erwähnt, die Effektivität der therapeutischen Intervention zusätzlich durch die Zusammenarbeit mit den vorschulischen Einrichtungen und später der Schule erhöht. Vorschule und Schule können genau wie die Eltern eine wichtige komplementäre Rolle zur Sprachtherapie übernehmen.

**Die Sprachförderung durch das Lehrpersonal kann den Lernprozess zusätzlich beschleunigen,**

- v.a. durch eine besonders sprachfördernde Gestaltung der Kommunikation mit den Kindern (ob während des Bastelns, Malens, Spielens, Essens oder auch der Umsetzung von besonders sprachfördernden Spielformaten)
- und wenn beide, Sprachförderung und -therapie, aufeinander abgestimmt sind, v.a. hinsichtlich der Verfolgung derselben sprachlichen Ziele (wie im *5. Kapitel* dargestellt).

Die komplementäre Rolle zwischen vorschulischer Förderung und Therapie sollte sich zumindest auf die Förderung der Zweitsprache Deutsch beziehen, wenn möglich jedoch auch auf die L1 der mehrsprachigen Kinder, v.a., wenn das Personal der vorschulischen Einrichtungen selbst die Erstsprache der Kinder spricht oder über einige Basiskenntnisse verfügt.

**L1 einbeziehen**

> „Es ist sehr hilfreich, wenn Sie die muttersprachlichen Begriffe der dargestellten Objekte kennen. Nutzen Sie dafür ein Wörterbuch oder lassen Sie sich von einem Elternteil in der Herkunftssprache die Begriffe vorsprechen und aufschreiben. Es macht nichts, wenn Sie das Wort nicht richtig aussprechen. Das Kind wird Sie verbessern und hat ein Kompetenzerlebnis. […] Ermutigen Sie das Kind, auch in seiner Muttersprache zu erzählen. […] Lassen Sie das Gesagte von einem älteren Kind übersetzen. […] Kinder, die am Anfang des Zweitsprachererwerbs stehen, sollten eine Geschichte zuerst in der Muttersprache hören" (Hoppenstedt/Apeltauer 2010, 62ff.).

Im *5. Kapitel* werden die wichtigsten Wörter und sprachlichen Strukturen der einzelnen Einheiten jeweils in den 5 erwähnten im Fokus stehenden

Erstsprachen der Kinder aufgelistet, mit wichtigen kontrastiven Analysen zum Deutschen.

**gezielte Förderaktivitäten**

Die **Krönung der Zusammenarbeit zwischen Sprachtherapeut und Lehrpersonal** wäre die Wiederholung der sprachlichen Aktivitäten, die das Kind bereits aus der Sprachtherapie kennt, innerhalb der „Sprachförderung" in der Schule (in der Gruppe oder mit der ganzen Klasse).

Dies setzt allerdings voraus, dass ein regelmäßiger Austausch zwischen Schulpersonal und Sprachtherapeut möglich ist. In den USA ist dies bspw. durch die Interventionen der Speech Therapists in den Schulen der Fall.

**Querschnittsaufgabe**

Abschließend sei vermerkt, dass die Anzahl an Kindertageseinrichtungen, die sich die mehrsprachige Förderung (nicht nur der Kinder mit Migrationshintergrund, sondern auch der deutschsprachigen Kinder) zum Ziel gesetzt haben, kontinuierlich wächst. Dabei sollte nach Tracy (2008) die mehrsprachige Förderung aus Gründen der Effektivität jeweils zur Querschnittsaufgabe der gesamten Bildungsinstitution werden.

> „Fördermaßnahmen müssen von einem ganzen Team gewollt und getragen werden, egal, ob in der Kita oder in der Schule. Sprache ist schließlich an allem beteiligt, und es wäre wenig klug, auf mögliche Synergieeffekte zu verzichten" (Tracy 2008, 11).

## 4.3 Sprachliche Ziele

Die Therapie von Kindern mit SSES umfasst die drei Sprachebenen Phonologie, Semantik und Grammatik. Eine gezielte Förderung im Elternhaus und in der Schule, v.a. wenn sie komplementär zur Therapie stattfindet, sollte auch diese drei Ebenen einbeziehen.

**3 Sprachebenen einbeziehen**

Auf phonologischer Ebene besteht der Erwerb des phonologischen Systems (*Kap. 4.7*), welches sprachspezifisch, also von Sprache zu Sprache unterschiedlich ist, im Mittelpunkt von Förderung und Therapie: Das Kind muss jeden einzelnen Laut hören und von ähnlichen Lauten unterscheiden lernen. Das „präzise" Hören bildet die Grundlage der korrekten Aussprache. Zudem wirkt sich die Förderung bzw. Therapie phonologischer Fähigkeiten prinzipiell positiv auf den Erwerb sprachlicher, und v.a. grammatischer Kompetenzen aus. Durch das gezielte Hinhören werden bspw. auch unbetonte, scheinbar unwichtige Flexive wahrgenommen.

Neben der Förderung phonologischer Fähigkeiten ist es sinnvoll, auch sprechmotorische Übungen in die Förderung und Therapie einzubeziehen.

Fehlerhaft ausgesprochene Laute werden durch gezielte sprechmotorische Übungen korrigiert, zudem erleichtern sie die bewusste Wahrnehmung bestimmter Laute und somit den Erwerb phonologischer Fähigkeiten.

Der Ausbau des Wortschatzes (*Kap. 4.8*) steht im Mittelpunkt der semantischen Förderung. Innerhalb von semantischen Feldern, wie z. B. „auf dem Bauernhof" oder „in der Schule", werden neue Wörter und Begriffe gelernt und mit dem bestehenden Wissen verknüpft.

Die grammatische Förderung (*Kap. 4.9*) verfolgt das Ziel, zunehmend komplexere Sätze (auf syntaktischer und morphologischer Ebene) zu bilden und dadurch gleichzeitig das Sprachverständnis zu erhöhen.

## 4.4 Wesentliche sprachübergreifende Prinzipien

In der Arbeit mit mehrsprachigen Kindern können auch

> „jene bewährten Grundmethoden und Scaffolding-Strategien eingesetzt werden, die sich in der Arbeit mit einsprachigen Kindern bewährt haben" (Scharff 2013, 176).

**hochwertiger Input**

Jene bewährten Methoden und Strategien beziehen sich v. a. auf einen **qualitativ und quantitativ hochwertigen Input**, also auf die Art und Weise, wie mit dem Kind (in möglichst authentischen Kommunikationssituationen) gesprochen wird. Neben der Motivation des Kindes, die neue Sprache auch wirklich lernen zu wollen, stellt dieser Aspekt den wichtigsten Faktor beim Erwerb (mehr)sprachlicher Kompetenzen dar. Qualität und Quantität des Sprachengebots bestimmen mit, wie leicht es Lernern fällt, sich die jeweiligen Umgebungssprachen zu erschließen. Zahlreiche Studien konnten nach Scharff (2013, 100) auch im mehrsprachigen Bereich einen Einfluss der Quantität und der Qualität des sprachlichen Inputs v. a. auf die grammatische Entwicklung nachweisen.

**Form-Funktions-Zusammenhang**

Authentische Kommunikationssituationen sind dadurch gekennzeichnet, dass der Zusammenhang zwischen Funktionalität und Form der sprachlichen Strukturen deutlich wahrgenommen wird. Beispielsweise wird eine Frage nur dann gestellt, wenn auch wirklich das Bedürfnis besteht, etwas Neues zu erfahren; eine Präpositionalergänzung („hinter dem Baum") wird erst dann formuliert, wenn das Versteck im Handlungsablauf beschrieben werden muss („Das Osterei liegt hinter dem Baum.").

**hohe Quantität**

In diesen Kommunikationssituationen werden die im Voraus bestimmten Zielstrukturen (die in der Regel auf Basis einer evozierten Sprachanalyse ermittelt werden, *Kap. 3*) möglichst oft von den Interaktionspartnern des Kindes verwendet (hohe Quantität):

„Ein Ei liegt hinter dem Baum, ein anderes Ei hinter dem Zaun. Wo hast du das Ei gefunden? Hinter dem Sandkasten? Hast du schon hinter dem Baum nachgeschaut. Hinter dem Baum liegt noch eins, glaube ich. (...)"

Die Quantität des sprachlichen Inputs wird zusätzlich dadurch erhöht, dass die Aussagen des Kindes (K) aufgegriffen und in modifizierter Form vom Interaktionspartner (I), ob bspw. Eltern, Lehrpersonal oder Sprachtherapeut, wiederholt, ergänzt, erweitert oder u. U. korrigiert werden, sodass das Gespräch aufrecht erhalten werden kann. In dem Zusammenhang wird vom *Einsatz der Modellierungstechniken* gesprochen:

K: „Das Ei liegt hinter ***den*** Baum."
I: „Wo hast du das Ei gefunden? Hinter ***dem*** Baum? Super! Wo liegt noch ein Ei? Der Osterhase hat viele Eier versteckt!"
K: „Ich sehe keins."
I: „Du siehst kein Ei mehr? Vielleicht hinter dem Zaun? Oder unter dem Tisch? Ich schaue unter dem Tisch nach. Und was machst du?"

Ein **qualitativ hochwertiger Input** wird durch die vier Adjektive „kurz", „kontrastiv", „betont" und „einfach" charakterisiert.

**4 Qualitätsmerkmale**

„**Kurz**" bedeutet, dass die Länge der Äußerungen in der konkreten Sprachförderung möglichst reduziert ist:

„Wo liegt das Ei? Hinter dem Baum!"

Die Dativmarkierung („hinter de*m* Baum") wird in einer solch kurzen elliptischen Äußerung (Teil eines Satzes) eher vom Kind wahrgenommen als in endlos langen Sätzen:

„Schau, ich glaube dahinten hinter de*m* dicken Baum liegt eines der Eier, die der Osterhase versteckt hat."

Grammatische Regeln werden schneller erfasst, wenn dem Kind „**kontrastive**" Strukturen (auch innerhalb einer Sprache, demnach nicht nur cross-linguistisch) angeboten werden:

„Wo liegt das Ei? Hinter de*m* Baum? Wohin gehst du? Hinter de*n* Baum?"

Nach Tracy (2008, 156) müssen wir für ein „variations- und kontrastreiches Sprachangebot in natürlichen Situationen“ sorgen. Regeln können nur über einen kontrastreichen Input erfasst werden! Hört das Kind fast ausschließlich folgende Strukturen: „Hinter de*m* Baum. Hinter de*m* Haus. Hinter de*m* Auto.“, so stellt es sich ganz unbewusst die Frage, ob dies die einzige Markierung von Nomen in Präpositionalergänzungen ist: „Hinter de*m* …“, also auch: „Ich gehe hinter de*m* Baum“ (Übergeneralisierung einer häufig gehörten Form). Verstehen muss es, dass die Markierung vom Kontext abhängt: „*Wo*?“ „Hinter de*m* Baum.“ Aber: „*Wohin*?“ „Hinter de*n* Baum.“

Die **„Betonung“** der Flexive zentraler Regeln führt zur Fokussierung der kindlichen Aufmerksamkeit auf wichtige Markierungen und somit zum schnelleren Erfassen der entsprechenden Regel, im folgenden Beispiel zur Erfassung der Kasusregel:

„Wo?“ „Hinter de*mmm* Baum.“

Besteht das Lernziel darin, grammatische Regeln schnell zu erschließen, so sollten des Weiteren die Äußerungen von der Semantik her nicht zu anspruchsvoll sein. „**Einfach**“ bedeutet auch, dass in einer ersten Phase Ausnahmen einer Regel nicht zu häufig gebraucht werden.

„Hinter dem dicke*n* Baum.“ (Attributive Adjektive werden im Dativ nicht durch die typische Endung -[m] markiert.)

„Hinter *der* Blume.“ (Weibliche Nomen besitzen auch nicht die typische m-Markierung.)

In einer ersten Phase ist demnach der Gebrauch von Adjektiven und von weiblichen Nomen zur Erfassung der Kasusregeln nicht förderlich.

Diese 4 Merkmale eines hochwertigen Sprachinputs stellen die Basis einer guten Sprachförderung dar und werden im folgenden *Kapitel (4.6)* ausführlicher anhand von Beispielen erläutert.

**Zielstrukturen evozieren**

Neben dem häufigen Hören der sprachlichen Zielstrukturen (sprachlicher *Input*) muss das Kind auch selbst aktiv als Kommunikationspartner am Gespräch teilnehmen. Gezielte Fragen und Impulse evozieren *die* sprachlichen Strukturen, die als Zielstrukturen im Mittelpunkt der Sprachförderung stehen:

I: „Wo liegt das Ei?“ (K: „Hinter dem Baum.“) I: „Und? Was machst du jetzt?“ (K: „Ich schaue hinter dem Baum nach.“)

**Spielformate**

Die Kommunikation zwischen den Kindern oder zwischen Kind und Interaktionspartner wird, wie bereits erwähnt, nicht nur in „authentischen Kommunikationssituationen“, sondern auch in besonders sprachfördernden Spielformaten angespornt. Diese werden im *5. Kapitel* innerhalb unterschiedlicher Rahmenthemen beschrieben.

Im Onlinematerial werden die Spielformate anhand vieler Fotos sehr einfach und anschaulich erläutert. Diese können untereinander kombiniert werden, in der Einzelsituation, in der kleineren oder größeren Gruppe bzw. mit der ganzen Klasse durchgeführt und an jedes beliebige Rahmenthema und jedes Sprachziel angepasst werden.

In den beiden Publikationen „Gezielte Förderung lautsprachlicher Kompetenzen“ (Schmidt 2012) und „Kinder in der Kita mehrsprachig fördern“ (Schmidt 2018) werden die eben erläuterten sprachübergreifenden Prinzipien detailliert beschrieben und anhand zahlreicher Beispiele veranschaulicht.

## 4.5 Strukturorientierte Förderung

Eine strukturorientierte Förderung zeichnet sich dadurch aus, dass das Sprachangebot bewusster auf die Bedürfnisse der Kinder ausgerichtet wird (Tracy 2008, 156).

> „Über ein natürliches Eintauchen in eine deutsche Sprachwelt, eine sogenannte Immersionssituation hinaus, ist es notwendig und sinnvoll, Kindern gezielt den Input anzubieten, den sie benötigen, um die Details der deutschen Grammatik zu entdecken, z.B. durch spielerisches Kontrastieren von Formen und Bedeutungen (ich gehe, gehst du auch?, der rennt, ich renne auch …)“ (Tracy 2008, 163) .

Eine strukturorientierte Förderung im bilingualen Kontext ist nur auf Basis der Ermittlung des Sprachstandes in beiden Sprachen möglich.

> „Nur wer erkennen kann, welche Meilensteine des Spracherwerbs ein Kind bereits gemeistert hat, kann dieses Kind individuell da „abholen“, wo es steht. Dieses Wissen bildet auch die Voraussetzung für eine gezielte und effektive Integration der Sprachförderung in den Kommunikationsalltag von Bildungseinrichtungen“ (Tracy 2008, 7).

**sprachübergreifende Prinzipien**

Die nachstehenden, sprachübergreifenden Prinzipien werden im *5. Kapitel* konsequent in die Sprachtherapie einbezogen. Eltern oder nahe Bezugspersonen des Kindes, genau wie (im Idealfall) auch das Lehrpersonal an der Vorschule oder Schule, sollten versuchen, diese Prinzipien während alltäglichen Situationen oder während besonders sprachfördernden Aktivitäten *mehrmals wöchentlich* (mindestens zweimal!) umzusetzen.

**Allgemeine sprachübergreifende Prinzipien einer guten Sprachförderung** (die in *Kap. 4.4* in kurzer Form dargestellt wurden) sind dadurch charakterisiert, dass der Interaktionspartner

1. die Zielstrukturen möglichst oft selbst gebraucht.
2. die fehlerhaft gebrauchten Zielstrukturen des Kindes korrigiert.
3. die Aussagen des Kindes erweitert, am besten indem er die Zielstrukturen „einschiebt".
4. kurze Sätze oder oft sogar nur Satzteile gebraucht.
5. sprachliche Kontraste verwendet.
6. wichtige Endungen betont.
7. einfach spricht, indem keine schwierigen und unnötigen Wörter gebraucht werden.

Die Berücksichtigung dieser Prinzipien stellt nicht nur die Basis einer effektiven Sprachförderung, sondern zugleich auch die Basis der in *Kapitel 5* dargestellten Sprachtherapie dar.

Die Prinzipien werden an den Sprachentwicklungsstand, und somit an die sprachlichen Zielstrukturen angepasst. Im *2. Kapitel* wurden die 3 grammatischen Schwerpunkte der frühen Förderung der deutschen Sprache (Motsch 2017) dargestellt:

**Schwerpunkt 1 – Subjekt-Verb-Kongruenz, Verbzweitstellung:** Ziel sind kurze Sätze, in denen das Verb an 2. Stelle steht und korrekt flektiert wird. Die vorher erwähnten Prinzipien werden innerhalb dieses Schwerpunktes optimal umgesetzt, indem vom Interaktionspartner des Kindes

**konkrete Umsetzung**

1. viele kurze Sätze gebildet werden: „Ich esse einen Apfel. Was isst du? Du isst eine Banane. Nachher esse ich auch eine Banane."
2. die Äußerungen des Kindes korrigiert werden: K: „Ich Banane esse." I: „Ah, du isst eine Banane. Ich esse einen Apfel."
3. die Äußerungen erweitert werden: K: „Banane." I: „Du isst eine Banane. Eine gute Banane isst du. Was trinkst du?"
4. kurze, aber vollständige Sätze gebildet werden (vgl. Beispielsätze unter Punkt 1). Längere, „kompliziertere" Sätze hört das Kind im Laufe des Tages zu Genüge!

5. kontrastreiche Sätze (Beispielsätze unter Punkt 1) gebildet werden. Die „von früher“ bekannten „Seriensätze“ bilden keine Kontraste, sind demnach für die Sprachförderung wenig sinnvoll (außer in einer reinen Übungsphase, in der eine Regel, die vom Kind erfasst wurde, durch Übungen gefestigt wird: „Ich esse eine Banane. Ich esse eine Birne. Ich esse einen Apfel.“).
6. die Endung der 2. Person Einzahl, die besonders durch den Zischlaut „s“ hervorsticht (du mal*s*t) und für die Erfassung der Subjekt-Verb-Kongruenz von großer Bedeutung ist, betont ausgesprochen wird: „Du mal*ssst* eine Banane.“
7. in den besonders sprachfördernden Aktivitäten auf schwere Wörter verzichtet wird. „*Zuallererst* esse ich ein *belegtes* Butterbrot.“ Besser: „Jetzt esse ich ein Butterbrot.“

Schwierige Wörter lenken vom Erwerb grammatischer Strukturen ab (Motsch 2017). Sie werden in separaten Sequenzen (Förderung semantischer Fähigkeiten) erarbeitet.

Die Umsetzung dieser sieben besonders sprachfördernden Prinzipien in der konkreten Arbeit mit den Kindern gelingt nach einigem Ausprobieren sehr schnell. Man sollte als Interaktionspartner die einzelnen Prinzipien vor und nach der konkreten Aktivität immer wieder ganz bewusst einsetzen, mit dem Ziel, diese nach und nach zu verinnerlichen.

**Dialog im Mittelpunkt**

Die Förderung des ersten Schwerpunktes wird am einfachsten innerhalb von Aktivitäten realisiert, an denen zwei oder mehrere Personen teilnehmen. Dabei entstehen Dialoge, während denen die eben erwähnten Prinzipien leicht umgesetzt werden können.

**Umsetzung leicht gemacht**

**Ein bestmöglicher (quantitativ und qualitativ hochwertiger) Sprachinput zur Förderung des ersten Schwerpunktes gelingt:**

- durch das häufige Stellen von sogenannten **W-Fragen**: „Was isst du? Was malst du?“
- durch die Verwendung kurzer **Adverbien**: „**Jetzt** male ich ein Haus. **Später** esse ich die Banane. **Da** steht dein Auto.“
- durch das **direkte Ansprechen** des Kindes: „Schön! **Du** malst ein Haus. Und **du** baust einen Turm.“
- durch das **eigene „Mitmachen“** an einer Aktivität: „Du malst ein Haus. **Ich** male eine Schule.“

**Schwerpunkt 2 – subordinierte Nebensätze:** Ziel sind „untergeordnete" Nebensätze, in denen das Verb an Endposition steht. Innerhalb dieses Schwerpunktes werden die in Schwerpunkt 1 erwähnten Prinzipien optimal umgesetzt, indem der Interaktionspartner

**konkrete Umsetzung**

1. zuerst die Frage in den Mittelpunkt stellt, die dann zum Nebensatz führt: „Du trinkst aber viel! Warum? Klar! Weil du Durst hast."
2. Nebensätze des Kindes, in denen das Verb nicht an letzter Position steht, korrigiert: K: „Weil ich habe Durst." I: „Warum trinkst du viel? Weil du Durst hast?"
3. die Aussagen des Kindes erweitert: I: „Warum?" K: „Durst." I: „Weil du Durst hast. Und warum isst du so viel? Weil ..." K: „Hunger hab." I: „Weil du Hunger hast? Weil du viel Hunger hast!"
4. zuerst, wie unter Punkt 1 erläutert, die Frage in den Raum stellt, um dann die Nebensätze isoliert (also ohne Hauptsatz) zu formulieren. Die Produktion von Hauptsatz mit nachstehender Konjunktion (weil) und Nebensatz werden zu einem späteren Zeitpunkt zum Gegenstand der Förderung: „Ich trinke viel Wasser, weil ich Durst habe."
5. abwechselnd kurze Haupt- und kurze Nebensätze bildet. Dies ist innerhalb einer Handlung oder eines Gespräches praktisch automatisch der Fall: „Warum?" „Weil ich Hunger habe. Ich habe auch noch Durst.", im Gegensatz zu den eben erwähnten Reihensätzen, die auch in Bezug zum 2. Schwerpunkt keine sprachlichen Kontraste anbieten: „Weil Max Hunger hat. Weil Max Durst hat. Weil Max müde ist."
6. die Nebensätze bewusst langsamer (vom Sprechrhythmus her) ausspricht: „Weil / ich Durst / habe." Besonders nach der Konjunktion und vor dem Verb können kurze Pausen eingeschoben werden; die beiden wichtigen Komponenten des Nebensatzes – Konjunktion und Position des Verbs – werden dadurch hervorgehoben.
7. keine unnötigen und unnötig schwierigen Wörter gebraucht: „Weil ich heute *Vormittag* meine *Biomilch* getrunken habe." Besser: „Weil ich Milch trinke."

**Kausalsätze**

Kausalsätze (Warum? Weil ...) sind auch für kleine Kinder relativ leicht zu verstehen und können sowohl im Alltag als auch innerhalb von sprachfördernden Aktivitäten in hoher Frequenz umgesetzt werden. Besonders gut eignen sich Situationen, in denen Emotionen (Gemütszustände), sei es von Personen oder von Tieren, eine wichtige Rolle spielen: „Warum lachst du?", „Warum weint der Junge?", „Warum ist das Mädchen traurig?", „Warum ist Winnie Pooh wütend?" (*Kap. 5*).

**Schwerpunkt 3 – Kasus:** In einer ersten Phase steht ausschließlich die Akkusativmarkierung im Mittelpunkt der Therapie. Erst wenn das Kind diese korrekt vornimmt (über 90% korrekte Markierungen, *Kap. 3*), steht die Dativmarkierung im Blickpunkt, dies in der Regel während mehreren Wochen oder gar Monaten. Die erwähnten Prinzipien werden innerhalb der Kasusförderung optimal umgesetzt, indem der Interaktionspartner

**konkrete Umsetzung**

1. zuerst eine entsprechende Frage (Akkusativ: Was? Wen? Wohin?, Dativ: Wem? Wo?) stellt, die den Kontext unmissverständlich verdeutlicht und die dann zu der gewünschten Kasuskonstruktion führt: „Was siehst du? Was? Ein Haus. Wen siehst du? Wen? Den Fuchs. Wohin läufst du? Wohin? In den Garten." – Akkusativkontexte; „Wem gibst du den Ball? Wem? Dem Mädchen. Wo steht der Apfelbaum? Wo? Neben dem Haus." – Dativkontexte,
2. Konstruktionen, in denen der Kasus fehlerhaft markiert wurde, korrigiert: I: „Wohin?" K: „In Garten." (Oder: „In der Garten.") I: „Wohin? In den Garten!" – Akkusativkontext; I: „Wo?" K: „Neben Haus." (Oder: „Neben den Haus.") I: „Wo? Neben dem Haus? Richtig!" – Dativkontext,
3. die Aussagen des Kindes erweitert: I: „Was siehst du?" K: „Haus." I: „Ein Haus. Ein Haus siehst du, gut. Und was siehst du noch?" – Akkusativkontext,
4. zuerst, wie oben dargestellt, die entsprechende Frage formuliert, die dann kurze Satzteile (elliptische Äußerungen) als Antwort evozieren: „Wem?" „Dem Mädchen." – Dativkontext; in einer späteren Phase werden auch korrekte Kasusmarkierungen in ganzen Sätzen zum Förderziel: „Ich gebe dem Mädchen den Ball.",
5. die Personen oder Gegenstände, die im Mittelpunkt der Aktivität stehen, sowohl einfach nur benennt (Nominativkontext): „der Junge, das Mädchen, die Mutter, der Baum, das Haus", als auch über die entsprechende Frage im Akkusativ- oder Dativkontext evoziert: I: „Was malst du?" K: „Den Jungen." – Akkusativkontext; I: „Wem gibst du den Ball?" K: „Dem Mädchen." – Dativkontext,
6. die Akkusativ- (den Jungen) und Dativmarkierung (dem Jungen) betont ausspricht: „de*n* Jungen, de*m* Mädchen".
7. im Laufe der Aktivität schwierige und irreführende Wörter meidet: „Das *nagelneu gekleidete* Mädchen gibt dem *kleinen* Jungen den Ball."; Adjektive werden, wie bereits erwähnt, in einer ersten Phase im Dativkontext gemieden, weil sie aufgrund der Endung (dem klein*en* Jungen) eher auf einen Akkusativkontext hindeuten. Auch weibliche Nomen

sollten zu Beginn der Förderung nicht im Mittelpunkt stehen: „Wo?" „Unter der Tafel."

Diese allgemeinen, sprachübergreifenden Prinzipien haben zum Teil auch in der **Förderung phonologischer Fähigkeiten** ihre Gültigkeit:

**phonologischer Bereich**

Während einer sprachfördernden Aktivität, bspw. während des Betrachtens eines Bilderbuches, im Laufe eines Spiels oder einer alltäglichen Handlung (bspw. während des Essens) wird der zu lernende Laut (in diesem Fall der Laut „s") vom Interaktionspartner betont ausgesprochen: I: „Willst du noch ein Stück Kä*s*e? Gibst du mir das *S*alz?"

Fehlerhafte Äußerungen des Kindes werden korrigiert und die Aussagen erweitert, Techniken einer ganz „natürlichen Sprachförderung": K: „Ich will noch ein Stück Kä*sch*e." I: „Du willst noch Kä*s*e? Ich nehme auch noch ein Stück Kä*s*e." Gelegentlich werden die fehlerhaften Bildungen des Kindes vom Interaktionspartner wiederholt und dann sofort korrigiert: I: „Kä*sch*e, nein, Kä*s*e willst du noch." Dadurch wird die Aufmerksamkeit des Kindes auf die korrekte Bildung gelenkt. Als Interaktionspartner kann man auch „laut" über die korrekte Realisation nachdenken, bzw. das Kind durch entsprechende Fragen zum Nachdenken bewegen: „Kä*sch*e oder Kä*s*e? Wie muss man eigentlich sagen?" Oder: „Was klingt besser? Kä*sch*e oder Kä*s*e?" Oder auch: „Worauf müssen wir bei „Kä*s*e" achten?"

In der **Förderung semantischer Fähigkeiten** sieht die Umsetzung der erwähnten Prinzipien wie folgt aus:

**semantischer Bereich**

Die Wörter, die das Kind lernen soll (im unteren Beispiel das Wort „Brötchen"), werden vom Interaktionspartner häufig verwendet: I: „Gibst du mir noch ein Brötchen? Ich mag morgens Brötchen essen. Am liebsten habe ich Brötchen mit Marmelade."

Die Handlung selbst (innerhalb einer sprachfördernden Aktivität oder einer Alltagssituation) wird so geplant, dass das Kind praktisch „gezwungen" ist, die zu lernenden Wörter selbst zu gebrauchen. Zum Beispiel stehen die Brötchen nicht in Reichweite des Kindes. K: „Papi, gibst du mir noch ein Brötchen?" Oder das Kind äußert sich nur knapp und bündig: „Brötchen!"

Solche Aussagen werden erneut vom Interaktionspartner aufgegriffen, wodurch die Frequenz (und dadurch die Quantität des Inputs) gesteigert wird: I: „Du willst noch ein Brötchen. Brötchen sind lecker! Ich mag auch morgens Brötchen essen."

**keine sprachlichen Drills**

Eine solche Sprachförderung steht im Gegensatz zu „funktionalen Patterndrills", die bei jüngeren Kindern wenig sprachfördernd sind und bei älteren Kindern, wie bereits erwähnt, zum Einschleifen bestimmter Muster ihre Berechtigung haben können.

„Kleinkinder benötigen interessierte, interessante und sensible Gesprächspartner, keinen Drill, keine identischen Wiederholungen, Korrekturen oder Aufforderungen, in ganzen Sätzen zu sprechen" (Tracy 2008, 9).

## 4.6 Sprachliche Aktivitäten

Eine gute Sprachförderung, genau wie eine effektive Sprachtherapie, ist praktisch immer und überall möglich, sogar auf dem Fußballfeld oder auf der Fastnachtsparty, vorausgesetzt, dass man über eine robuste und tragfähige Stimme verfügt. Die Stimme ist für die Sprachförderung das wichtigste Arbeitsinstrument.

**Alltagssituationen ausnutzen**: Während des Essens, des Anziehens, des Malens oder Bastelns, im Auto auf dem Weg zur Schule oder zur Turnhalle, während des Sonntagsspaziergangs oder der Diskussion im Anschluss an eine Fernsehsendung – die bereits erwähnten Prinzipien einer guten Sprachförderung sind praktisch immer umsetzbar. Eltern und Betreuer sollten viel in kurzen, kontrastreichen und einfachen Sätzen, in denen wichtige Endungen betont ausgesprochen werden, mit dem Kind sprechen.

Die Art und Weise mit dem Kind zu kommunizieren wird in einer ersten Phase bewusst reflektiert. Danach werden die erwähnten Prinzipien nach und nach gezielt umgesetzt. Zum guten Interaktionspartner schafft man es als Eltern oder Lehrpersonal innerhalb von wenigen Tagen!

**Bilderbücher:** Die eben erwähnte tägliche Förderung während sogenannten Alltagssituationen kann, wie bereits angemerkt, zusätzlich durch besonders sprachfördernde Aktivitäten ergänzt werden. An erster Stelle und beispielhaft für andere Aktivitäten wären Bilderbücher zu nennen.

Im anschließenden *5. Kapitel*, in dem eine systematische Sprachtherapie mehrsprachiger Kinder aufgezeigt wird, nehmen Bilderbücher eine zentrale Rolle ein. Während des Erzählens einer Geschichte stehen die gemeinsam mit dem Sprachtherapeuten definierten sprachlichen Zielstrukturen im Mittelpunkt.

Im Onlinematerial werden Bilderbücher aufgelistet, die sich besonders für die Sprachförderung (und Sprachtherapie) eignen, geordnet nach sprachlichem Schwerpunkt.

In einer ersten Phase wird dem Kind das Buch erzählt. Es wird darauf geachtet, dass in bestimmten Szenen des Buches, die im Voraus bestimmt werden, die Zielstrukturen prägnant im Mittelpunkt stehen, indem den in *Kapitel 4.5* erwähnten Prinzipien Rechnung getragen wird.

**Schwerpunkt 1**

Ein Beispiel zum 1. Schwerpunkt (wird auch in *Kap. 5* aufgegriffen): „Ich bin der Stärkste im ganzen Land!“ (von M. Ramos).

Während seines täglichen Spaziergangs durch den Wald begegnet der Wolf den unterschiedlichsten Kreaturen. Der Wolf will sich jeweils bei diesen vergewissern, dass er der Stärkste ist:

Wolf: „Wer hat viele Muskeln?“
Eine „Kreatur“: „Lieber Wolf, du hast viele Muskeln!“
Wolf (ganz eingebildet): „Stimmt! Ich habe viele Muskeln!“
Singend stolziert der Wolf weiter: „Ich habe viele Muskeln. Viele Muskeln habe i-ich!“

Für die Sprachförderung besonders geeignet sind Bücher, in denen sich eine Situation, wie die eben geschilderte, und dadurch der besonders prägnante Dialog (der aus einigen wenigen Sätzen bestehen kann) mehrmals wiederholt, sodass die Zielstrukturen gehäuft im Fokus stehen. Im Buch von Mario Ramos begegnet der Wolf sieben verschiedenen Kreaturen, zuletzt dem kleinen Quabbel Wabbel, welches aus gutem Grunde keine Angst vor dem Wolf hat.

**Schwerpunkt 2**

Ein Beispiel zum 2. Schwerpunkt: „Herr Eichhorn und der erste Schnee“ (von S. Meschenmoser, *Kap. 5*). Das Eichhörnchen, der Igel und der Bär warten ungeduldig auf die erste Schneeflocke. Mehrmals glauben sie, die Schneeflocke gefunden zu haben. Sie wissen allerdings, dass eine Schneeflocke durch vier Merkmale gekennzeichnet ist. Sie muss weiß, nass, kalt und weich sein. Der Igel findet z. B. eine leere, weiße Dose.

Bär: „Das ist eine Schneeflocke?“
Igel: „Ja!“
Bär: „Warum?“
Igel: „Weil sie weiß ist. Weil sie nass ist. Weil sie kalt ist.“
Bär: „Nein, es ist keine Schneeflocke! Weil sie nicht weich ist!“

Auch diese Situation wiederholt sich mehrmals, bis die erste Schneeflocke zuletzt wirklich vom Himmel fällt.

**Schwerpunkt 3**

Ein Beispiel zum 3. Schwerpunkt:

„Grüffelo“ (von A. Scheffler und J. Donaldson, ***Kap. 5***). Die kleine Maus trifft sich mit dem furchterregenden Grüffelo: Fuchs, Eule und Schlange machen sich schnellstmöglich aus dem Staub.
Akkusativförderung: „Wohin läuft der Fuchs? Wohin?“ „Hinter den Baum.“
Dativförderung: „Wo trifft die Maus den Grüffelo? Wo?“ „Neben dem Stein.“

Die Maus, bzw. in einer 2. Phase erneut die Maus gemeinsam mit Grüffelo, treffen jeweils nacheinander die drei erwähnten Tiere, sodass auch in diesem Buch ein ähnlicher Dialog mehrmals umgesetzt werden kann.

**dialogisches Erzählen**

Die Zielstrukturen werden beim mehrmaligen Betrachten der Geschichte nach und nach evoziert. Dem Kind werden entsprechend den obigen Erläuterungen Fragen gestellt (je nach sprachlichem Schwerpunkt). Zudem übernimmt es die Rolle der einen oder anderen Figur. Neben dem Input steht progressiv die Produktion der Zielstrukturen im Mittelpunkt.

## 4.7 Förderung der phonologischen Fähigkeiten

Die frühe Förderung der phonologischen Bewusstheit wirkt sich nicht nur positiv auf den späteren Schriftspracherwerb aus, sondern unterstützt bereits in einem frühen Alter den Erwerb grammatischer Fähigkeiten. Die Markierung der Verben (ich geh*e*, du geh*st*, er geh*t*) und Artikel (auf de*n* Tisch, auf de*m* Tisch) wird leichter wahrgenommen, wenn die Kinder fähig sind, einzelne Laute bewusst zu erkennen und ähnlich klingende Laute zu unterscheiden. Die 2. Person Einzahl erkennt man v. a. am Zischlaut „s“, welcher in der Verbalflexion nur im Zusammenhang mit der 2. Person

Einzahl auftaucht (du mal*st*), die 3. Person Einzahl wird in der Regel anhand des Plosivs „t" markiert (er mal*t*); die Unterscheidung von Akkusativ und Dativ durch die beiden Nasale „n" und „m" vorgenommen (unter de*n* Tisch, unter de*m* Tisch), deren Differenzierung „präzises Hören" (als Basisfähigkeit) erfordert.

**6 Laute im Mittelpunkt**

Die Förderung der phonologischen Bewusstheit, wie im weiteren Verlauf beschrieben, sollte sich im frühen Alter und bezogen auf die deutsche Sprache v. a. auf die in *Tab. 1* dargestellten 6 Laute fokussieren, wobei das Ziel darin besteht, die Laute in einzelnen Wörtern zu erkennen (zu identifizieren: im Wort „Kä*s*e" kann die summende Biene, demnach ein stimmhaftes „s" gehört werden) und zu unterscheiden (zu differenzieren: Rei*s* mag die zischende Schlange (s-s-s), Fleisch das Ski fahrende schwarze Schaf (schsch – schsch) essen).

In der Publikation „Gezielte Förderung lautsprachlicher Kompetenzen" (Schmidt 2012) wird der Erwerb phonologischer Fähigkeiten anhand der 6 Laute s / sch, m / n und k / t anschaulich, detailliert und praxisbezogen beschrieben.

**Tab. 1:** Basislaute zur Förderung der phonologischen Bewusstheit

| | | |
|---|---|---|
| Frikative | s | sch |
| Nasale | m | n |
| Plosive | t | k |

Aufgrund von Interferenzen mit der Erstsprache des Kindes sollte die Förderung phonologischer Fähigkeiten zusätzlich weitere Laute einbeziehen. In der Sprachtherapie (*Kap. 5*) stehen deshalb neben den eben erwähnten 6 Lauten, die eine sinnvolle Basis der Förderung phonologischer Fähigkeiten darstellen, je nach Sprachenkonstellation weitere Laute im Fokus.

**Förderung in L1 oder L2**

Der Erwerb grammatischer Fähigkeiten sollte schlussfolgernd prinzipiell durch die Förderung phonologischer Fähigkeiten unterstützt werden, dies nicht nur bei mehrsprachigen Kindern oder bei Kindern mit SSES bzw. undeutlicher Aussprache. Eigentlich ist es wenig relevant, ob phonologische Fähigkeiten in der Erst- oder Zweitsprache gefördert werden, bspw. ist die Fähigkeit zur Identifikation von Lauten nicht an eine Sprache gebunden. Die Eltern können demnach die verschiedenen Aktivitäten oder Spiele auch in der Erstsprache des Kindes durchführen.

Die Förderung phonologischer Fähigkeiten ist in der heutigen, durch die Vielfalt an „visuellen Medien“, visuell orientierten Gesellschaft umso wichtiger: Fernseher, Spielkonsole, Smartphone, PC. Die „Schulung“ des auditiven Kanals spielt deshalb im Erwerb lautsprachlicher Kompetenzen eine entscheidende Rolle. 3-jährige Kinder sollten Geräuschdetektiv spielen (Förderung auf „Geräuschebene“), um dann etwas später einzelne Wörter einer Geschichte („Wortebene“) und einzelne Laute eines Wortes („Lautebene“) zu erkennen.

Das präzise und bewusste Hinhören erleichtert mehrsprachigen Kindern zudem das sogenannte Einhören in die neue Sprache. Diese „Einhörphase“, demnach die Phase des Gewöhnens an neue lautsprachliche Gebilde, an die Melodie und den Rhythmus der neuen Sprache, kann mehrere Wochen oder gar Monate dauern. Erst dann ist das Kind in der Lage Wörter schneller zu verstehen, zu speichern und zu gebrauchen.

Einige Spiele zur Schulung der auditiven Wahrnehmung:

### Geräuschebene:

**Spiele mit Instrumenten**

- **Geräusche erkennen**: Musikinstrumente oder sonstige Geräusch erzeugende Gegenstände werden jeweils doppelt zusammengetragen: Rasseln, Trommeln und Holzstäbe oder Löffel, Kochtopfdeckel und Baukasten. In einer ersten Phase werden „Instrumente“ ausgewählt, die ganz unterschiedliche, in einer zweiten Phase solche, die ähnliche Geräusche produzieren, sodass die Unterscheidung schwieriger wird. Hinter einem gekippten Tisch versteckt sich ein Spielpartner mit einem Set an Musikinstrumenten. Er spielt das „Echo“ des Partners, indem er zuerst „nur“ das richtige Instrument finden, und somit dasselbe Geräusch nachahmen muss. Anschließend sollte er auch auf die Dauer und Lautstärke des Geräusches achten. Nehmen mehrere Kinder an der Aktivität teil, verstecken sie sich hinter mehreren Tischen und bilden eine Musikkapelle, die möglichst „korrekt“ klingen sollte (identische Musikinstrumente auswählen und in derselben Lautstärke einsetzen).

**Vielfalt an Spielformaten**

- **Geräusche imitieren**: Auf Kärtchen sind unterschiedliche Gegenstände oder Tiere abgebildet, die ein bestimmtes Geräusch evozieren: bspw. eine Säge, eine Lokomotive, ein Rennwagen, eine Biene, ein Hund und ein Schaf. Indem ein Spielpartner ein Geräusch vormacht, versucht ein anderer das entsprechende Kärtchen zu identifizieren. Nehmen mehrere Kinder am Spiel teil, so werden die Kärtchen „gesammelt“, indem möglichst schnell auf das entsprechende Kärtchen „geschlagen“ wird, mit der flachen Hand oder mit Hilfe von Fliegenklatschen. Sind alle Kärtchen doppelt vorhanden, kann man ganz unterschiedliche Spielformate umsetzen: Memory gegen den „bösen“ Drachen, Plüschtier-Memory, Parallelanordnung, (einfaches) Bingo, Matrix-Bingo, Drachenspiel, usw.

Die verschiedenen Spielformate sind, wie bereits erwähnt, im Onlinematerial anschaulich beschrieben.

**Memory gegen den „bösen“ Drachen** (→ *Abb. 1*)

In der Mitte des Tisches werden die Kärtchen, ähnlich wie beim traditionellen Memory, ausgelegt. Entlang der Kärtchen befindet sich der Weg (bspw. mit Blankokarten gelegt) des bösen Drachen, der zu einem hohen Turm führt. Gelingt es dem bösen Drachen schneller am Turm zu sein und diesen dann umzustoßen, oder gelingt es den Kindern alle Kärtchen des Memorys vorher „abzuräumen“? Nach jedem Umdrehen eines Bildes, welches den Spielpartnern nicht gezeigt werden darf, wird das entsprechende Geräusch imitiert (in diesem Fall die Geräusche von Tieren). Passen zwei Bilder nicht zusammen, so darf der Drache ein Feld vorrücken.

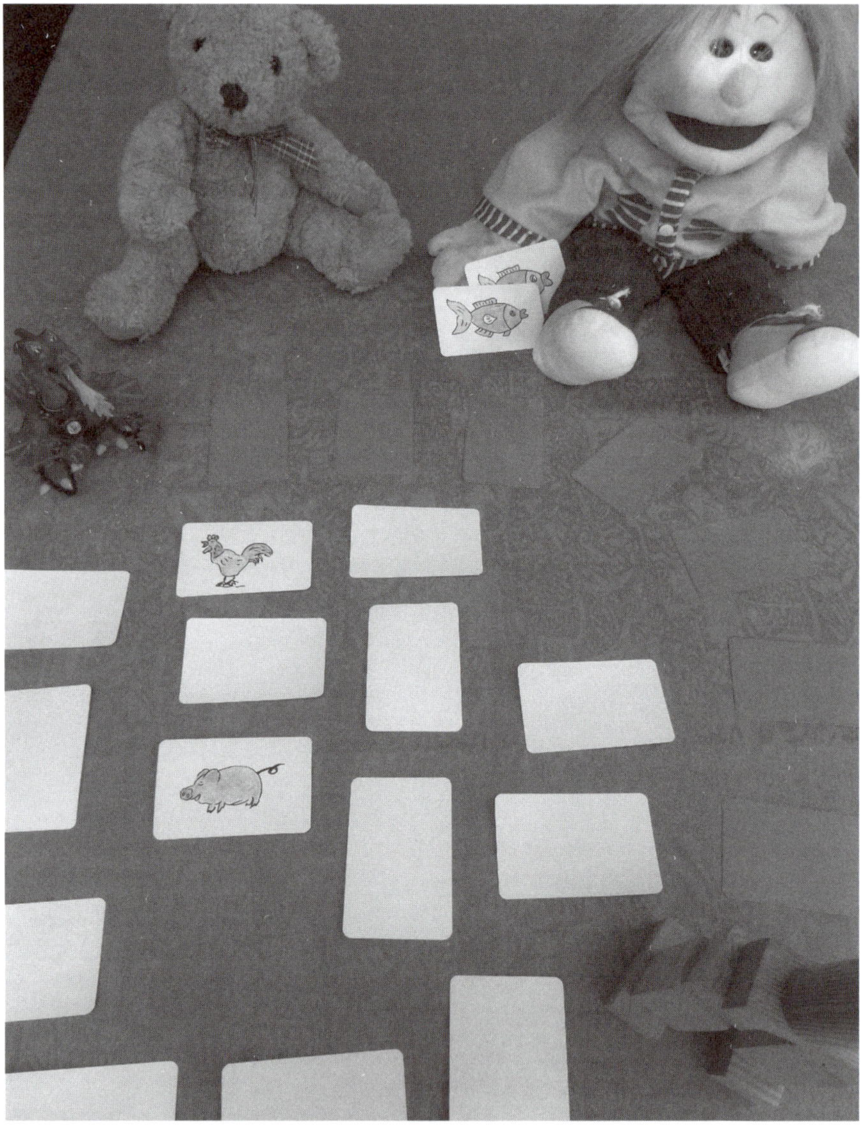

**Abb. 1:** Memory gegen den „bösen" Drachen

**Mitmachgeschichten**

**Wortebene:** Mitmachgeschichte: Dem Kind wird eine Geschichte erzählt oder vorgelesen. Taucht ein bestimmtes Wort auf und wird dieses vom Kind erkannt, so darf es eine vorher bestimmte Handlung durchführen: um den Stuhl hüpfen, vom Stuhl springen, beide Arme in die Höhe strecken. Während sich das Kind in einer ersten Phase auf ein einziges Wort konzentrieren muss, welches als weitere Hilfe zusätzlich in Form einer Spielfigur auf dem Tisch „steht“, so stehen nach einigem Üben mehrere Wörter im Fokus, auf die das Kind gleichzeitig seine Aufmerksamkeit lenken muss.

**Laute fassbar machen**

**Lautebene:** Die gezielte Förderung der phonologischen Bewusstheit im Bereich Lautanalyse basiert prinzipiell auf den oben erwähnten Frikativen (Zischlauten) „s“ uns „sch“, den beiden Nasalen „m“ und „n“ und den Plosiven „t“ und „k“. In einer *ersten Phase* werden die neuen Laute „greifbar“ und dadurch besser „hörbar“ gemacht. Plüschtiere sind dazu besonders geeignet:

**Plüschtiere einsetzen**

- Die Biene Summi (***Sss***ummi) summt durch das ganze Zimmer und fliegt von einer Blume zur nächsten, um Nektar zu sammeln: **sssss** (stimmhaftes „s“).
- Die zischende Schlange Max („Mak***sss***“), Summis bester Freund, zischt in der Wiese: **s-s-s** (stimmloses „s“).
- Das ***sch***warze ***Sch***af ***Sch***äwi fährt elegant mit seinen Skiern um die Kurven durch den weißen Schnee: **sch** – **sch.**
- Die hungrige Katze ***M***ika ist sehr wählerisch beim Aussuchen ihrer Lebensmittel: „***Mmm***, ***Mmm***ilch und ***Mmm***armelade mag ich!“
- Gut aufpassen muss man, um **N**uno (***Nnn***uno), dem Hund (Mikas bestem Freund), die richtigen Lieblingsspeisen zu geben und diese nicht mit Mikas Lebensmitteln zu verwechseln, da er ansonsten auch ab und zu ausflippen kann: „Die **Nnn**udeln bekomme ich!“
- Der Specht „***K***lopfi“ klopft mit seinem langen Schnabel gegen den Baum: k-k-k.
- Das Lama „***T***om“ hat eine Lieblingsbeschäftigung: kleine Papierknöllchen durch ein Tor „spucken“, dies aus unterschiedlichen Entfernungen: t – t – t (→ ***Abb. 2***).

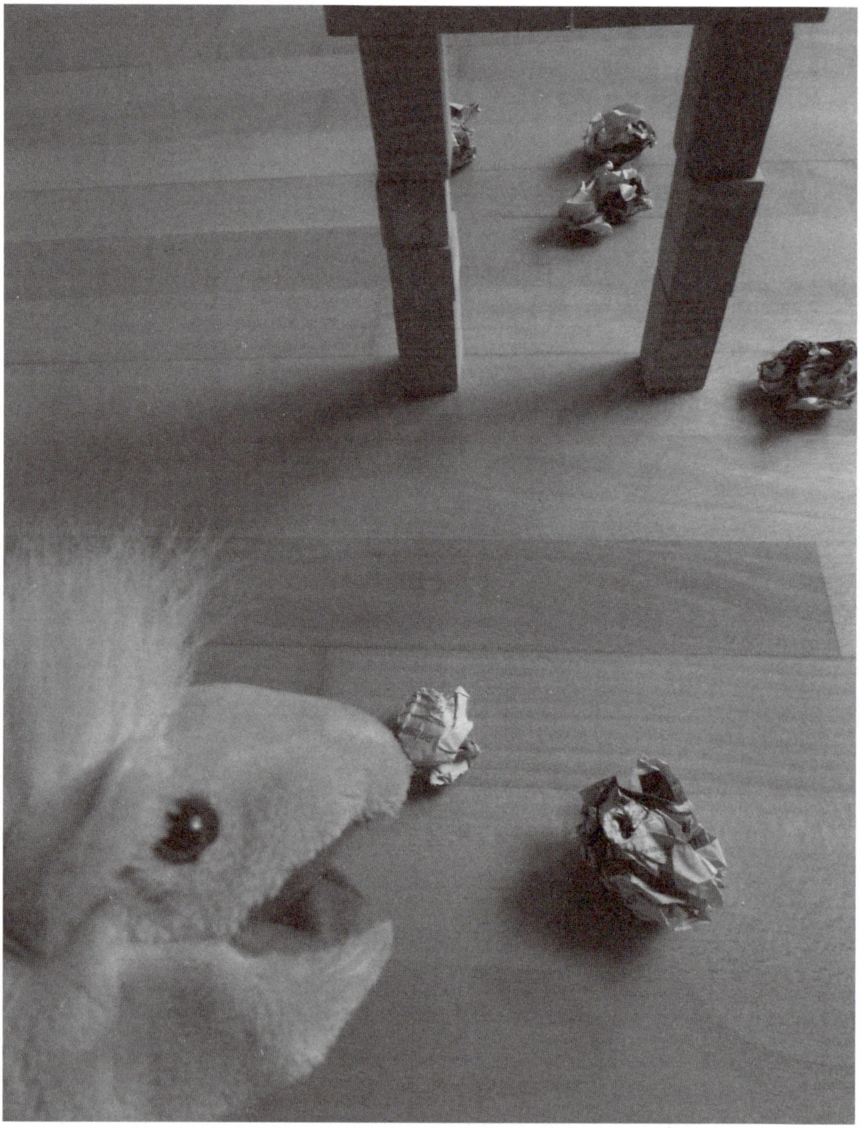

**Abb. 2:** Das Lama Tom „spuckt" Papierknöllchen ins Tor: t-t-t

In einer *zweiten Phase* werden die Laute in Wörtern erkannt:

**Laute erkennen**

Am einfachsten ist es für das Kind, wenn die Wörter vom Interaktionspartner langsam vorgesprochen werden, und besonders dann, wenn die Mundbewegungen gut sichtbar und die Laute dadurch auch visuell erkannt werden können (das „sch" wird mit vorgestülpten, das „s" mit gespreizten Lippen artikuliert). Später werden die Bilder benannt, wenn das Kind gerade nicht auf den Mund schaut und zuletzt werden die Wörter vom Kind selbst artikuliert (die Eigenwahrnehmung ist bedeutend schwieriger als die Fremdwahrnehmung), dies in unterschiedlichen Spielformaten. Beispielsweise werden verschiedene Gegenstände aus einem Stoffbeutel genommen. Das Kind darf diejenigen, die den bestimmten Laut enthalten, zu sich nehmen oder dem entsprechenden Plüschtier schenken.

Parallelhandlung (siehe Onlinematerial): Zwei Teilnehmer (bzw. mehrere Einzelspieler oder Gruppen an Mitspielern) haben jeweils dieselben Plüschtiere (oder entsprechende Abbildungen davon) vor sich auf dem Tisch liegen. Summis Freunde (alle Plüschtiere, in deren Name sich ein „s" versteckt) müssen ausgewählt werden. Zum Schluss werden die ausgewählten Tiere untereinander verglichen.

**Laute unterscheiden**

In einer *dritten Phase* werden die Laute eines Lautpaares (s / sch, m / n oder k / t) unterschieden. Die Plüschtiere, in deren Name sich bspw. ein „k" oder ein „t" versteckt, besuchen ihre Kollegen: der *T*iger und die Ra*tt*e besuchen das spuckende Lama Tom, das *K*amel und die *K*uh den klopfenden Specht Klopfi.

## 4.8 Förderung der semantischen Fähigkeiten

**zentrale Rolle des Verbs**

Unter den verschiedenen Wortarten, aus denen sich der Wortschatz zusammensetzt (bspw. Nomen, Verben, Adjektive, Adverbien), nimmt das Verb eine zentrale Rolle ein: Das Verb stellt den Mittelpunkt des Satzes dar. Die Anzahl der Verben, über die ein Kind verfügt, und die sprachliche Entwicklung korrelieren stark. Deshalb sollten Kinder bereits früh über eine größere Auswahl an Verben verfügen und die Verben im Mittelpunkt der sprachlichen Förderung stehen.

**semantische Felder**

Innerhalb der gezielten Förderung semantischer Fähigkeiten steht jeweils ein bestimmtes semantisches Feld im Vordergrund. Beispielsweise kann das Wortfeld „essen" gezielt innerhalb von sprachfördernden Aktivitäten im Mittelpunkt stehen: Bücher zum Thema „essen" werden betrachtet, kleine Rollenspiele mit den Lieblingsplüschtieren durchgeführt, Sprachspiele anhand der konkreten Lebensmittel oder anhand von Bildern realisiert. Parallel dazu werden dieselben Wörter auch während des gemeinsamen Essens gehäuft verwendet bzw. durch Fragen evoziert: „Was willst du essen? Was magst du am liebsten? Weißt du noch, wie das heißt? Ich esse am liebsten ein Brötchen."

**L2 einbeziehen**

Wie bereits dargestellt, kann auch im Elternhaus die Zweitsprache in die Sprachförderung einbezogen werden. Das Kind ist stolz, dass es bereits einige Wörter kennt und will den Eltern dies zeigen. Sind die Deutschkenntnisse der Eltern gering, so können sie beim Kind nachfragen, ob es dieses oder jenes Wort bereits kennt. Das Interesse der Eltern an der neuen Sprache motiviert das Kind zusätzlich, diese zu lernen.

**„Freunde" und „Feinde"**

Zwischen zwei Sprachen gibt es sogenannte semantische „Freunde" und „Feinde" (oder „falschen Freunde"). Als „Freunde" werden Wörter bezeichnet, die sich in beiden Sprachen lautlich sehr ähnlich sind und zudem die gleiche Bedeutung haben: die Banane, la banane (frz.). „Feinde" sind Wörter, die zwar auch ähnliche Lautstrukturen aufweisen, allerdings Unterschiedliches bedeuten: der Rock, la robe (frz.: das Kleid; der Rock = la jupe). „Freunde" werden in der Zweitsprache sehr schnell gelernt, „Feinde" führen zu Interferenzfehler. Sie stehen – ähnlich wie im grammatischen Bereich – besonders im Blickpunkt.

**Oberbegriffe**

Neben solch cross-linguistischen Verknüpfungen unterstützt auch die Strukturierung des Wortschatzes anhand von Oberbegriffen in beiden Sprachen den Wortschatzerwerb: Milch, Wasser und Kaffee kann man trinken, Brötchen, Kartoffeln und Bohnen werden gegessen.

**Wortkomposita**

Typisch für die deutsche Sprache sind Wortkomposita. Aus Brötchen und Vollkorn entsteht das Vollkornbrötchen, aus Milch und Schokolade die Schokoladenmilch. Auch die Entstehung neuer Verben durch Präfixe ist nicht in allen Sprachen möglich: ziehen, anziehen, ausziehen; malen, bemalen, ausmalen. Diese Fähigkeit der deutschen Sprache, neue Wörter zu bilden, sollte regelmäßig (anhand von Bildmaterial) gefördert werden.

**Genuszuweisung**

Wie in *Kapitel 2.2* beschrieben, ist die Zuweisung des grammatischen Geschlechts im Deutschen oft sehr schwierig, weil die Lautstruktur der Nomen – anders als in anderen Sprachen – oft keine Hinweise gibt: *die* Nase und *die* Vase, aber *der* Hase; *der* Schrank und *der* Tank, aber *die* Bank. Zur semantischen Förderung gehört folglich besonders im Deutschen immer das Speichern des Artikels hinzu. „Was steht schon auf dem Tisch?" „Die Milch, der Kaffee, die Marmelade und das Brot."

## 4.9 Förderung der grammatischen Fähigkeiten

### Zusammenfassung

Die Förderung grammatischer Fähigkeiten wurde detailliert in den vorigen Kapiteln beschrieben:

- Strukturorientierte Förderung nach den 3 Schwerpunkten (SVK und V2, Nebensätze und Kasus).
- Förderung in alltäglichen Situationen und in besonders sprachfördernden Aktivitäten.
- Input gezielt nach den Merkmalen kurz, kontrastiv, betont und einfach gestalten.
- Modellierungstechniken einsetzen: Zielstrukturen als Interaktionspartner gehäuft gebrauchen, Aussagen des Kindes aufgreifen, wenn nötig korrigieren und erweitern.

Einige Formate, die im anschließenden *5. Kapitel* aufgegriffen werden, eignen sich besonders gut, um die Sprache insgesamt und den Erwerb grammatischer Fähigkeiten im Besonderen zu fördern:

**Formate**

- Bilderbücher (Onlinematerial)
- Geschichte als Rollenspiel umsetzen (neben „freien", spontanen Rollenspielen)
- eigenes Büchlein basteln: auf Basis einer Geschichte werden die zentralen Handlungen aufgezeichnet und anschließend als Basis von sprachfördernden Aktivitäten verwendet
- Sprachspiele, die in der Regel selbst zusammengestellt werden (Kärtchen malen, Spielsteine auswählen, Spielfelder bestimmen): Bingo, Memory gegen den „bösen" Drachen, Parallelspiele und viele mehr (Onlinematerial)

# 5 Sprachtherapie

## 5.1 Phonologische Therapie

Die Phoneminventare der deutschen, französischen, portugiesischen, russischen, polnischen und türkischen Sprache, inklusive einer kontrastiven Analyse derselben, wurden im *2. Kapitel* beschrieben. Im Mittelpunkt der allgemeinen Förderung der phonologischen Bewusstheit, Gegenstand des *4. Kapitels*, stehen die 3 Lautpaare s / sch, m / n und k / t. Mehrsprachige Kinder können im Erwerb des Deutschen als L2 aufgrund von Unterschieden mit ihrer Erstsprache insbesondere im Bereich folgender Laute Schwierigkeiten aufweisen:

**cross-linguistische Betrachtung**

- Französisch und Portugiesisch sprechende Kinder (***Kap. 2.3***): Hauchlaut [h], Frikative [ç] und [x], Umlaute [œ] und [y]
- Russisch und Polnisch sprechende Kinder (***Kap. 2.4***): Berücksichtigung der Vokallänge, Hauchlaut [h], Umlaute [œ] und [y], Diphthonge; zudem: Frikativ [ç] (Russisch sprechende Kinder), stummes „e" [ə] und vokalisiertes „r" [ɐ] (Polnisch sprechende Kinder)
- Türkisch sprechende Kinder (***Kap. 2.5***): Frikative [ç], [x] und [ʁ] und Diphthonge

Im Mittelpunkt der „kontrastoptimierten" Therapie stehen somit nicht nur die 6 „Basislaute", sondern auch – je nach Erstsprache der Kinder – neue, „gewöhnungsbedürftige" Laute aufgrund von cross-linguistischen Unterschieden zwischen L1 und L2. Ein paar Beispiele an „Sensibilisierungs-", „Identifizierungs-" und „Differenzierungsübungen", die sich auf einige der erwähnten Laute beziehen:

**Sensibilisierung–Identifizierung**

- [h]: Der Hauchlaut wird durch das „gedehnte Hauchen" in die offene Hand wahrgenommen: „Der ***Hhh***ase ***hhh***aucht in seine ***Hhh***ände (oder: ***hhh***ellen Pfoten), weil ihm kalt ist." Zum Hasen (als „Symbolfigur" des gehauchten „h") auf die schneebedeckte Insel dürfen alle Tiere, die (aufgrund des Anfangslautes) auch in ihre Hände (Pfoten) hauchen können:

der Hund, der Hamster, der Hahn, das Huhn, die Henne, der Hirsch, der Hai.

- [ʁ]: Das velare „r“ wird durch Motorengeräusche verdeutlicht. Über den Spielteppich rasen Motorräder und Rennautos, rattern Traktoren und Oldtimer. Als Piloten sind nur folgende Plüschtiere zugelassen: der Rabe, das Reh, das Rentier, die Robbe, die Ratte und die Raupe.

- [ç]: Chhht, sei ruhig, der böse Riese schläft! Im Mittelpunkt des Buches von Grindley und Utton („Chhht!“) steht der „Ich-Laut“ [ç]: Der Betrachter des Buches schleicht durch das Schloss des Riesen, darf dabei nicht bemerkt werden: Chhht! Anschließendes Spiel: In einem Reifen neben dem Stuhl liegen Gegenstände, die ein [ç] enthalten: ein Becher, ein Rechen, ein Fächer, ein Licht, ein Gedicht, eine Kirche. Auf dem Stuhl schläft der böse Riese (dessen Rolle wird von einem Kind oder vom Erwachsenen übernommen). Chhht, ein Spielpartner versucht einen Gegenstand aus dem Reifen zu entfernen, ohne dass der Riese aufwacht und mit dem Finger in seine Richtung zeigt.

- Umlaute (ö, ü, ä): Gesammelt werden beliebige Gegenstände mit den Lauten „a“, „o“ und „u“, die dann „komisch“ ausgesprochen werden. „Rörö“, der Elefant, „Rärä“, die Schlange und „Rürü“, die Giraffe (oder sonstige Plüschtiere) übertreffen sich im (witzigen) Benennen der Gegenstände. „Ich sehe eine Bänäne, die siehst du nicht!“ „Dort ist eine Banane! Ich sehe einen Küchen.“ „Da liegt der Kuchen! Und ich sehe Hönig.“ Umgedreht können auch Gegenstände, die einen der 3 Umlaute enthalten, „komisch“ ausgesprochen werden: „Ich sehe einen Kase, eine Mohre und Musli.“

Die Sensibilisierung auf einen Laut wird anhand einer Symbolfigur, in der Regel in Form eines Plüschtieres, welches auf „seiner“ Insel wohnt, vorgenommen. Die Insel wird durch einen kleinen Tisch dargestellt. Zur Differenzierung werden demnach 2 Inseln (2 Tische) verwendet. In der bereits erwähnten Publikation „Gezielte Förderung lautsprachlicher Kompetenzen“ (Schmidt 2012) wird der Einsatz dieser Inseln anhand der 6 „Basislaute“ konkret aufgezeigt.

## Zur weiteren Differenzierung der „schwierigen“ Laute:

**Differenzierung**

- Welche Tiernamen enthalten wirklich diese witzigen Laute „ä“, „ö“ und „ü“? Hase, Bär, Käfer, Ameise, Vogel, Löwe, Orang-Utan, Schildkröte, Eichhörnchen, Möwe, Gorilla, Kröte, Uhu, Mücke, Büffel. Vergleichbar dazu kann auch die Differenzierung zwischen [o] und [u] vorgenommen werden. Mit der Fliegenklatsche darf nur auf einen Gegenstand „geschlagen“ werden, wenn dieser richtig vom Interaktionspartner ausgesprochen wird: Hose, Mond, Sunne (Sonne), Wulke (Wolke), Sonne, Boch (Buch), ... Dabei sollten auch Minimalpaare verwendet werden, wie bspw. Mond / Mund oder kochen / Kuchen.

- Die Differenzierung lang / kurz wird in einer ersten Phase mit Instrumenten vorgenommen, bspw. durch das kurze oder längere „Gleiten“ eines Holzstabes über eine beliebige Oberfläche. Als mögliches Format bieten sich Parallelhandlungen an: Ein Kind oder mehrere Kinder sitzen mit identischen Instrumenten hinter einer „visuellen Abtrennung“ (z. B. einem Schrank) und imitieren die Vorgaben („Echo“ spielen).

In einer zweiten Phase werden anstelle von Geräuschen Vokale (im Folgenden beispielhaft der Vokal „a“) nach ihrer Länge differenziert: Ein langer Vokal wird durch ein großes Plüschtier oder Bild dargestellt, ein kurzer Vokal durch ein kleines: z. B. eine riesige *A*meise und ein kleiner *A*ffe. Tiere mit einem lang gezogenen „a“ sind die besten Freunde der Ameise (Adler, Wal, Schaf, Rabe, Nashorn) und wohnen auf derer Insel. Tiere mit einem kurzen „a“ sind die besten Freunde des Affen (Katze, Kamel, Kaninchen, Schlange, Giraffe, Dachs, Marder, Ratte) und wohnen somit auf der Insel des Affen. Taucht ein neues Tier auf, schreien die Tiere der Ameiseninsel: „Aaa, ein Waaal! Du kommst zu uns.“ Gehört das Tier auf die Affeninsel: „A (offenes „a“), der Dachs gehört zu uns.“ Auf zwei Kärtchen, die auf die beiden Inseln gelegt werden, wird einerseits ein riesiges, andererseits ein winziges „A“ geschrieben.

Anschließend wird überlegt, auf welcher Insel bestimmte Handlungen durchgeführt werden:

Welche Tiere f**ah**ren F**ah**rr**a**d? Welche Tiere **a**ngeln eine L**a**mpe?
Die großen Tiere f**ah**ren mit dem F**ah**rr**a**d, r**a**sen mit der Eisenb**ah**n und schl**a**fen im Gr**a**s. Die kleinen Tiere f**a**ngen den D**a**chs, **a**ngeln eine L**a**mpe, und r**a**sten auf dem **A**st.

In einer Wiederholungsphase werden die Handlungen pantomimisch dargestellt und erraten: Auf welcher Insel wird diese Handlung durchgeführt? Warum?

## 5.2 Semantische Therapie

Mit 3 Jahren umfasst der aktive Wortschatz etwa 1.000, mit 6 Jahren etwa 5.000 Wörter. Während dieser Zeit werden tagtäglich 3 bis 4 neue Wörter gelernt. Bei Kindern, die mehrsprachig aufwachsen, ist die Anzahl nach oben zu korrigieren (*Kap. 2*).

**Elaboration des Wortschatzes**

Die Anzahl an Wörtern, die während der eigentlichen Therapie gelernt werden kann, ist begrenzt, zumal festgestellt werden musste, dass nennenswerte Generalisierungseffekte ausbleiben. Der Wortschatzzuwachs, der auf die Sprachtherapie zurückzuführen ist, beschränkt sich auf den exemplarisch geübten Wortschatz. Auch eine intensive Therapie kann dem auf Kinder mit SSES bezogenen nötigen Zuwachs an neuen Wörtern nicht gerecht werden, es sei denn, die Eltern oder sonstigen Bezugspersonen des Kindes würden tagtäglich eine Co-Therapeutenrolle übernehmen.

**Strategieorientierte Therapie**

Neben dem Ziel, den Wortschatz innerhalb von semantischen Feldern zu erweitern (*Kap. 4*), sollte die semantische Therapie deshalb auch „strategieorientiert" sein. Viele Kinder mit SSES fragen nicht nach, wie ein ihnen unbekanntes Wort heißt, sie sind zudem wenig kreativ in der Bildung neuer Wortformen (die sie dann nach und nach korrigieren) und nutzen ihre alltäglichen Erfahrungen nur in eingeschränktem Maße aus (Füssenich 2002). Dem Kind sollten Strategien vermittelt werden, die es ihm ermöglichen, als aktivem Lerner seinen Wortschatz zu vergrößern.

**Symbolfigur einsetzen**

Vergleichbar mit der Vermittlung phonologischer und grammatischer Regeln kann auch im semantischen Bereich eine bestimmte Figur eine wichtige Symbolfunktion übernehmen. „Neue Wörter lernen" wird bspw. mit Micky Maus assoziiert:

1 Frag Micky Maus!

Fällt einem Spielpartner während eines Spiels oder einer beliebigen Aktivität der Name eines Wortes nicht ein, kann Micky Maus (→ *Abb. 3*) gefragt werden: „Wie heißt das?" (zeigt auf das Bild oder den konkreten Gegenstand). Der Interaktionspartner antwortet anstelle des Plüschtieres, kann allerdings auch die Frage an die anderen Teilnehmer weiterleiten. Micky Maus kann auch dann einbezogen werden, wenn dem Kind ein Wort nicht bekannt ist: „Micky Maus, was ist „die Ananas"?"

Micky Maus kennt die Erstsprachen der Kinder nicht, ist aber gerne behilflich. Einerseits besitzt sie „schlaue" Bücher (das vorliegende Buch bzw. das Onlinematerial mit den jeweiligen Übersetzungen und einige Wörterbücher), andererseits weiß sie sogar, wie man im Internet Wörter in viele Sprachen übersetzt und vorgesprochen bekommt.

Für den Sprachtherapeuten ist es auf jeden Fall sinnvoll, sich den Basiswortschatz eines neuen Rahmenthemas vor der eigentlichen Therapiesequenz in der Erstsprache des Kindes auf einer Internetseite anzuhören (z.B. Google-Übersetzer). Auch der punktuelle Rückgriff während der Aktivität stellt – aus eigener Erfahrung – einen zusätzlichen Ansporn für das Kind dar.

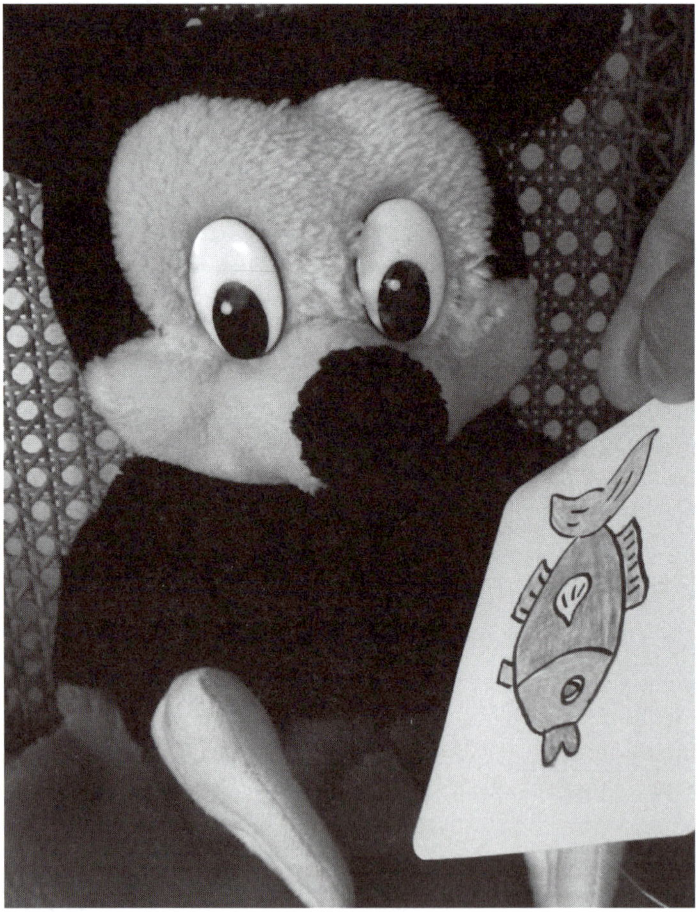

**Abb. 3:** Frag Micky Maus!

2 Nutze den Kontext!

Ehe Micky Maus gefragt wird, kann der Kontext vielleicht schon helfen, den Gegenstand oder das Bild zu finden:

I: „Du nimmst den Mais. Mais ist gelb, süß und kann sogar mit den Fingern gegessen werden!“
Oder: „Du darfst das nehmen. Weiß du noch, wie das heißt? Es ist süß, kann mit den Fingern gegessen werden (…), es klingt fast wie „Maus“ …“

3 Gebrauche die neuen Wörter!

Das Arbeiten innerhalb von Rahmenthemen, und somit innerhalb von semantischen Feldern, führt dazu, dass neue Wörter auch in den nachfolgenden Aktivitäten und Spielen immer wieder verwendet werden. Das Kind wird bspw. beim Einkaufsspiel ganz besonders dazu angespornt, die neuen („schwierigen“) Wörter auf die Einkaufsliste zu zeichnen und später der Verkäuferin an der Ladentheke zu nennen: „Ich brauche eine Ananas!“

4 Sei ein Detektiv!

Die formale Analyse des Wortes kann vielleicht zu dessen Verständnis beitragen:

I: „Du nimmst den ***Zauberhut***! Du hast keine Ahnung, was das ist? Zauber – hut. Hut, kennst du, oder? Wem gehört der Hut …“
Oder: „Du ***läufst*** zum Tisch! Du läufst …, läufst – laufen …, ich laufe nachher zum Tisch, jetzt läufst du!“

**Verben im Fokus**

Unter den verschiedenen Wortarten nimmt das Verb, wie bereits erwähnt, als zentrales Element syntaktischer Konstruktionen eine besondere Stellung ein. Verben sollten demnach immer wieder im Mittelpunkt semantischer Therapieeinheiten stehen: Am besten eignen sich pantomimische Darstellungen (sich wie Tiere bewegen, eine Szene nachspielen und erraten, Gefühle imitieren), aber auch die präzise Beschreibung von Bildern, das Nachspielen von Handlungen und Geschichten in Rollenspielen oder die

Konstruktion bestimmter Szenen (brauchen, suchen, stellen, legen, schieben, rollen, nehmen, bringen, ...).

**Basiswortschatz vermitteln**

Die semantische Therapie wird als Motor der sprachlichen Entwicklung überhaupt angesehen. Semantische und grammatische Fähigkeiten korrelieren in höchstem Maße. Auch innerhalb der Therapie sind beide Bereiche eng miteinander verknüpft. Das erste Ziel einer neuen Therapiephase sollte immer darin bestehen, innerhalb eines semantischen Feldes den Basiswortschatz zu vermitteln. Die eigentliche Grammatiktherapie darf nicht durch neue Wörter zusätzlich erschwert werden! Denn erst wenn der Basiswortschatz, der explizit in den einzelnen Therapieeinheiten dieses Kapitels dargestellt wird (auch in den Erstsprachen der mehrsprachigen Kinder), bekannt ist, können grammatische Fortschritte erwartet werden.

**cross-linguistische Betrachtung**

Die Gegenüberstellung von Erst- und Zweitsprache beschleunigt auch auf semantischer Ebene den Erwerb mehrsprachiger Kompetenzen und stellt einen wichtigen Aspekt der „kontrastoptimierten“ Therapie dar. Einerseits können – falls dies möglich ist – einzelne Therapiesequenzen in der Erstsprache des Kindes durchgeführt werden, andererseits sollte innerhalb der Zweitsprachtherapie die Erstsprache punktuell einbezogen werden. Sogenannte semantische „Freunde“ und „Feinde“ (*Kap. 4*) stehen besonders im Mittelpunkt und werden auch in den nachfolgenden Einheiten (*Kap. 5.3*) konsequent hervorgehoben:

**semantische Freunde und Feinde**

- „Freunde“ erleichtern das Speichern neuer Wörter: „Ein Traktor, ist doch fast genau wie im Französischen, aber anders ausgesprochen: un tracteur.“ (Betonung auf der letzten Silbe.)
- „Feinde“ erschweren das inhaltlich korrekte Speichern neuer Wörter und sollten deshalb thematisiert werden: „Rock“ heißt nicht „robe“ (Kleid), sondern „jupe“.

**Genuszuweisung**

Im Mittelpunkt reflexiver Phasen steht auch die Gegenüberstellung des grammatischen Geschlechts: „Eine“ Ananas (weiblich), aber „un“ ananas (männlich), darauf müssen wir besonders achten! In den Therapieeinheiten wird diesem Aspekt Rechnung getragen.

## 5.3 Grammatische Therapie

### Kontrastoptimierung

**Gegenüberstellung**

Im *2. Kapitel* wurden die grammatischen Schwerpunkte des Deutschen, der beiden romanischen Sprachen Französisch und Portugiesisch, der beiden slawischen Sprachen Russisch und Polnisch und der türkischen Sprache hervorgehoben und gegenübergestellt. In diesen Sprachen stellt die Kongruenz zwischen Subjekt und Verb übereinstimmend eine erste wichtige Regel dar. Zahlreiche Studien (Schmidt 2010) weisen darauf hin, dass in Bereichen, in denen strukturelle Gemeinsamkeiten bestehen, Transfers von einer Sprache in eine andere möglich sind. Transfers sind in eingeschränkterem Maße auch zwischen den beiden slawischen Sprachen und dem Deutschen im Bereich der Kasusflexion zu erwarten.

Auf syntaktischer Ebene stellt die Verbzweitstellung im Deutschen und somit die Inversion von Subjekt und Verb nach topikalisiertem W-Fragewort, Adverbial oder Nomen für Kinder mit den im Fokus stehenden Erstsprachen eine besondere Herausforderung dar. Die flexible Gestaltung der Satzstruktur im Deutschen steht in Opposition zur relativ starren syntaktischen Anordnung der romanischen und slawischen Sprachen (SVO-Anordnung) und zum Türkischen (SOV-Sprache), die sich nicht nur in Haupt-, sondern auch in Nebensätzen äußert. Als zusätzliche Schwierigkeit kommt hinzu, dass es in den erwähnten Sprachen – im Gegensatz zum Deutschen – keine Verbklammer gibt.

**Prinzipien der Therapie**

Im *4. Kapitel* wurden die Prinzipien erläutert, die in der mono- und besonders auch in der bilingualen Sprachtherapie eine wichtige Basis darstellen. So wird bspw. ein qualitativ hochwertiger, und somit „optimierter“ Sprachinput durch die 4 Qualitätsmerkmale „kurz“, „kontrastiv“, „betont“ und „einfach“ charakterisiert.

## Definition

In der im Folgenden dargestellten und als **Kontrastoptimierung** bezeichneten Therapie mehrsprachiger Kinder werden die „optimierten“ sprachlichen Zielstrukturen auf semantischer und besonders auf grammatischer Ebene cross-linguistisch „kontrastiert“: Die Kategorien und Strukturen zweier Sprachen werden gegenübergestellt, mit dem Ziel, wichtige Eigenschaften über den Vergleich schneller fassbar zu machen. In kurzen, reflexiven Phasen werden Gemeinsamkeiten und Differenzen, die zwischen den Zielstrukturen bestehen, visuell fixiert und dem Kind bewusst gemacht, wobei die metasprachlichen Fähigkeiten des Kindes gezielt als Ressource genutzt werden.

In einer ersten Phase steht der qualitativ hochwertige Input im Mittelpunkt der Therapie, progressiv steigt der Anteil an produktiven Phasen, in denen das Kind die neuerworbenen Strukturen in authentischen Situationen „sinnvoll“ umsetzen muss.

Parallel zur semantischen und grammatischen Therapie sollten neben den 6 „Basislauten“ auch die phonologischen Besonderheiten des Deutschen (im Vergleich zur jeweiligen Erstsprache) Berücksichtigung finden, um das „Einhören“ in die neue Sprache zu erleichtern.

Die Therapie wird anhand von 9 Rahmenthemen erläutert (*Kap. 5.3*), bezogen auf die erwähnten Schwerpunkte des Grammatikerwerbs:

**9 Rahmenthemen**

- SVK und V2: Tiere, Lebensmittel, Körper, Weihnachten und Spielsachen
- Subordinierte Nebensätze: der erste Schnee
- Kasus: Fasching, Natur, Bauernhof

**45 Therapieeinheiten**

Für jedes Rahmenthema wurden 5 Therapieeinheiten beispielhaft ausgearbeitet (demnach insgesamt 45 Einheiten), in denen – bewusst abwechslungsreich – unterschiedliche Formate ausgewählt wurden (eine anschauliche Darstellung einiger Formate findet man zusätzlich im Onlinematerial). Die ersten Einheiten jedes Therapieschwerpunktes werden detailliert beschrieben, sodass eine Übertragung des therapeutischen Vorgehens auf die weiteren Sequenzen keine Probleme bereiten dürfte.

**L1 „punktuell" und „zwischengelagert" einbeziehen**

Die Therapie findet, wie bereits erwähnt, in der Zweitsprache Deutsch statt. Der punktuelle Einbezug (in kurzen reflexiven Phasen) der erstsprachlichen Strukturen ist auch für diejenigen Therapeuten möglich, die über keine Kenntnisse in der L1 verfügen; die Zielstrukturen werden jeweils in den erwähnten 6 Sprachen innerhalb der anschließenden Beschreibungen der Sequenzen gegenübergestellt. Besitzt der Therapeut Grundkenntnisse in der L1, so kann er auch das Buch oder das Sprachspiel in einer „zwischengelagerten" Sequenz in der Erstsprache des Kindes erzählen bzw. durchführen. Wenn die Möglichkeit besteht, sollten die Eltern (Förderung der L1) oder das Lehrpersonal zusätzlich einbezogen werden.

## Sprachübergreifende Kick-offs

Kick-offs gehören zu den Essentials der Kontextoptimierung (Motsch 2017). Anhand eines Kick-offs (eines „Anstoßes") wird – zumeist schon nach der ersten oder zweiten Therapieeinheit – die grammatische Regel, die in den folgenden Wochen im Mittelpunkt der Therapie stehen wird, durch eine Geschichte oder ein Rollenspiel prägnant eingeführt. Die grammatische Regel soll während der Kick-offs mithilfe von einfachen sprachlichen Mitteln erfasst werden.

Eine anschauliche Darstellung der einzelnen Kick-offs und die Umsetzung der erarbeiteten Regeln in anschließenden Therapiesequenzen ist in Schmidt 2014 zu finden.

**Zudem werden konsequent die Regeln der Zweitsprache Deutsch den vergleichbaren Regeln der Erstsprache gegenübergestellt.**

> „Weil die Erstsprache beim Gebrauch der Zweitsprache immer aktiviert wird, sollten die Sprachen immer aufeinander bezogen und Vergleiche zwischen beiden Sprachen angeregt werden" (Hoppenstedt/Apeltauer 2010, 87).

**„Wohngemeinschaft" bilden**

Das Ziel der Förderung sollte darin bestehen, im „Kopf" von Kindern und Erwachsenen eine „wunderbare Wohngemeinschaft" (Tracy 2008, 154) zwischen den verschiedenen Sprachen zu bilden und diese Wohngemeinschaft zu pflegen. Warum sollten sich „Sprachen, wieder sehr bildhaft ausgedrückt, [...] aus dem Wege gehen" (Tracy 2008, 154).

Vergleiche zwischen den Sprachen werden bewusst angeregt, Gemeinsamkeiten und Unterschiede werden bewusst wahrgenommen und zum Gegenstand metasprachlicher Überlegungen erhoben. Die verschiedenen Herkunftssprachen der Kinder werden als Anlass zu Sprachbetrachtungen aufgegriffen und genutzt, wohlwissend, dass der Vergleich sprachlicher Strukturen in unterschiedlichen Sprachen die Sprachkompetenz erweitert.

## *Subjekt-Verb-Kongruenz*

Die Kongruenz zwischen Subjekt und Verb wird anhand einer Geschichte von zwei Kindern, ein sehr lebhaftes und ein schüchternes, fassbar gemacht.

Die Geschichte „Das schüchterne ‚Du'" befindet sich im Onlinematerial.

**die Schlange als Symbol der 2.P.E.**

Das schüchterne Kind trägt den besonderen Namen „Du" und traut sich erst dann auf die Rutsche oder die Schaukel, nachdem es einen guten Freund, nämlich eine Schlange, kennengelernt hat. Die Schlange, die sehr deutlich und laut zischen kann (sss – sss – sss), macht alles mit! Spricht man das schüchterne Kind direkt an, kann man sehr gut hören, dass die Schlange auch tatsächlich immer präsent ist: „Du schaukel*ssst* (mit der Schlange), du rutsch*ssst* (mit der Schlange), du läuf*ssst*, spring*ssst*, krabbel*ssst* (immer mit der Schlange)."

Die Geschichte wird anhand von einfachen Rollenspielen umgesetzt. Ein Teilnehmer übernimmt die Rolle des schüchternen Kindes und bekommt dessen besten Freund, die Schlange, um den Hals gehängt. Die verschiedenen Handlungen werden schematisch auf Kärtchen gezeichnet und verdeckt auf den Tisch gelegt. Auf den Kärtchen ist auch die Schlange zu sehen (→ *Abb. 4*). Das schüchterne „Du" nimmt eine Karte, zeigt diese dem Interaktionspartner, der dann die Handlung erläutert: „Du läuf*ssst* / um den Tisch.“ oder: „Du sping*ssst* / über das Seil.“ Den Kindern soll klar werden, dass sich die Markierung des Verbs ändert, je nachdem ob man ein Kind direkt anspricht („du“) oder ob man von sich selbst spricht („Ich schaukel*e*, ich rutsch*e*, ich krabbel*e*.“), was doch recht einfach ist: rutschen, ich rutsche. Aus diesem Grund ist auf den „Ich-Kärtchen“ ein Lachmund („Ist doch kinderleicht!“, → *Abb. 4*).

In der Originalgeschichte, die sich im Onlinematerial befindet, handelt es sich um eine sehr liebe, wenn auch spuckende Schlange (ssst – ss*st*, Markierung der 2. P.E.: du läuf***st***). Weil aber die Aufmerksamkeit des Kindes auf den Zischlaut als Kontrastierung zu den Markierungen in der 1. und 3. P.E. gerichtet werden soll, muss es sich nicht unbedingt um eine spuckende Schlange handeln! Die Geschichte kann entsprechend angepasst werden. Das „t“ wird selbstverständlich auch ausgesprochen, ohne dass allerdings die Aufmerksamkeit des Kindes darauf gerichtet wird.
Ergänzend zu diesem Kapitel befinden sich die Abbildungen 4–18 auch noch einmal in Farbe im Onlinematerial.

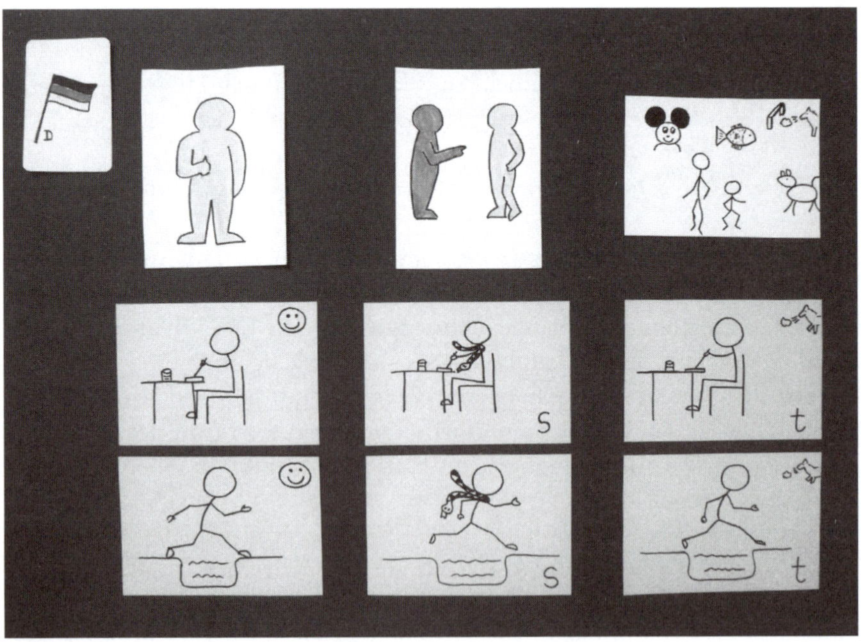


**Abb. 4:** Deutsches SVK-Plakat (ich male, du malst, er malt; ich springe, du springst, er springt)

Im Portugiesischen hört man auch ein zischendes Geräusch, wenn man jemanden anspricht (tu pinta*s*, du malst; tu salta*s*, du springst), auch wenn die Schlange etwas kleiner ist (→ *Abb. 5*), und das zischende Geräusch demnach weniger stringent zu vernehmen ist (gleicht dem ch1-Laut [ç] oder hellen [ʃ]-Laut). Vergleiche mit der Erstsprache sind bereits während des Erzählens der Geschichte oder während des Rollenspiels sinnvoll. Dasselbe trifft auf viele russische (→ *Abb. 7*) und polnische (→ *Abb. 6*) Verben zu. In beiden Sprachen hört man bei den regelmäßigen Verben genau wie im Portugiesischen eine kleinere Schlange (Beispiel im Russischen: ты рисуешь [tɨ risueʃ], du malst, bzw. im Polnischen: Ty rysujesz [tɨ rɨsujɛʃ]; man hört einen hellen [ʃ]-Laut).

**kleinere Schlange in L1**

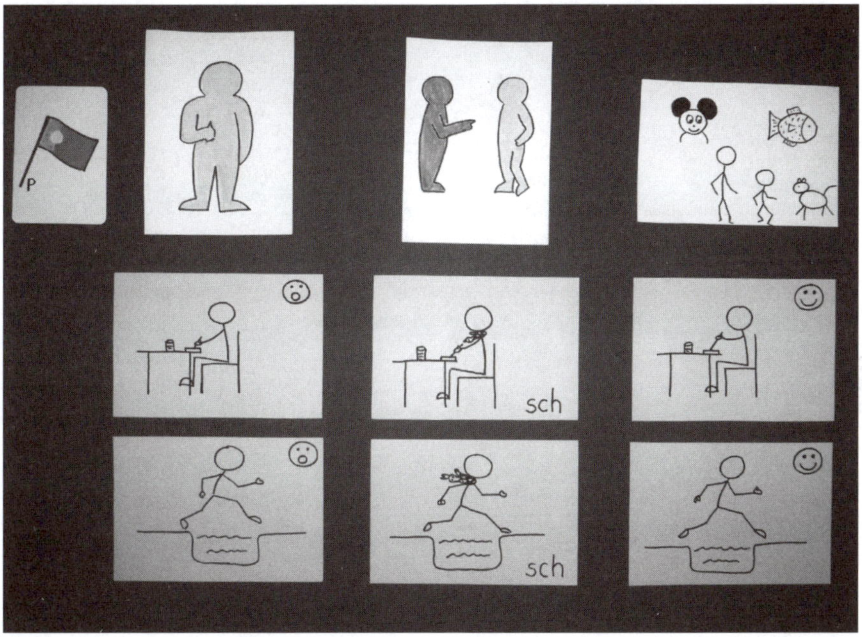


**Abb. 5:** „Portugiesisches" SVK-Plakat

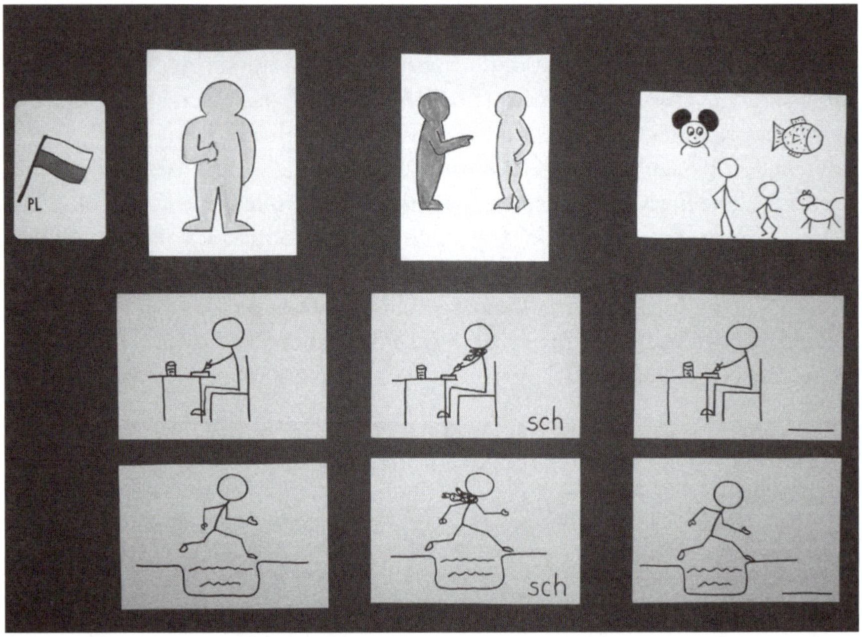


**Abb. 6:** „Polnisches“ SVK-Plakat

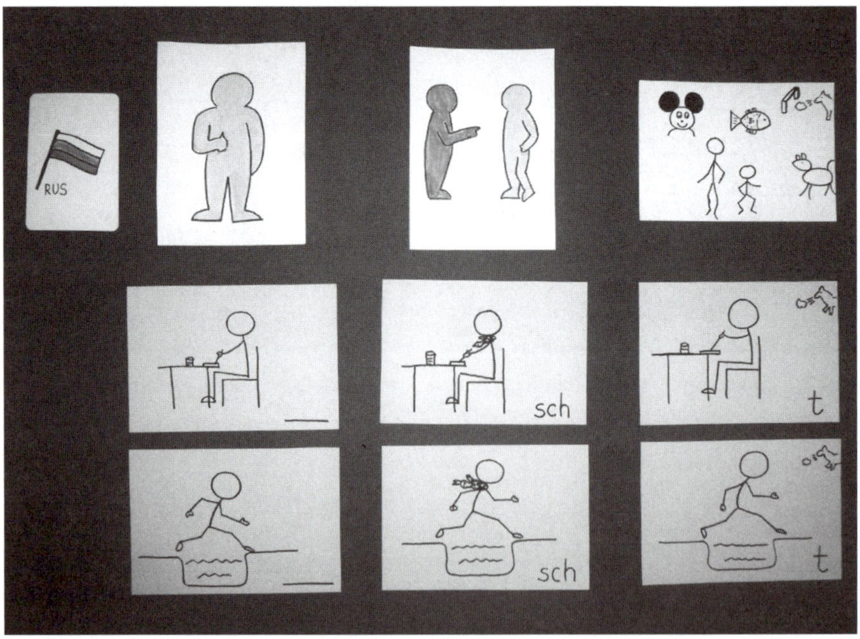


**Abb. 7:** „Russisches“ SVK-Plakat

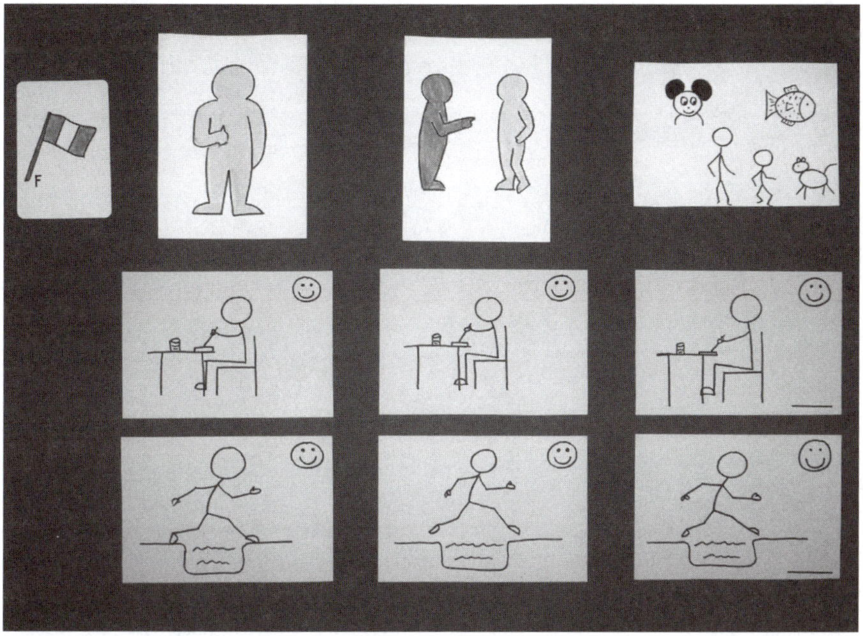


**Abb. 8:** „Französisches" SVK-Plakat

**Lachmund im Französischen**

Im Französischen (→ *Abb. 8*) ist die Markierung zumeist – zur großen Verwunderung der Kinder – „erstaunlich einfach", die Endung ändert sich bei den regelmäßigen und sogar vielen unregelmäßigen Verben im Singular nicht: „Je saute, tu sautes, il saute" ([sot], springen, regelmäßiges Verb auf -er); je cours, tu cours, il court ([kuR], laufen, unregelmäßiges Verb auf -ir). Auf den „französischen Kärtchen" wird dies durch einen Lachmund vermerkt.

Ganz anders als im Deutschen hören sich die Endungen im Türkischen an. In cross-linguistischen Reflexionen wird dieses hervorgehoben: „Ich höre keine Schlange!" Die Endungen (-um, -sun) können – je nach phonologischen und schriftsprachlichen Fähigkeiten des Kindes – wie in anderen

Sprachen auch, unten rechts auf die Verbkärtchen geschrieben werden (→ *Abb. 9*: waagerechter Strich in der unteren Ecke).

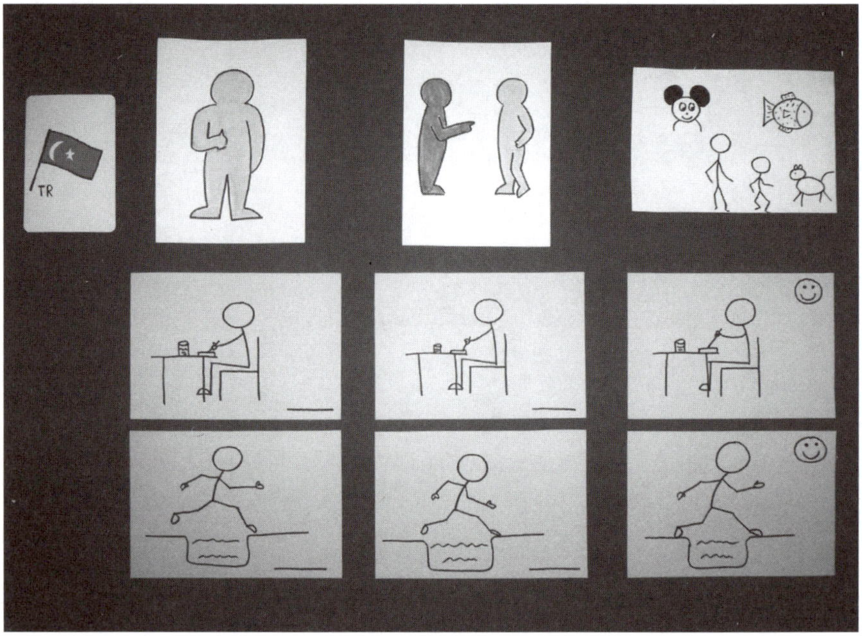


**Abb. 9:** Türkisches SVK-Plakat (boyuyorum, boyuyorsun, boyuyor; atliyorum, atliyorsun, atliyor)

**das Lama als Symbol der 3.P.E.**

In einer späteren Phase steht die Markierung der 3. P.E. im Fokus der Therapie. Beliebige Kinder und Tiere oder irgendwelche Kreaturen (→ *Abb. 4–9*) haben auch einen guten Freund, nämlich das spuckende Lama: t-t-t. Vergleichbar mit dem Kick-off der 2. P.E. machen diese während des Rollenspiels immer alles gemeinsam mit dem spuckenden Lama: „Schau! Tom springt-t (mit dem Lama)! Was macht der Affe? Der Affe klettert-t (mit dem Lama) auf den Baum.“ Genau wie im Deutschen verweist das Lama auch im Russischen (→ *Abb. 7*) auf die 3. P.E. (*Kap. 2*): Дракон прыгает. [drakɔn prɨgaet], der Drache spring*t*. Im Türkischen ist die 3. P.E. einfach, sie erfordert keine Markierung („Nullendung“), was wieder durch den Lachmund auf dem SVK-Poster verdeutlicht wird.

**Verben im Fokus**

In der Regel werden neue Verben immer zuerst pantomimisch oder in kurzen Rollenspielen dargestellt, zeitgleich an die „Kritzeltafel“ gemalt und später auf rote Kärtchen gezeichnet (Schmidt 2014). Auf einigen Bildern darf, wie erwähnt, eine der beiden Schlangen nicht fehlen, auf anderen ist ein Lachmund abgebildet. Im Portugiesischen weist der runde Mund auf die Endung der 1. P.E. hin (eu com*o*, ich esse), der Lachmund auf die 3. P.E. (ele com*e*, er isst), die „kinderleicht" ist. Zum Schluss werden, je nach Sprachenkonstellation, die entsprechenden Verbzweitstellungsplakate angefertigt (→ *Abb. 4–9*). Die Flaggen verdeutlichen den Sprachcode.

### *Verbzweitstellung*

**V2-Modell einsetzen**

In den beschriebenen, im Fokus stehenden Erstsprachen weist die syntaktische Anordnung wenige Variationen auf. Im Deutschen werden die Kinder aber bei der Anordnung der Satzglieder in einfachen Hauptsätzen mit großen Schwierigkeiten konfrontiert. Im Deutschen wird den Kindern anhand des drehbaren Verbzweitstellungsmodells, der „Verbschaukel" (→ *Abb. 10*; detaillierte Erläuterungen in Schmidt 2014) verdeutlicht, dass das Verb (fast) immer an 2. Stelle steht. Die roten Kärtchen (= Verben), die auf Basis von pantomimischen „Darstellungen" entstanden sind, stehen immer an der gleichen Stelle, auch wenn die grünen Kärtchen ihren Platz wechseln (indem an der „Schaukel" gedreht wird) oder ausgetauscht werden. An der ersten Position kann ein Subjekt, ein W-Fragewort (durch ein Fragezeichen symbolisiert), ein Adverb („jetzt": Pfeil zeigt nach unten; „danach": geschwungener horizontaler Pfeil nach rechts) oder ein Nomen stehen; diese können (mit Ausnahme des Fragewortes, das immer vorne steht) um die roten Kärtchen kreisen. Und dann wird „gelesen": „Was machst du?" „Ich male ein Pferd." Oder: „Ein Pferd male ich." Die Verbzweitstellung kann auch sehr prägnant ohne V2-Modell dargestellt werden (→ *Abb. 11*), die Verben stehen immer an 2. Stelle. Auch Vorschulkinder „lesen" ganz stolz, von links nach rechts und von oben nach unten. Vielleicht erinnern sie sich an die „Sätze", wenn diese abgedeckt werden?

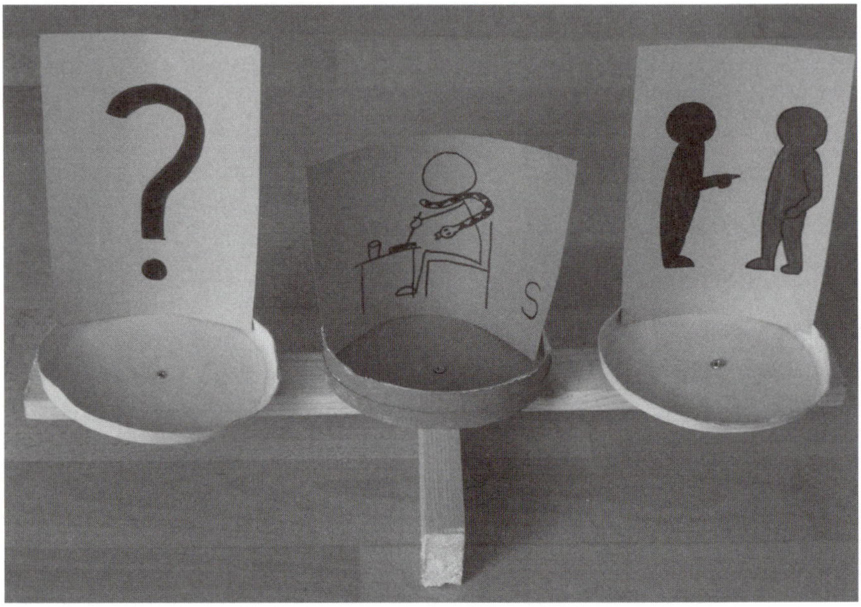


**Abb. 10:** „Drehbares“ Verbzweitstellungsmodell (V2-Modell oder „Schaukel“): „Was malst du?“

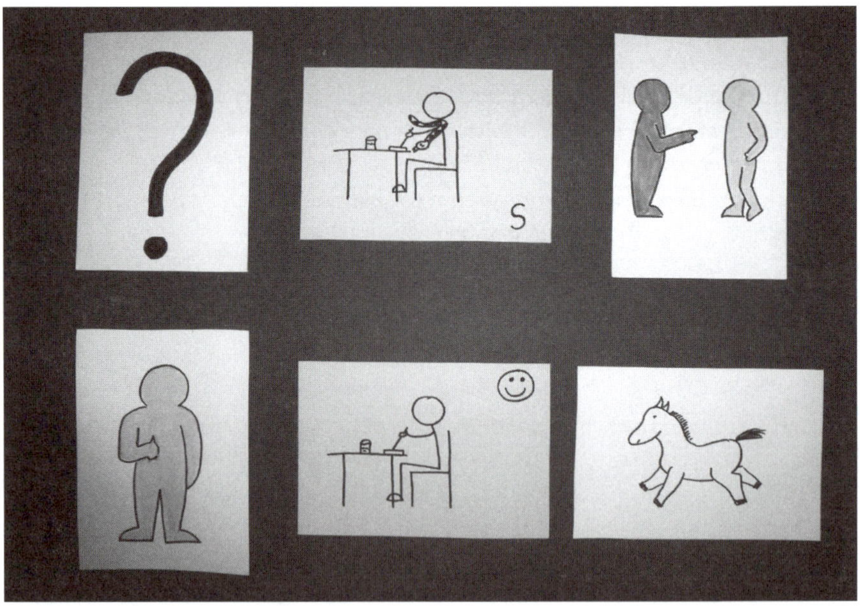


**Abb. 11:** Darstellung der Verbzweitstellung ohne V2-Modell: „Was malst du?“ „Ich male das Pferd.“

Die gleichen Sätze werden auch in den Erstsprachen der Kinder visualisiert. Wie einfach diese Sätze in der L1 sind, wird dadurch ersichtlich, dass derjenige, der etwas macht, immer vor dem Verb steht, bzw. im Türkischen, dass sich das Verb immer an letzter Stelle befindet. Auch Kinder mit SSES kennen keine Schwierigkeiten, diese Sätze korrekt zu formulieren. Der Vergleich zwischen den Anordnungen an der Tafel verdeutlicht den Kindern die Schwierigkeit in der Zweitsprache Deutsch: „Was malst du?" „Jetzt malst du das Pferd." Und „leider" nicht: „Was du malst?" „Jetzt du malst das Pferd." (Oder im Türkischen: „Jetzt Pferd malst.") „Darauf müssen wir besonders aufpassen!"

**V2-Modell in L1 befestigen**

In der kontrastoptimierten Therapie werden mindestens 2 V2-Modelle benötigt. Das zweite wird mit einem dicken Schal verknotet (→ *Abb. 12*), sodass an diesem nicht mehr gedreht werden kann. Subjekt und Verb verbleiben immer an der gleichen Position, andere Satzglieder stehen hinter dem Verb oder werden vor das Subjekt (demnach links neben das V2-Modell) auf den Tisch gelegt. Um einfache türkische Sätze darstellen zu können, muss das V2-Modell ummodelliert werden: Die rote Scheibe befindet sich nicht in der Mitte, sondern ganz rechts.

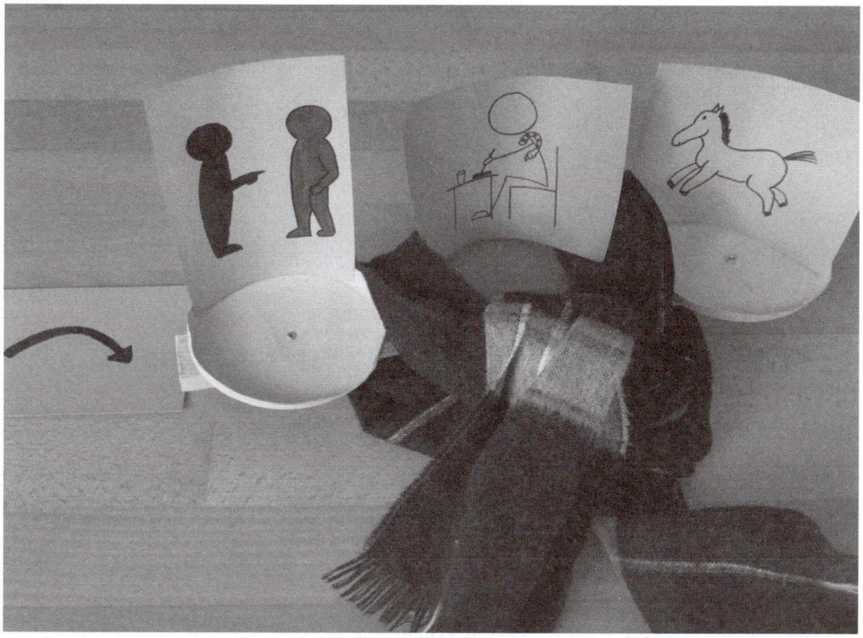

**Abb. 12:** Ein „unbewegliches" V2-Modell wird in den Erstsprachen der Kinder benutzt, z.B.: „Après tu dessines le cheval."

## *Verbendstellung in subordinierten Nebensätzen*

Nach der Auseinandersetzung mit der V2-Regel in einfachen Hauptsätzen anhand des oben beschriebenen Kick-offs, der Visualisierung anhand von Bildkärtchen und den anschließenden Aktivitäten, in denen die V2-Stellung im Mittelpunkt steht, haben die Kinder in der Regel verhältnismäßig weniger Schwierigkeiten, die Verbendstellungsregel in subordinierten Nebensätzen zu erfassen:

Bei bestimmten Fragen steht das Verb nicht an 2. Position, sondern „versteckt" sich ganz hinten im Satz:
*Warum*? Weil der Drache eine Kette ***hat***.
*Wann*? Wenn ich in der Schule ***bin***.

Die neue Anordnung anhand von Bildkärtchen mit der vorangestellten Frage wird der nun bestens bekannten Anordnung in Hauptsätzen gegenüber gestellt (→ *Abb. 13*). Die Konjunktion wird durch einen roten Punkt dargestellt.

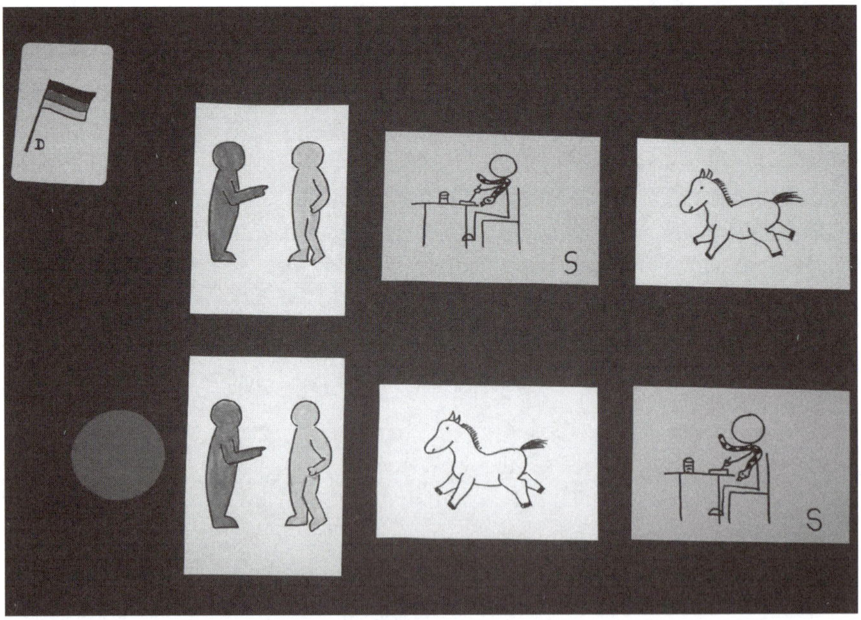


**Abb. 13:** Kontrastierung Haupt- und Nebensatz im Deutschen: „Du malst das Pferd. Weil du das Pferd malst."

**Drache als Symbolfigur**

Haben einzelne Kinder besondere Schwierigkeiten, die Verbendstellung in Nebensätzen zu erfassen und umzusetzen, so können zusätzliche Rollenspiele die Einsicht erleichtern. Bewährt hat sich das Spiel mit dem bösen, roten Drachen (eine präzise Darstellung der Vorgehensweise ist in Schmidt 2014 zu finden): 3 Kinder stellen anhand der Bildkärtchen einen beliebigen Hauptsatz dar: Der Drache – hat – eine lange Zunge / Krallen / zwei Ketten / viele Muskeln.

Sobald der Drache erscheint, versteckt sich das mittlere Kind, welches das Verb darstellt, hinter den beiden anderen Kindern, sodass die neue Struktur sichtbar wird: „Warum fürchtest du dich?" „Weil der Drache Krallen *hat.*"

Den Kindern wird verdeutlicht, dass verschiedene Fragestellungen (die nach und nach erarbeitet werden und sich wegen ihrer konzeptuellen Schwierigkeit (z. B. kausale, temporale, konditionale Konjunktionen) mit Zielen der semantischen Therapie überschneiden) zu einer neuen Konstruktion führen, auf die man ganz besonders aufpassen muss! Sie steht im Gegensatz zu den bereits gelernten Strukturen in einfachen Hauptsätzen und zu der Anordnung in den Erstsprachen (→ *Abb. 14*): In den romanischen und slawischen Sprachen ist die Wortstellung im Haupt- und Nebensatz identisch, z. B.: Pourquoi? Parce que je vais à l'école. (Warum? Weil ich gehe in die Schule.)

Dies ist auch im Türkischen der Fall, wo nur wenige Nebensätze mit subordinierten Konjunktionen realisiert werden. Die Kontrastierung gelingt allerdings sehr gut mit Kausalsätzen (→ *Kap. 2; Abb. 15*).

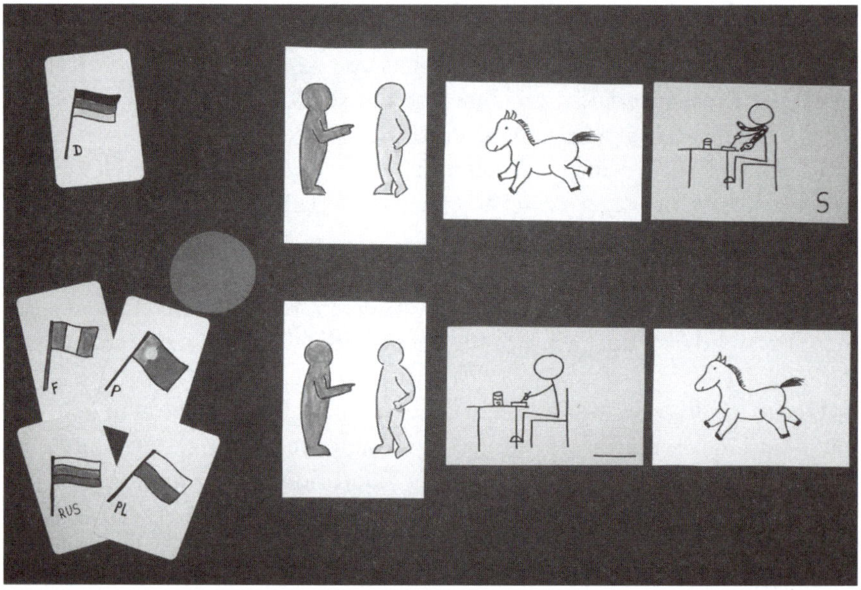


**Abb. 14:** Kontrastierung der Nebensätze: Deutsch und romanische bzw. slawische Sprachen: „Weil du das Pferd malst. Parce que tu dessines le cheval."

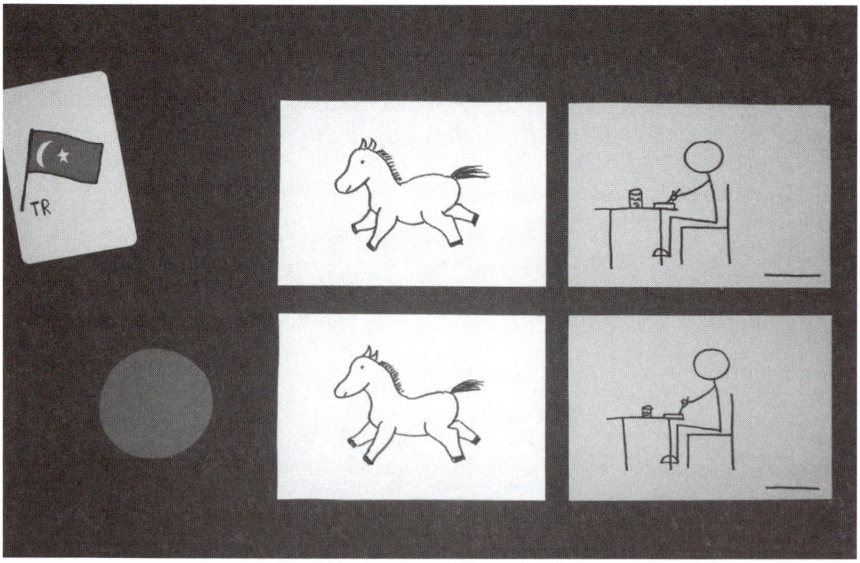


**Abb. 15:** Kontrastierung Haupt- und Nebensatz im Türkischen: „Bir at – boyuyorum. çünkü – bir at – boyuyorum. Eins Pferd – male. Weil – eins Pferd – male."

### *Kasus*

Auch Akkusativ und Dativ können prägnant anhand von Figuren symbolisch dargestellt werden (detaillierte Erläuterungen in Schmidt 2014): Nuno, der verspielte Hund verweist auf den Akkusativ-, Mika, die verspielte Katze auf den Dativkontext.

**Nuno als Symbolfigur**

**Akkusativ:** Wenn Nuno morgens aufwacht, ist er hungrig und möchte gerne spielen. Ganz besonders mag er Suchspiele. Sein Essen wird vom Kind im Zimmer versteckt, aber nur „ein bisschen", sodass man die einzelnen Lebensmittel von seinem Korb aus, der auf einem Tisch steht, sehen kann.

Während das Kind ein Lebensmittel versteckt, fragt Nuno das Kind (ohne hinzuschauen): „Wohin legst du den Fisch?" (Schaut sich im Zimmer um, sobald das Kind den Fisch versteckt hat): „Ah! Da hinten! Unter den Tisch." (Das Kind holt den Fisch).

Das [n] wird besonders betont ausgesprochen.

Gemeinsam mit dem Kind wird anschließend überlegt, worauf während des Versteckspiels hauptsächlich geachtet werden muss. Weil in einer ersten Phase nur männliche Nomina verwendet werden, muss auf die Frage „wohin" anfangs ein „n" in der Antwort zu hören sein. Nach ein paar Therapieeinheiten werden auch weibliche und sächliche Nomen verwendet, die im Akkusativ „kinderleicht" sind, weil sie unverändert bleiben: „Wohin hast du den Fisch gelegt? Unter *die* Tafel, unter *das* Buch, hinter *die* Kiste, unter *das* Bild."

Bei älteren Kindern wird die Unterscheidung anhand eines Plakates, auf dem die 3 Genusmarkierungen durch unterschiedliche Farben dargestellt werden, fixiert (z. B.: der = blau, die = rot, das = gelb). Für jüngere Kinder ist die farbliche Fixierung eher irritierend. Bei ihnen wird (aus langjähriger Erfahrung) im Vorschulalter am besten vorzugsweise auf das Sprachgefühl zurückgegriffen: „Was klingt besser, was meinst du, unter *den* oder unter *die* Tafel?"

**Mika als Symbolfigur**

**Dativ:** Während in der Akkusativtherapie die Bewegung, das Dynamische, im Mittelpunkt steht (im obigen Kick-off legt das Kind die Lebensmittel selbst irgendwo hin), werden die Lebensmittel im Kick-off zur Dativtherapie vom erwachsenen Mitspieler versteckt und dann vom Kind (in der Rolle Mikas, die genau wie Nuno Suchspiele mag) gesucht. Der Kontext ergibt sich anschließend durch die Frage „wo?" („statischer" Kontext, die versteckten Lebensmittel sind nicht in „Bewegung").

Wo liegt die Milch? Unter dem Tisch.
Wo liegt der Fisch? Hinter dem Buch.

Zur unterschiedlichen Markierung der weiblichen Nomen (unter der Tafel, hinter der Kiste) wird – vergleichbar mit der Akkusativtherapie – nach einigen Therapiesequenzen auf das Sprachgefühl zurückgegriffen: „Manchmal passt „de*m*" nicht so richtig, wir müssen dann „der" sagen: unter *der* Tafel."

Phonologische Sensibilisierungs-, Identifizierungs- und Differenzierungsübungen, mit den entsprechenden Phonem-Graphem-Korrespondenzen (*Kap. 4*; detaillierte Übungen in Schmidt 2012), erhöhen die Effektivität der Kasustherapie! Den Kindern fällt es viel leichter, den Kasuskontext und die Kasusmarkierung zu erfassen, wenn vor der eigentlichen Kasustherapie die beiden Nasallaute „m" und „n" Gegenstand der phonologischen Therapie waren. Auf den beiden Kasusplakaten werden die Schriftzeichen der beiden Nasallaute vermerkt (→ *Abb. 16 und 17*).

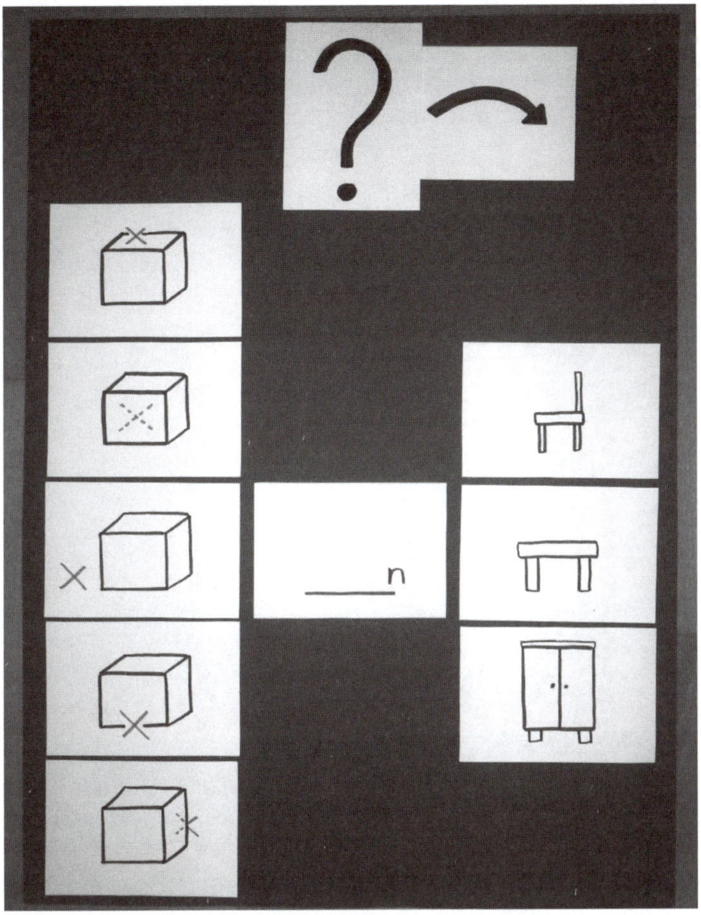


**Abb. 16:** Akkusativplakat im Deutschen: Wohin? auf / in / neben / vor / hinter den Stuhl / Tisch / Schrank

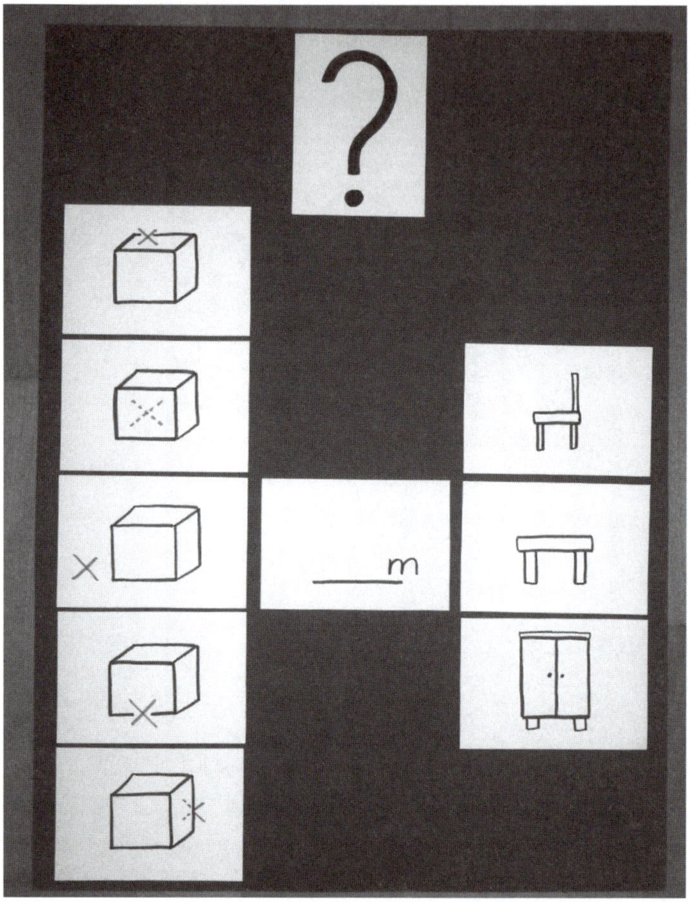


**Abb. 17:** Dativplakat im Deutschen: Wo? auf / in / neben / vor / hinter dem Stuhl / Tisch / Schrank

**Präpositionalergänzungen zuerst**

Die Kasusmarkierungen werden in einer ersten Phase anhand der beiden Kick-offs (Nuno und Mika) durch Präpositionalergänzungen verdeutlicht und in einer späteren Phase erst durch direkte und indirekte Objekte mit den Fragen „wen?", „was?" oder „wem?" ergänzt. Die gängigsten Präpositionen werden vor der eigentlichen Kasustherapie auf semantischer Ebene erarbeitet (in, auf, unter, hinter, vor, neben), um die Erfassung der Kasusregeln nicht zusätzlich zu erschweren.

Auch in den im Fokus stehenden Erstsprachen der Kinder werden zuerst die erwähnten Präpositionen erarbeitet. In den romanischen Sprachen ist die weitere Therapie dann erneut „kinderleicht": Das folgende Beispiel der französischen Sprache illustriert den Leitfaden:

„In deiner Sprache brauchst du auf nichts aufzupassen. Nur im Deutschen musst du aufpassen:
Où est-ce que tu mets le lait? Sous *la* table.
Où est le lait? Sous *la* table.
*La* table – sous *la* table. Nur im Deutschen müssen wir aufpassen!“
(Wortwörtlich übersetzt: Wohin legst du die Milch? Unter ***der*** Tisch. Wo ist die Milch? Unter ***der*** Tisch. ***Der*** Tisch – unter ***der*** Tisch.)

Genau wie auf dem V2-Plakat wird dies auch auf dem Kasusplakat anhand von „Smileys“ verdeutlicht *(→ Abb. 18)*.

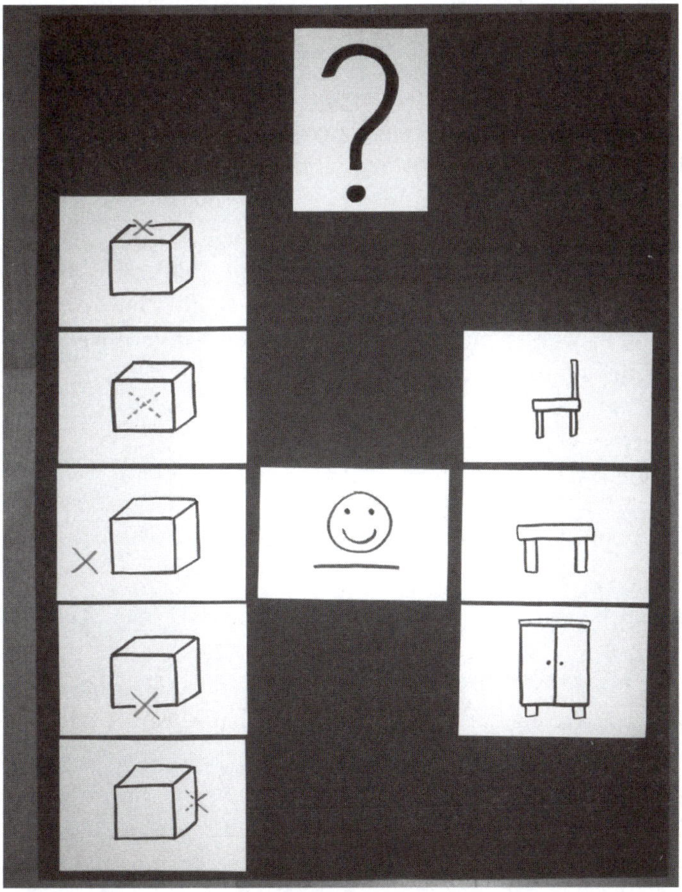


**Abb. 18:** Kasusplakat in den romanischen Sprachen: Où? Sur/dans/à côté/devant/derrière la chaise/la table/l'armoire

Dasselbe gilt für direkte und indirekte Objekte:

**Direktes Objekt (Akkusativ):**
Qu'est-ce que tu dessines: Je dessine un arbre.
(Was malst du? Ich male ***ein*** Baum.)

**Indirektes Objekt (Dativ):**
Je donne le dessin à ma mère.
(Ich gebe das Bild ***zu meine*** Mutter.)

Im Französischen wird das indirekte Objekt durch die Präposition „à" gekennzeichnet: „Je donne le cahier *à* ma mère." (Wortwörtlich: Ich gebe das Heft zu meine Mutter.)

**Kontrastierung nicht immer sinnvoll**

Auch im Türkischen ist die Kasusmarkierung regelmäßig, zeigt aber nur wenige Gemeinsamkeiten mit dem Deutschen auf (*Kap. 2*). Eine Kontrastierung ist bei jüngeren Kindern wenig sinnvoll. Bei älteren Kindern können die entsprechenden Suffixe auf dem Plakat vermerkt werden (vergleichbar mit den Konjugationssuffixen).

In den beiden slawischen Sprachen Russisch und Polnisch ist Kasus zumindest genauso komplex wie im Deutschen (*Kap. 2*). Eine Kontrastierung mit dem Deutschen ist zumindest bei jüngeren Kindern weder im Türkischen, noch im Russischen oder Polnischen sinnvoll.

## 5.4 Therapieeinheiten

### 1. Rahmenthema: Tiere

**Alternativthemen:** „Spielsachen", „Kleider", „Schulmaterial" oder „Lebensmittel"

**Zielstrukturen:** Kontrastierung der SVK 1. P. S. / 2. P. S. und Kontrastierung SVX / XVS-Sätze anhand von W-Fragen

#### *1. Einheit: Plüschtiere ertasten*

Die in Stoffbeuteln versteckten Plüschtiere werden ertastet und benannt.

**1. Auswahl des Sprachmaterials mit kontrastiver Analyse:** Die Zielstrukturen befinden sich in Form von „kontrastiven Tabellen“ in deutscher, französischer, portugiesischer, russischer, polnischer und türkischer Sprache in *Tabelle 2* und im Onlinematerial.

**Tab. 2:** Sprachmaterial zur Einheit „Plüschtiere ertasten“;

| | Deutsch | Französisch | Portugiesisch |
|---|---|---|---|
| **SVK** | ich habe<br>du hast | *j'ai* [ʒe]<br>*tu as* [ty a] | (eu) tenho [eu tɐɲu]<br>(tu) tens [tu tẽnʃ] |
| **Nomina** | der Hund<br>der Vogel<br>der Bär<br>der Elefant<br>der Tiger<br>die Maus<br>die Kuh<br>das Reh<br>das Schwein<br>die Katze | le chien/m [lə ʃjɛ̃]<br>l'oiseau/m [lwazo]<br>l'ours/m [luʀs]<br>l'éléphant/m [lelefɑ̃]<br>le tigre/m [lə tigʀ]<br>la souris/w [la suʀi]<br>la vache/w [la vaʃ]<br>le chevreuil/*m* [lə ʃəvʀœj]<br>le cochon/*m* [lə kɔʃõ]<br>*le chat/m* (≠ Schaf) [lə ʃa] | o cão/m [u kɐ̃u]<br>o pássaro/m [u pɐsɐru]<br>o urso/m [u ursu]<br>o elefante/m [u iləfɐ̃ntə]<br>o tigre/m [u tigrə]<br>o *rato/m* (≠ Ratte) [u ʀatu]<br>a vaca/w [ɐ vakɐ]<br>o veado/*m* [u vjadu]<br>o porco/*m* [u porku]<br>o gato/*m* [u gatu] |
| **Int.pro.** | Was | qu'est-ce que [kɛskə] | o que é que [ukiɛkə] |
| **Syntax** | Was habe ich?<br>Was hast du?<br>Ich habe den Hund.<br>Du hast den Hund. | Qu'est-ce que j'ai? [kɛskə ʒe]<br>Qu'est-ce que tu as? [kɛskə ty a]<br>J'ai le chien. [ʒe lə ʃjɛ̃]<br>Tu as le chien. [ty a lə ʃjɛ̃] | O que é que (eu) tenho? [ukiɛkə eu tɐɲu]<br>O que é que (tu) tens? [ukiɛkə tu tẽnʃ]<br>(Eu) tenho o cão. [eu tɐɲu u kɐ̃u]<br>(Tu) tens o cão. [tu tẽnʃ u kɐ̃u] |
| | ja, nein | oui, non [wi, nõ] | Sim, não [sĩ, nɐ̃u] |

| | Deutsch | Russisch | Polnisch | Türkisch |
|---|---|---|---|---|
| **SVK** | ich habe<br>du hast | *у меня есть [u menja est]*<br>*у тебя есть [u tebja est]* | ja mam [ja mam]<br>ty masz [tɨ maʃ] | *bende var* [bendɛ var]<br>*sende var* [sɛndɛ var] |

| | Deutsch | Russisch | Polnisch | Türkisch |
|---|---|---|---|---|
| **Nomina** | der Hund<br>der Vogel<br>der Bär<br>der Elefant<br>der Tiger<br>die Maus<br>die Kuh<br>das Reh<br>das Schwein<br>die Katze | Собака/w [sɔbaka]<br>птица/w [ptitsa]<br>медведь/m [medved]<br>слон/m [słɔn]<br>тигр/m [tigr]<br>мышь/w [mɨʃ]<br>корова/w [kɔrɔva]<br>косуля/w [kɔsułja]<br>свинья/w [svinja]<br>кот/m [kɔt] | pies/m [piɛs]<br>ptak/m [ptak]<br>niedźwiedź/m [niɛdçviɛdç]<br>słoń/m [swɔɲ]<br>tygrys/m [tɨgrɨs]<br>mysz/w [mɨʃ]<br>krowa/w [krɔva]<br>koza/w [kɔza]<br>świnia/w [çvinia]<br>kot/m [kɔt] | köpek [kœpɛk]<br>kuş [kuʃ]<br>ayı [ajɯ]<br>fil [fil]<br>aslan [aslan]<br>fare [farɛ]<br>inek [inɛk]<br>geyik [gɛjik]<br>domuz [dɔmuz]<br>kedi [kɛdi] |
| **Int.pro.** | Was? | что? [tʃtɔ] | Co? [tsɔ] | ne? [nɛ] |
| **Syntax** | Was habe ich?<br><br>Was hast du?<br><br>Ich habe den Hund.<br>Du hast den Hund. | *Что у меня есть?*<br>*[tʃtɔ u menja est]*<br>*Что у тебя есть?*<br>*[tʃtɔ u tebja est]*<br>*У меня есть собака.*<br>*[u menja est sɔbaka]*<br>*У тебя есть собака.*<br>*[u tebja est sɔbaka]* | Co ja mam? [tsɔ ja mam]<br><br>Co ty masz? [tsɔ tɨ maʃ]<br><br>Ja mam psa. [ja mam psa]<br><br>Ty masz psa. [tɨ maʃ psa] | *Bende ne var?* [bɛndɛ nɛ var]<br>*Sende ne var?* [sɛndɛ nɛ var]<br>*Köpek bende.* [kœpɛk bɛndɛ]<br>*Köpek sende.* [kœpɛk sɛndɛ] |
| | ja, nein | да, нет [da, net] | tak, nie [tak, niɛ] | evet, hayır [ɛvɛt, hajir] |

**Zur Bedeutung der Farbdarstellung in den Tabellen s. Anmerkung zu den Tabellen im Anschluss an das Inhaltsverzeichnis.**

Wie bereits in *Kapitel 2.3* erwähnt, wurde eine 1:1-Transkription (Buchstabe für Buchstabe wurde lautlich transkribiert) der Zielstrukturen im Russischen, Polnischen und Türkischen vorgenommen.

Die besonderen phonetischen Zeichen der slawischen Sprachen und des Türkischen werden im *2. Kapitel* beschrieben.

**„haben“ als zentrales Verb**

**Verbmarkierung:** Im Mittelpunkt der Einheit steht das Verb „haben“, welches im Deutschen die typischen Verbmarkierungen aufzeigt (Endungen -e, -st, -t in der 1., 2. und 3. P. E.).

Im Französischen gehören „avoir“ (haben) und „être“ (sein) zu den unregelmäßigen Verben. Avoir: j'ai [e], tu as [a], il a [a]; être: je suis [syi], tu es [ɛ], il est [ɛ]).

Im Portugiesischen werden beide Verben („ter“ und „ser“) auch unregelmäßig flektiert, zeigen aber in der 2.P. E. die typische [ʃ]-Endung auf. Ter: (Eu) tenho [tɐɲu], (tu) tens [tẽnʃ], (ele) tem [tẽm]; ser: (eu) sou [so], (tu) és [ɛʃ], (ele) é [ɛ].

Im Russischen wird das Verb „haben" wie folgt umschrieben: „Ich habe eine Schwester" wird als „bei mir ist eine Schwester" (У меня есть сестра) übersetzt.

„Haben" zeigt im Polnischen die typischen Endungen (a-Konjugation, *Kapitel 2.4*) auf.

**Kontrastierung nicht immer sinnvoll**

Auch im Türkischen gibt es – vergleichbar mit dem Russischen – kein direktes Äquivalent. Besitzverhältnisse werden anhand einer „Ersatzkonstruktion" ausgedrückt, die zudem nicht die Endung regelmäßiger Verben aufweist. Schlussfolgernd ist eine Gegenüberstellung der Verbmarkierungen nur in den Konstellationen Portugiesisch / Deutsch und Polnisch / Deutsch anhand des Verbs „haben" sinnvoll.

**viele Genus-Interferenzen**

**Genus:** Es gibt zwischen den im Fokus stehenden Erstsprachen und dem Deutschen einige Interferenzen bezüglich des grammatischen Geschlechts der verschiedenen Tiere (→ *Tab. 2*, in schwarz / kursiv). Auf die Unterschiede sollte innerhalb der Therapie hingewiesen werden, um Interferenzfehler zu vermeiden.

Steht ausschließlich die Memorisierung der Nomina mit dem entsprechenden Artikel im Mittelpunkt der Therapiesequenz, so muss darauf geachtet werden, dass das Nomen im Nominativ gebraucht wird. Die Fragen „Was hast du?" oder „Was malst du?" führen zu Akkusativmarkierungen (einen Ball / den Ball); die Frage „Was ist das?" zu Nominativkontexten (ein Ball / der Ball).

**Wörter in L1 und L2 vergleichen**

„Semantische Freunde", die in blauer Farbe gekennzeichnet sind, werden im Laufe der verschiedenen Aktivitäten aufgegriffen und auf Plakaten aufgezeichnet (Schmidt 2018a), um dadurch den Zugang zur „neuen" Sprache zu erleichtern. Sinnvoll ist es auch, auf die in schwarz / kursiv markierten „semantischen Feinde" einzugehen *(→ Tab. 2)*, die oft zu witzigen Vergleichen führen (und somit zur Speicherung der neuen und weiteren Wörter beitragen).

**W-Fragen kontrastieren!**

**Syntax:** Die Kontrastierung der deutschen V2-Regel mit der starren Reihenfolge SVX in den romanischen Erstsprachen und im Polnischen ist anhand der oben erwähnten Zielsätze möglich (in schwarz / unterstrichen und blauer Farbe markiert), z. B.: Was habe ich? Qu'est-ce que j'ai? O que é que eu tenho? Eine Kontrastierung mit den anderen Erstsprachen ist aufgrund der erläuterten Umschreibungen und Ersatzkonstruktionen nicht sinnvoll (in schwarz / kursiv markiert).

einfache Formate als Einstieg

**2. Format bestimmen:** *Ratespiel* mit Stoffbeuteln: Auf einem Tisch befinden sich – gut sichtbar – dieselben Stofftiere (oder andere Spielfiguren), die sich ein zweites Mal – versteckt – hinter einer visuellen Abtrennung befinden. Eines der versteckten Tiere verschwindet in einem Stoffbeutel. Der Spielpartner versucht den Gegenstand zu ertasten. Nehmen mehrere Kinder am Ratespiel teil, so wandert der Stoffbeutel reihum, sodass jedes Kind seine Vermutung anstellen kann. In einer ersten Phase können die Gegenstände auf dem Tisch gezeigt werden. In einer späteren Phase werden die „Duplikate" entfernt, sodass die Benennung zwingend erforderlich wird.

**Format „sammeln":** Nehmen mehrere Kinder an einem Sprachspiel teil, so eignet sich das Format „sammeln" besonders gut, um die Motivation der Kinder zu erhöhen: Das Kind, das am Ende des Spiels die meisten Plüschtiere erraten und zu sich genommen, und somit „gesammelt" hat, gewinnt. Anstelle der Plüschtiere können auch (bei jeder korrekten Antwort) Muggelsteine gesammelt werden.
**Keine Einzelspieler, sondern Teams:** In der Gruppentherapie nimmt die sprachliche Interaktion zu, wenn keine Einzelspieler, sondern Teams (von 2, 3 oder 4 Personen) an einem Spiel teilnehmen, die sich gegenseitig beraten und ihre Vermutungen austauschen.

hochwertiger Sprachinput

**3. Modalitätenwechsel planen (rezeptiv/produktiv: zuhören und sprechen):** Der Stoffbeutel wird zuerst vom Interaktionspartner (I) fragend überreicht: „Was habe ich?" Überreicht das Kind anschließend den Stoffbeutel ohne die entsprechende Frage zu stellen, so präsentiert I parallel zur Spielhandlung den Zielsatz: „Was hast du?"

Die Zielsätze, die möglichst häufig in dieser kurzen Form auf prägnante Art und Weise (kurze und einfache Sätze, betont und langsam ausgesprochen) realisiert werden, werden durch zusätzliche, einfache Aussagen ergänzt: „Was hast du versteckt? Du hast bestimmt ein großes Tier. Du gibst mir den Stoffbeutel. Du hast … (tastet) das Eichhörnchen. Das Eichhörnchen hat einen langen Schwanz." Erkennt das Kind den versteckten Gegenstand, kennt aber nicht dessen Bezeichnung, so zeigt es auf das „Duplikat" auf dem Tisch. Auch diese Handlung wird sprachlich vom Interaktionspartner begleitet: „Was hast du? Das Eichhörnchen? Du hast das Eichhörnchen?"

Kick-off SVK und V2

**4. Reflexion in L1 und L2:** Im Anschluss an die erste Therapieeinheit wird die Geschichte „Das schüchterne ‚Du'" erzählt; je nach Deutschkenntnissen des Kindes die originale Version (Onlinematerial) oder die Reduktion der Geschichte auf eine einfache Handlung: Ein Kind, welches einen guten

Freund, eine „zischende Schlage“ (s-s-s) kennenlernt, macht alles viel leichter gemeinsam mit der Schlange: „Du läufst, du springst.“ (*Kap. 5.3*). Das Subjekt-Verb-Kongruenz-Plakat wird anhand verschiedener Verben in der 1. und 2. P.E. erstellt (→ *Abb. 4*). Die Schlange verdeutlicht die Markierung der 2. P.E.

**Visualisierung**

Während der Wiederholung des Ratespiels werden Kärtchen gemalt und parallel zu den Äußerungen anhand des V2-Modells visualisiert oder mit Magneten an der Tafel befestigt bzw. auf den Tisch gelegt (→ *Abb. 11*): „Was hast du? Ich habe den Tiger. Was habe ich? Du hast die Kuh.“

Sowohl das SVK-Plakat als auch die V2-Anordnung an der Tafel werden in regelmäßigen, kurzen, reflexiven Phasen immer wieder einbezogen: „Ich habe die Kuh. Das hast du super gesagt, genau wie an der Tafel!“ Oder: „Du hast das Schwein. Super! Du ha*sss*t …, du hast an die Schlange gedacht!“

**L1 „zwischengelagert“**

Nach einer weiteren Spielrunde wird dasselbe Ratespiel in der Erstsprache des Kindes durchgeführt. Die entsprechenden Strukturen sind in der *Tabelle 2* aufgeführt.

## 2. Einheit: „Montagsmaler“ oder „Draw Something“

Während des Malens werden die Tiere erraten.

**1 Auswahl des Sprachmaterials mit kontrastiver Analyse:** Das Sprachmaterial ist in *Tabelle 3* (sowie im Onlinematerial) zu finden.

**Tab. 3:** Sprachmaterial zur Einheit „Montagsmaler“

| | **Deutsch** | **Französisch** | **Portugiesisch** |
|---|---|---|---|
| **SVK** | ich male<br>du malst | je dessine [ʒə desin]<br>tu dessines [ty desin] | (eu) pinto [pĩntu]<br>(tu) pintas [pĩntaʃ] |
| **Syntax** | Was male ich? | Qu’est-ce que je dessine? [kɛskə ʒə desin] | O que é que (eu) pinto? [ukiɛkə eu pĩntu] |
| | Was malst du? | Qu’est-ce que tu dessines? [kɛskə ty desin] | O que é que (tu) pintas? [ukiɛkə tu pĩntaʃ] |
| | Ich male den Hund. | Je dessine le chien. [ʒə desin lə ʃjɛ̃] | (Eu) pinto o cão. [eu pĩntu u kɐ̃u] |
| | Du malst den Hund. | Tu dessines le chien. [ty desin lə ʃjɛ̃] | (Tu) pintas o cão. [tu pĩntaʃ u kɐ̃u] |

| | Deutsch | Russisch | Polnisch | Türkisch |
|---|---|---|---|---|
| **SVK** | ich male<br>du malst | я рисую [ja risuju]<br>ты рисуешь [tɨ risueʃ] | ja rysuję [ja rɨsujɛ~]<br>ty rysujesz [tɨ rɨsujɛʃ] | resim yapıyorum [rɛsim japɯjɔrum]<br>resim yapıyorsun [rɛsim japɯjɔrsun] |
| **Syntax** | Was male ich?<br>Was malst du?<br>Ich male den Hund.<br>Du malst den Hund. | Что я рисую? [tʃtɔ ja risuju]<br>Что ты рисуешь? [tʃtɔ tɨ risueʃ]<br>Я рисую собаку. [ja risuja sɔbaka]<br>Ты рисуешь собаку. [tɨ risueʃ sɔbaka] | Co ja rysuje? [tsɔ ja rɨsujɛ]<br>Co ty rysujesz? [tsɔ tɨ rɨsujɛʃ]<br>Ja rysuję psa. [ja rɨsujɛ̃ psa]<br>Ty rysujesz psa. [tɨ rɨsujɛʃ psa] | Ne boyuyorum? [nɛ bɔjujɔrum]<br>Ne boyuyorsun? [nɛ bɔjujɔrsun]<br>Köpeği boyuyorum [kœpɛ:i bɔjujɔrum]<br>Köpeği boyuyorsun [kœpɛ:i bɔjujɔrsun] |

**„optimales" Verb**

**Verbmarkierung:** Das Verb „malen" wird als schwaches Verb in den 6 Sprachen regelmäßig flektiert und eignet sich damit bestens in den verschiedenen Sprachkombinationen zur kontrastiven Analyse (schwarz / unterstrichen und blau markiert). Im Französischen ist die Verbmarkierung sehr einfach (ein Smiley verdeutlicht dies auf den „Verbkärtchen"); im Portugiesischen, Russischen und Polnischen ist die „kleine Schlange" zu hören: [ʃ]; im Türkischen können – je nach Fähigkeiten des Kindes – die Endungen auf die Kärtchen geschrieben werden: „-um" und „-sun".

**optimale Satzstrukturen**

**Syntax:** Die vorher erwähnten Zielsätze (W-Fragen und einfache Hauptsätze) eignen sich hervorragend zur Kontrastierung der Verbzweitstellung im Deutschen, der SVX-Anordnung in den romanischen und slawischen Sprachen und der Verbendstellung im Türkischen.

Die Zielstrukturen dieser Therapieeinheit eignen sich aufgrund der regelmäßigen Verbflexion und sprachspezifischen Satzschemata optimal zu kontrastiven Reflexionen in den verschiedenen Sprachkombinationen. Aufgrund des konzeptuell einfachen Sprachmaterials stellt die Einheit zudem einen wunderbaren Einstieg in die Therapie des 1. Schwerpunktes dar.

**2 Format bestimmen:** *Ratespiel* anhand von Zeichnungen: In einer ersten Phase versuchen die Teilnehmer gemeinsam, die Tiere „erkennbar" auf eine „Kritzeltafel" oder sonstige Unterlage zu zeichnen, indem markante Merkmale identifiziert und besonders prägnant dargestellt werden. Anschließend wird jeweils ein vorher nicht erwähntes Tier auf ein Kärtchen gemalt, das während des Zeichnens so schnell wie möglich erraten werden soll. In dieser Sequenz darf auch während des Ratens auf die Gegenstände gezeigt werden, später „verschwinden" sie im Stoffbeutel.

**3 Modalitätenwechsel planen:** I begleitet die Handlung verbal: „Was male ich?" Zeigt das Kind bspw. auf das Reh: „Ja! Ich male das Reh." Oder: „Nein! Ich male das Reh / nicht." Bzw.: „Was malst du?" (…) „Du malst die Katze!" Jedes erratene Tier wird mit einem Muggelstein belohnt (Format „sammeln"). Zum Schluss entscheidet die Anzahl an Steinen über den Mal- bzw. Ratekönig. Nach einigen Spielrunden verschwinden die Plüschtiere im Stoffbeutel und müssen nun zwingend benannt werden.

**Zielstrukturen evozieren**

**4 Reflexion in L1 und L2:** Sprachübergreifend werden die syntaktischen Anordnungen verglichen und die Differenzen reflektiert, nachfolgend am Beispiel des Französischen:

- Rückgriff auf das SVK-Plakat und das V2-Modell bzw. die an der Tafel fixierten Kärtchen: Das rote Kärtchen steht im Französischen an dritter, im Deutschen an zweiter Stelle.
- Können die beiden Fahnen ausgetauscht werden? Was du malst? Passt nicht! Qu'est-ce que tu dessines? Macht hingegen Sinn!
- Ich male den Hund. Je dessine le chien. Kinderleicht!

**SVK-Plakat und V2-Modell**

Korrekt und fehlerhaft gebildete Zielsätze werden punktuell anhand des SVK-Plakates und des V2-Modells analysiert. Zudem werden systematisch die Modellierungstechniken (*Kap. 4*) eingesetzt, mit flüchtigem Verweis auf die besonderen sprachlichen Merkmale. K: „Du male." I: „Ich male. Aber: Du malst. Du: Schlange nicht vergessen!" oder: K: „Was du malst?" I: „Was / malst / du? Jetzt passt der Satz auf die Schaukel." Einzelne Zeichnungen werden schlussendlich in „zwischengelagerten Sequenzen" in der Erstsprache erraten, wobei die entsprechenden Visualisierungsmittel einbezogen werden.

**punktuell und zwischengelagert**

### *3. Einheit: Memory gegen den „bösen" Drachen*

Werden im Memoryspiel zwei unterschiedliche Bilder umgedreht (Memory), so darf der Drache auf das nächste Feld springen und nähert sich dadurch dem hohen Turm, seinem Ziel (*Abb. 1; Kap. 2*).

**1 Auswahl des Sprachmaterials mit kontrastiver Analyse:** Das hierfür passende Sprachmaterial findet sich in *Tabelle 4* (ebenso im Onlinematerial).

**Tab. 4:** Sprachmaterial zur Einheit „Memory gegen den „bösen" Drachen"

| | Deutsch | Französisch | Portugiesisch |
|---|---|---|---|
| **Nomen** | der Drache | le dragon/m [dʀagõ] | o dragão/m [drɐgɐ̃u] |
| **Syntax** | Was macht der Drache?<br>Der Drache springt. | *Que fait le dragon? (Le dragon fait quoi?) [kə fɛ lə dʀagõ]*<br>Le dragon saute. [lə dʀagõ sot] | O que é que o dragão está a fazer? [ukiɛkə u drɐgɐ̃u ɐ fɐzer]<br>O dragão salta. [u drɐgɐ̃u saɫtɐ] |

| | Deutsch | Russisch | Polnisch | Türkisch |
|---|---|---|---|---|
| **Nomen** | der Drache | дракон/m [drakɔn] | smok/m [smɔk] | Ejderha [ɛʒdɛrha] |
| **Syntax** | Was macht der Drache?<br>Der Drache springt. | Что делает дракон? [tʃtɔ dełaet drakɔn]<br>Дракон прыгает. [drakɔn prɨgaet] | *Co robi smok? [tsɔ̃ rɔ̃bi smɔk]*<br>Smok skacze. [smɔk skatʃɛ] | Ejderha ne yapıyor? [ɛʒdɛrha nɛ japɯjɔr]<br>Ejderha atlıyor. [ɛʒdɛrha atlɯjɔr] |

**Speichern von „Chunks"**

Das Verb „haben" (siehe nachfolgenden Punkt 3) stand bereits in der ersten Sequenz im Mittelpunkt der Therapie. Die beiden Äußerungen „Was macht der Drache?" und „Der Drache springt." werden dem Kind als Input angeboten. Das ständige Wiederholen führt zu einem ganzheitlichen Speichern beider Strukturen.

**2 Format bestimmen:** *Memory gegen den „bösen" Drachen:* In dieser Memory-Version versuchen zwei oder mehrere Teilnehmer gemeinsam gegen den Drachen zu gewinnen. Dreht ein Spielpartner zwei Bilder um, die zusammengehören, so wird das Paar beiseitegelegt. Werden zwei Bilder ausgewählt, die nicht zusammen passen, darf der „böse" Drache ein Feld nach vorne rücken. Um zu gewinnen, müssen die Spielpartner alle Paare aufgedeckt haben, ehe der Drache am Ende seines Weges angekommen ist und den dort errichteten Turm (der Kinder) umstößt.

**Micky Maus einbeziehen**

**3 Modalitätenwechsel planen:** Durch die Frage „Was hast du?" werden kurze elliptische Äußerungen evoziert: „Die Katze." Diese werden aufgegriffen und erweitert: „Richtig! Du hast die Katze." Erinnert sich das Kind nicht an den Namen des Tieres, bekommt es eine entsprechende Hilfestellung: „Wer klettert auf den Baum, kann so schön miauen und trinkt am liebsten

Milch?", bzw. den Namen des Tieres präsentiert: „Die Katze miaut und trinkt Milch." Sobald die meisten Bezeichnungen gespeichert wurden, wird Micky Maus (*Kap. 5.2*) einbezogen: „Micky Maus, wie heißt das? (Was ist das?)"

Dreht I selbst zwei Bilder um, formuliert er ganz bewusst die kompletten Zielsätze: „Was habe ich? Ich habe die Katze. Ich habe den Hund." Die konsequente Versprachlichung spornt viele Kinder dazu an, auch komplette Sätze zu bilden. Neben den Zielsätzen werden in weniger prägnanter Art und Weise (eher beiläufig) weitere Ergänzungen angefügt: „Die Katze miaut. Ich habe eine Katze zu Hause. Und du? Du hast auch eine Katze?" (Die Entscheidungsfrage „*Hast* du auch eine Katze?" stellt eine Ausnahme zur V2-Regel dar (das Verb steht an erster Position) und wird deshalb besonders in den ersten Therapiewochen vermieden.) Je nachdem, ob die beiden Bilder zusammen gehören oder nicht, wird die Handlung des Drachens entsprechend kommentiert: „Was macht der Drache?" (…) „Der Drache springt (ein Feld vorwärts).", bzw.: „Der Drache springt nicht."

**zwischengelagerte Sequenz**

**4 Reflexion in L1 und L2:** Einbezug der L1: Einzelne Bildpaare werden nicht nur auf Deutsch, sondern auch in der Erstsprache benannt, jeweils mit dem entsprechenden Hinweis: „Auf Türkisch? Wie heißt die Katze auf Türkisch?" In einer zweiten Phase wird das Spiel in der Erstsprache des Kindes wiederholt. Die entsprechenden Visualisierungsmittel (V2-Modell und SVK-Plakat) werden punktuell einbezogen.

## *4. Einheit: Buch zum Thema „Montagsmaler": Art und Max (Wiesner)*

Das Buch wird anhand einfacher Zielsätze erzählt. Die Kinder übernehmen progressiv die Rolle des Erzählers.

**„optimales" Verb (malen) im Fokus**

**1 Auswahl des Sprachmaterials mit kontrastiver Analyse:** Das zugehörige Sprachmaterial ist in *Tabelle 5* zu finden (im Onlinematerial).

**Tab. 5:** Sprachmaterial zur Einheit „Art und Max"

| | Deutsch | Französisch | Portugiesisch |
|---|---|---|---|
| **SVK** | ich male<br>du malst | je dessine [ʒə desin]<br>tu dessines [ty desin] | (eu) desenho [dəzɐɲu]<br>(tu) desenhas [dəzɐɲaʃ] |

| | Deutsch | Französisch | Portugiesisch |
|---|---|---|---|
| Syntax | Was male ich?<br>Was machst du?<br>Ich male super.<br>Du malst super.<br>Du siehst super aus. | Qu'est-ce que je dessine? (Was ich male?) [kɛskə ʒə desin]<br>Qu'est-ce que tu fais? (Was du machst?) [kɛskə ty fɛ]<br>Je dessine „super". [ʒə desin sypɛʀ]<br>Tu dessines super bien. (Du malst super gut.) [ty desin sypɛʀ bjɛ̃]<br>Tu es super. (Du bist super.) [ty ɛ sypɛʀ] | O que é que (eu) desenho? (Was ich male?) [ukiɛkə eu dəzɐɲu]<br>O que é que (tu) fazes? (estás a fazer) (Was du machst?) [ukiɛkə tu fɐzəʃ]<br>(Eu) desenho muito bem. (Ich male sehr gut.) [eu dəzɐɲu muĩntu bɐ̃i]<br>(Tu) desenhas muito bem. (Du malst sehr gut.) [tu dəzɐɲaʃ muĩntu bɐ̃i]<br>Tu estás super. (Du bist super.) [tu əʃtaʃ sypɛʀ] |

| | Deutsch | Russisch | Polnisch | Türkisch |
|---|---|---|---|---|
| SVK | ich male<br>du malst | я рисую [ja risuju]<br>ты рисуешь [tɨ risueʃ] | Ja rysuję. [ja rɨsujɛ̃]<br>Ty rysujesz. [tɨ rɨsujɛʃ] | resim yapıyorum [rɛsim japɯjɔrum]<br>resim yapıyorsun [rɛsim japɯjɔrsun] |
| Syntax | Was male ich?<br>Was machst du?<br>Ich male super.<br>Du malst super.<br>Du siehst super aus. | Что я рисую? [tʃtɔ ja risuju]<br>Что ты делаешь? [tʃtɔ tɨ deɫeaʃ]<br>Я рисую „классно" [ja risuju kɫasnɔ].<br>Ты рисуешь „классно". [tɨ risueʃ kɫassnɔ]<br>Ты „классный" [tɨ kɫasni]. | Co ja rysuje? [tsɔ ja rɨsujɛ]<br>Co ty robisz? [tsɔ tɨ rɔ̃biʃ]<br>Ja rysuję „super" [ja rɨsujɛ̃ supɛr]<br>Ty rysujesz „super" [tɨ rɨsujɛʃ supɛr]<br>Ty jestes „super" [tɨ jɛstɛs supɛr] | Ne boyuyorum? [nɛ bɔjujɔrum]<br>Ne yapıyorsun? [nɛ japijɔrsun]<br>„Super" boyuyorum [supɛr bɔjujɔrum]<br>„Super" boyuyorsun [supɛr bɔjujɔrsun]<br>(Sen) supersin. [sɛn supɛrsin] |

Erstmals wird ein zweiteiliges Verb (aussehen) einbezogen. Kinder mit einer Spracherwerbsstörung haben Probleme, die Verbklammer korrekt vorzunehmen: „Du *siehst* super *aus*."

**Text an Sprachkompetenzen anpassen**

**2 Format bestimmen / Modalitätenwechsel:** *Geschichte:* Die Geschichte wird zuerst in kurzen, kontrastiven Sätzen vorgetragen (→ *Tab. 6*). Im weiteren Verlauf wird das Kind gehäuft durch Fragen und Impulse zur Produktion der Zielsätze angeregt: „Was sagt Arthur? Was sagt Max? Was passiert jetzt? Was macht Arthur / Max jetzt? Und dann? (…)"

**Tab. 6:** Dialog zwischen Art und Max, reduziert auf die wichtigsten Äußerungen

**einfache Dialoge anhand der Zielsätze**

| Seite | Max | Arthur |
|---|---|---|
| 3/4 | Du malst super! | |
| 5 | Ich male auch schön! | |
| 6 | | Du malst nicht schön! |
| | | Ok … |
| | (Singt) Ich male super! Super – super male i-ich! | |
| 7 | Was male ich? | |
| 8 | Arthur: Was male ich? | |
| 9 | Du malst … mich! | Uauh! |
| 10–12 | Was machst du? | Ich male dich! (…) O-o |
| 13 | Was machst du? | Du siehst super aus! |
| 14 | Was machst du? | Du siehst super aus! |
| 15/16 | | Was machst du? |
| 17–20 | Ich habe Kopfschmerzen. | Du trinkst den Saft. |
| 21/22 | Ich gehe heim. | |
| 23/24 | Arthur? Wo bist du? | |
| 29/30 | | Was machst du? |
| 32 | | Uauh! Du malst super! |

**reflexive Phasen vorsehen**

**3 Reflexion in L1 und L2:** L1-Phasen: Die Geschichte wird in der Erstsprache des Kindes erzählt. Sprachvergleichend werden identische und unterschiedliche Strukturen in L1 und L2 gegenübergestellt.

### *5. Einheit: Geschichte ordnen*

4 bis 8 Bilder (je nach Alter und sprachlichen Fähigkeiten des Kindes), die den Handlungsablauf der Geschichte am eindeutigsten widerspiegeln, werden geordnet, dies in unterschiedlichen Formaten. Als „Bilder" werden Kopien verwendet (ausgeschnitten und aufgeklebt) oder Kärtchen, auf denen die zentralen Handlungen aufgezeichnet wurden. Das Ausschneiden und Zeichnen kann als „eigenständige" therapeutische Sequenz (mit „optimalem" Sprachmaterial) umgesetzt werden: Was schneidest du aus? Was malst du? Ich male Max. Du malst Arthur.

Folgende Formate können verwendet werden:

**spannende Formate**

- **Richtige Reihenfolge bestimmen:** Die Bilder werden gemischt und mit oder ohne Einbezug des Buches in die richtige Reihenfolge gelegt.
- **Parallelhandlung:** Jeder Teilnehmer (jede Einzelperson oder jede Gruppe) hat dieselben Bilder vor sich auf seinem Tisch liegen. Zuerst erzählt I die Geschichte und legt die Bilder gleichzeitig in der entsprechenden Reihenfolge vor sich auf den Tisch. Der oder die Partner tun dasselbe mit ihren Bildern (ohne die Bilder des Erwachsenen zu sehen). Zum Schluss werden die Bildserien miteinander verglichen: Liegen die Bilder jeweils in derselben Reihenfolge auf den Tischen? In einer zweiten Phase übernimmt das Kind die Rolle des Erzählers.
- **Parallelhandlung – Quatschgeschichte:** Anhand der Bilder erfindet ein Spielpartner eine beliebige Geschichte, indem er den chronologischen Ablauf verändert. Auch dieses Mal gewinnen die Teilnehmer, wenn die Reihenfolge der Bilder auf den verschiedenen Tischen identisch ist.
- **Parallelhandlung – ein bestimmtes Bild finden:** Ein Bild wird ausgewählt, beschrieben und mit der Rückseite nach oben auf einen separaten Tisch oder auf eine Kiste gelegt, ohne dass der Spielpartner dieses gesehen hat. Findet der Spielpartner das entsprechende Bild unter seinen Bildern?

## 2. Rahmenthema: Lebensmittel

**Alternativthemen:** Das Spielen mit dem Einkaufsladen kann sich auch auf weitere semantische Felder beziehen: Spielsachen, Schulmaterial, Kleider oder Sport.

**Zielstrukturen:** Kontrastierung der SVK 1. P. S. / 2. P. S. und Kontrastierung SVX / XVS-Sätze anhand von W-Fragen und Adverb-Topikalisierung.

### *1. Einheit: „Susi im Einkaufsladen"*

Ganz entsetzt bemerkt Susi, dass sie wegen ihrer langen Haare, die ihr ins Gesicht fallen, die Lebensmittel, die sich auf der Theke befanden, nicht bemerkt hat. Diese liegen nun auf dem Fußboden!

**1 Auswahl des Sprachmaterials mit kontrastiver Analyse:** Das Sprachmaterial für diese Einheit findet sich in *Tabelle 7* und im Onlinematerial:

**Tab. 7:** Sprachmaterial zur Einheit „Susi im Einkaufsladen"

| | Deutsch | Französisch | Portugiesisch |
|---|---|---|---|
| **SVK** | ich nehme<br>du nimmst | je prends [ʒə pʀɑ̃]<br>tu prends [ty pʀɑ̃] | (eu) pego [pegu]<br>(tu) pegas [pegaʃ] |
| **Nomina** | die Banane<br>der Apfel<br>das Brot<br>das Brötchen<br>der Fisch<br>die Wurst<br>die Milch<br>der Saft<br>das Wasser<br>der Honig<br>die Marmelade | la banane/w [banan]<br>la pomme/w [pɔm]<br>le pain/*m* [pɛ̃]<br>le petit-pain/*m* [pəti pɛ̃]<br>le poisson/*m* [pwasõ]<br>la saucisse/w [sosis]<br>le lait/*m* [lɛ]<br>le jus/*m* [ʒy]<br>l'eau/w [o]<br>*le miel/m* (≠ Mehl) [mjɛl]<br>la marmelade/w [maʀməlad] | a banana/w [bɐnɐnɐ]<br>a maçã/w [mɐsɐ̃]<br>o pão/*m* [pɐ̃u]<br>o pequeno pão/*m* [pəkenu]<br>o peixe/*m* [pɐiʃə]<br>a salsicha/w [salsiʃɐ]<br>o leite/*m* [lɐitə]<br>o sumo/*m* [sumu]<br>a água/w [agwɐ]<br>*o mel/m* (≠ Mehl) [mɛɫ]<br>o doce/*m* [dosə] |
| **Syntax** | Was nimmst du?<br><br>Ich nehme die Banane.<br><br>Du nimmst die Banane.<br><br>Was malst du?<br><br>Ich male die Banane. | Qu'est-ce que tu prends?<br>[kɛskə ty pʀɑ̃]<br>Je prends la banane. [ʒə pʀɑ̃ la banan]<br>Tu prends la banane. [ty pʀɑ̃ la banan]<br>Qu'est-ce que tu dessines?<br>[kɛskə ty desin]<br>Je dessine la banane. [ʒə desin la banan] | O que é que (tu) pegas?<br>[ukiɛkə tu pegaʃ]<br>(Eu) pego a banana. [eu pegu ɐ bɐnɐnɐ]<br>(Tu) pegas a banana. [tu pegaʃ ɐ bɐnɐnɐ]<br>O que é que (tu) desenhas?<br>[ukiɛkə tu dəzɐɲaʃ]<br>(Eu) desenho a banana. [eu dəzɐɲu ɐ bɐnɐnɐ] |

| | Deutsch | Russisch | Polnisch | Türkisch |
|---|---|---|---|---|
| **SVK** | ich nehme<br>du nimmst | я беру [ja beru]<br>ты берёшь [tɨ berɔʃ] | ja biorę [ja biɔrẽ]<br>ty bierzesz [tɨ biɛrzɛʃ] | alıyorum [alɯjɔrum]<br>alıyorsun [alɯjɔrsun] |
| **Nomina** | die Banane<br>der Apfel<br>das Brot<br>das Brötchen<br>der Fisch<br>die Wurst<br>die Milch<br>der Saft<br>das Wasser<br>der Honig<br><br>die Marmelade | банан/*m* [banan]<br>яблоко/*s* [jabłɔka]<br>хлеб/*m* [xłeb]<br>булочка/*w* [bułɔtʃka]<br>рыба/*w* [rɨba]<br>сосиска/*f* [sɔsiska]<br>молоко/*s* [mɔłɔkɔ]<br>сок/*m* [sɔk]<br>вода/*w* [vɔda]<br>мед/*m* [med]<br>(≠ Mehl)<br>варенье/*n* [warenje] | banan/*m* [banan]<br>jabłko/*s* [jabkɔ]<br>chleb/*m* [xlɛb]<br>buła/*w* [buwa]<br>ryba/*w* [rɨba]<br>kiełbasa/*f* [kiɛwbasa]<br>mleko/*s* [mlɛkɔ]<br>sok/*m* [sɔk]<br>woda/*w* [vɔda]<br>*miód*/*m* [miud]<br>(≠ Mehl)<br>dżem/*m* [dʒɛm] | muz [muz]<br>elma [ɛlma]<br>ekmek [ɛkmɛk]<br>sandviç [sandvitʃ]<br>balık [balɯk]<br>sucuk [sudʒuk]<br>süt [syt]<br>meyve suyu [mɛjvɛ suju]<br>su [su]<br>bal [bal]<br>reçel [rɛtʃɛl] |
| **Syntax** | Was nimmst du?<br><br>Ich nehme die Banane.<br>Du nimmst die Banane.<br>Was malst du?<br><br>Ich male die Banane. | Что ты берёшь? [ʃtɔ tɨ berɔʃ]<br>Я беру банан. [ja beru banan]<br>Ты берёшь банан. [tɨ berɔʃ banan]<br>Что ты рисуешь? [ʃtɔ tɨ risueʃ]<br>Я рисую банан. [ja risuju banan] | Co ty bierzesz? [tsɔ tɨ biɛʒɛʃ]<br>Ja biorę banana. [ja biɔrẽ banana]<br>Ty bierzesz banana. [tɨ biɛʒɛʃ banana]<br>Co ty rysujesz? [tsɔ tɨ rɨsujɛʃ]<br>Ja rysuję banana. [ja rɨsujẽ banana] | Ne alıyorsun? [nɛ alɯjɔrsun]<br>Muzu alıyorum [muzu alɯjɔrum]<br>Muzu alıyorsun [muzu alɯjɔrsun]<br>Ne boyuyorsun? [nɛ bɔjujɔrsun]<br>Muzu boyuyorum [muzu bɔjujɔrum] |

**optimales Sprachmaterial**

Das Verb „nehmen“ wird genau wie das Verb „malen“ in den 6 Sprachen regelmäßig flektiert (schwarz / unterstrichen resp. blau markiert, *Tab. 7*). Auch in dieser Therapiesequenz gelingt die Kontrastierung auf syntaktischer Ebene durch die Produktion von W-Fragen und einfachen Hauptsätzen in den verschiedenen Sprachkombinationen optimal.

**visuell unterstützen**

**2 Reflexion in L1 und L2:**

- Verbflexion: Einbezug des SVK-Plakates mit den verschiedenen Schlangen und den entsprechenden Schriftzeichen.
- V2-Modelle (L1 und L2) bzw. Anordnung an der Tafel

**3 Format bestimmen:** *Einsammeln und zeichnen:* Ein Lebensmittel wird erst dann aufgehoben, wenn die Frage „Was nimmst du?“ beantwortet wurde: „das Brot“ oder „den Apfel“. Dieses wird dann an die „Kritzeltafel“ gezeichnet: „Du malst das Brot.“

**4 Modalitätenwechsel planen:** Kennt das Kind die Bezeichnung eines Gegenstandes, den es aufheben möchte, nicht, so zeigt es auf diesen. I umschreibt gelegentlich den Gegenstand: „Das kann man in den Kaffee tun und ist ganz süß. Im Kaffee sind Milch und …" Sind die meisten Bezeichnungen bekannt, wird Micky Maus einbezogen: „Micky Maus: Wie heißt das?"

**Prinzipien der semantischen Therapie einbeziehen**

Auf die präzise Frage „Was nimmst du?" folgt in der Regel eine kurze elliptische Antwort: „Die Banane." Werden allgemeinere Fragen gestellt oder Impulse gegeben, steigt die Wahrscheinlichkeit, dass ganze Sätze evoziert werden: „Was machst du?" „Und?" „An dir!"

**5 Reflexion in L1 und L2:** Weil die Zielstruktur in dieser Einheit nicht primär der Kasus ist, wird auf die korrekte Akkusativmarkierung nur beiläufig geachtet („den Apfel"), fehlerhafte Markierungen werden ohne weitere Erklärungen anhand eines korrektiven Feedbacks wiederholt: „Du nimmst den Apfel."

**auf Zielstrukturen achten**

Der Erwachsene bildet jeweils einen ganzen Satz („Ich nehme … (überlegt) die Wurst."), bevor er den entsprechenden Gegenstand aufhebt. Das Kind wird dadurch zum Nachahmen angespornt (Modellcharakter), v. a., wenn der Erwachsene verstärkend auf das Kind eingeht. „Schön hast du das gesagt: Ich nehme das Wasser. Und ganz richtig! Schau, das passt auf die Schaukel: Ich / nehme / das Wasser."

**zwischengelagerte Sequenz**

Nach einer ersten Spielrunde (alle Lebensmittel liegen wieder auf der Theke) erscheint bspw. Susis französisch sprechende Freundin Anne im Laden: „Susi, où est-ce que tu es?" (Susi, wo bist du?) Sie sucht überall im Laden, passt nicht auf, sodass die Lebensmittel erneut von der Theke fallen. Sie entschuldigt sich beim Kind (bei den Kindern) und sagt, dass sie alles aufräumt. „Qu'est-ce que je prends?" (Was nehme ich?) „Le lait? Je prends le lait." (Die Milch? Ich nehme die Milch.) (…)

Die Rolle der Freundin wird anschließend vom Kind übernommen. Die korrekte Anordnung der Satzglieder in der eben erwähnten W-Frage, wie auch die korrekte Genusmarkierung stehen punktuell im Mittelpunkt reflexiver Phasen: Können die beiden Fahnen ausgetauscht werden? „Was du nimmst?" klappt nicht. „Qu'est-ce que tu prends?" macht hingegen Sinn. „*La* lait?" (*die* Milch) Nein! Auf Französisch sagt man „*le* lait" (*der* Milch).

## 2. Einheit: „Phonologische Bewusstheit": Fliegenklatschenspiele

Fliegenklatschen werden – mit höchstem Motivationsgewinn – in ganz unterschiedlichen Spielen verwendet.

**optimales Sprachmaterial**

**1 Auswahl des Sprachmaterials mit kontrastiver Analyse:** Sowohl in *Tabelle 8* als auch im Onlinematerial ist das Sprachmaterial zu finden.

**Tab. 8:** Sprachmaterial zur Einheit „Fliegenklatschenspiele"

| | **Deutsch** | **Französisch** | **Portugiesisch** |
|---|---|---|---|
| **SVK** | ich höre<br>du hörst | j'entends [ʒãtã]<br>tu entends [ty ãtã] | (eu) ouço [osu]<br>(tu) ouves [ovəʃ] |
| **Syntax** | Was hörst du?<br><br>Ich höre ein „sch".<br>Du hörst ein „sch". | Qu'est-ce que tu entends? [kɛskə ty ãtã]<br>J'entends un „sch". [ʒãtã œ̃ ʃ]<br>Tu entends un „sch". [ty ãtã œ~ ʃ] | O que é que (tu) ouves? [ukiɛkə tu ovəʃ]<br>(Eu) ouço um „ch". [eu osu ũ ʃ]<br>(Tu) ouves um „ch". [tu ovəʃ ũ ʃ] |

| | **Deutsch** | **Russisch** | **Polnisch** | **Türkisch** |
|---|---|---|---|---|
| **SVK** | ich höre<br><br>du hörst | я слышу [ja sɫɨʃu]<br><br>ты слышишь [tɨ sɫɨʃuiʃ] | ja słyszę. [ja swɨʃɛ̃]<br><br>ty słyszysz. [tɨ swɨʃɨʃ] | duyuyorum [dujujɔrum]<br>duyuyorsun [dujujɔrsun] |
| **Syntax** | Was hörst du?<br><br>Ich höre ein „sch".<br><br>Du hörst ein „sch". | Что ты слышишь? [ʃtɔ tɨ sɫɨʃuiʃ]<br>Я слышу „ш". [ja sɫɨʃu ʃ]<br>Ты слышишь „ш". [tɨ sɫɨʃuiʃ ʃ] | Co ty slyszysz? [tsɔ tɨ swɨʃɨʃ]<br>Ja słyszę „sz". [ja swɨʃɛ̃ ʃ]<br>Ty słyszysz „sz". [tɨ swɨʃɨʃ ʃ] | Ne duyuyorsun? [nɛ dujujɔrsun]<br>„ş" duyuyorum. [ʃ dujujɔrum]<br>„ş" duyuyorsun. [ʃ dujujɔrsun] |

**2 Format bestimmen:** In einer ersten Phase werden die Lebensmittel auf Kärtchen gezeichnet (um späteren Missverständnissen aus dem Weg zu gehen, werden die Bezeichnungen hinzu geschrieben). Während des Malens stehen folgende Zielstrukturen im Fokus:

- Was malst du? (W-Fragen stellen)
- Du malst die Banane. (Kind direkt ansprechen)
- Ich male den Apfel. (Selbst aktiv teilnehmen)
- Danach male ich die Milch. (Adverbien an Erstposition im Satz verwenden)
- Du mal*st*. (Endung betonen)

Die Förderung der phonologischen Bewusstheit hat generell einen positiven Einfluss auf die Lernfortschritte des Kindes im sprachlichen Bereich (*Kap. 4.7*). Z. B. werden die Silbenanzahl oder die Anfangslaute der Lebensmittel ermittelt oder es wird überlegt, ob sich ein bestimmter Laut im Wort befindet bzw. ob sich zwei Wörter reimen.

**generell positiver Einfluss**

In der Gruppentherapie erhält jedes Kind eine Fliegenklatsche, mit der möglichst schnell auf ein Kärtchen geschlagen werden muss. Die Hälfte der gemalten Bilder wird offen auf den Tisch gelegt, die andere Hälfte liegt verdeckt als Nachziehstapel am Rande des Tisches. Nachdem das obere Kärtchen vom Stapel aufgedeckt wurde, überlegen die Kinder möglichst schnell, welches Bild (oder welche Bilder) auf dem Tisch „passt" („passen"). Setzt sich das aufgedeckte Bild zum Beispiel aus 3 Silben zusammen oder beginnt mit einem „m", so muss auf dem Tisch ein entsprechendes Bild gefunden und mit der Klatsche darauf geschlagen werden. Das Kind, das am schnellsten reagiert, erhält das Kärtchen. Gewonnen hat zum Schluss das Kind, das die meisten Kärtchen sammeln konnte.

In der Einzeltherapie sucht das Kind ohne Zeitdruck ein „Zielkärtchen" aus, auf das es mit seiner Fliegenklatsche schlägt. Entspricht das abgebildete Wort den Zielkriterien, so darf es das Kärtchen zu sich nehmen und deckt das nächste für den Mitspieler auf.

**Fliegenklatschen: immer wieder verwenden!**

**3 Modalitätenwechsel planen:** Das Bild wird nach dem „Zuschlagen" benannt: „Was hast du?" „Den Fisch." Soll ein Laut identifiziert werden, so wird auch die entsprechende Frage gestellt: „Was hörst du?" „Ich höre ein ‚sch'."

Wenn die teilnehmenden Kinder erst eine bestimmte Anzahl der ausgewählten Wörter kennen (im Voraus überprüfen!), dann werden die bekannten offen auf den Tisch gelegt, die schwierigen werden als Stapel verwendet. Wird ein Kärtchen vom Stapel aufgedeckt, so wird das jeweilige Bild vom Interaktionspartner benannt.

**4 Reflexion in L1 und L2:** Die Wörter werden cross-linguistisch miteinander verglichen: Ba-na-ne – ba-na-na. Im Portugiesischen beginnt das Wort auch mit einem „b" und besitzt ebenfalls 3 Silben. Im Französischen passt auch der Anfangslaut, allerdings hat das Wort „nur" 2 Silben: ba-nane. Vielleicht gelingt es dem Kind, auch in seiner Muttersprache auf die korrekten Bilder zu „schlagen" (zweite Fliegenklatsche mit aufgeklebter Fahne der L1 verwenden).

## 3. Einheit: „Bingo"

Der Teilnehmer (oder die Gruppe an Teilnehmern), der (die) als erstes (als erste) seine Bilder weglegen konnte, wird zum Bingokönig ernannt.

**haben: „gutes" Verb im Deutschen**

**1. Auswahl des Sprachmaterials mit kontrastiver Analyse:** In der *Tabelle 9* und im Onlinematerial findet sich das entsprechende Sprachmaterial.

**Tab. 9:** Sprachmaterial zur Einheit „Bingo"

| | Deutsch | Französisch | Portugiesisch |
|---|---|---|---|
| **SVK** | *ich habe*<br>*du hast* | *j'ai* [ʒe]<br>*tu as* [ty a] | *(eu) tenho* [eu tɐɲu]<br>tu tens [tu tẽnʃ] |
| **Syntax** | Was hast du?<br>Ich habe die Banane. | Qu'est-ce que tu as? [kɛskə ty a]<br>J'ai la banane. [ʒe la banan] | O que é que (tu) tens? [ukiɛkə tu tẽnʃ]<br>*(Eu) tenho a banana.* [eu tɐɲu ɐ bɐnɐnɐ] |

| | Deutsch | Russisch | Polnisch | Türkisch |
|---|---|---|---|---|
| **SVK** | ich habe<br>du hast | *у меня есть [u menja est]*<br>*у тебя есть [u tebja est]* | ja mam [ja mam]<br>ty masz [tɨ maʃ] | *bende var* [bɛndɛ var]<br>*sende var* [sɛndɛ var] |
| **Syntax** | Was hast du?<br>Ich habe die Banane. | *Что у тебя есть? [tʃtɔ u tebja est]*<br>*У меня есть банан. [u menja est banan]* | Co ty masz? [tsɔ tɨ maʃ]<br>Ja mam banan. [ja mam banan] | *Sende ne var?* [sɛndɛ nɛ var]<br>Muz bende. [muz bɛndɛ] |

**2 Format bestimmen:** Jeder Teilnehmer hat dieselben Bilder vor sich liegen (eine Gruppe, die aus mehreren Teilnehmern besteht, benötigt auch nur eine Bilderserie), je nach Alter der Kinder und erwünschter Dauer des Spiels zwischen 8 und 16 Bilder. Die Teilnehmer wählen unter ihren Bildern die Hälfte aus (ihre Lieblingslebensmittel beispielsweise) und legen diese offen vor sich auf den Tisch, die andere Hälfte wird beiseite gelegt. Auf einem neutralen Tisch, der etwas abseits steht, liegen alle (8 bis 16) Bilder mit der Rückseite nach oben. Ein erstes Bild wird von einem beliebigen Teilnehmer auf dem neutralen Tisch aufgedeckt. Hat ein Teilnehmer (oder eine Gruppe) dieses Bild, wird dieses beiseitegelegt. Gewonnen hat der Teilnehmer, der zuerst keine Bilder mehr vor sich liegen hat.

**3 Modalitätenwechsel planen:** Nach dem Aufdecken des Bildes auf dem neutralen Tisch wird die entsprechende Frage gestellt: „Was hast du?“ „Die Banane.“ Soll nicht nur die Bezeichnung der Lebensmittel im Blickpunkt stehen, sondern zudem die Formulierung eines ganzen Satzes, wird nicht die eben erwähnte präzise Frage gestellt („Was hast du?“), sondern ein Impuls gegeben („Und?“), bzw. einfach nur die entsprechende Aussage abgewartet: „Ich habe die Banane.“ Die Äußerung wird zwingend erforderlich, wenn das umgedrehte Bild nicht gezeigt werden darf, bzw. wenn sich ein Sichtschutz zwischen dem neutralen Tisch und den anderen Teilnehmern befindet. Kennt das Kind die Bezeichnung des abgebildeten Gegenstandes nicht, darf das Bild gezeigt werden.

**zwingender Kontext**

4 Auch dieses Spiel kann ohne große Kenntnisse der jeweiligen Erstsprache in dieser Sprache wiederholt werden.

**zwischengelagerte Sequenz**

## *4. Einheit: „Einkaufen im Tante Emma Laden“*

Mit der Einkaufsliste wird im Tante Emma Laden eingekauft.

**1 Auswahl des Sprachmaterials mit kontrastiver Analyse:** In *Tabelle 10* und im Onlinematerial findet sich das passende Sprachmaterial.

**Tab. 10:** Sprachmaterial zur Einheit „Einkaufen im Tante Emma Laden“

| | Deutsch | Französisch | Portugiesisch |
|---|---|---|---|
| **SVK** | ich brauche<br>du brauchst | je veux (ich will) [ʒə vØ]<br>tu veux (du willst) [ty vØ] | (eu) preciso [prəsizu]<br>(tu) precises [prəsizəʃ] |
| **Syntax** | Was brauchst du?<br><br>Ich brauche ein Brot. | Qu’est-ce que tu veux? [kɛskə ty vØ]<br>Je veux un pain. [ʒə vØ œ̃ pɛ̃] | O que é que (tu) precises? [ukiɛkə tu prəsizəʃ]<br>*(Eu) preciso de um pão.* [eu prəsizu də ũ pɐ̃u] |

| | Deutsch | Russisch | Polnisch | Türkisch |
|---|---|---|---|---|
| **SVK** | ich brauche<br><br>du brauchst | *Мне нужен [mne nuʒen]*<br>*Тебе нужен [tebe nuʒen]* | ja potrzebuję [ja pɔtʒɛbujɛ̃]<br><br>ty potrzebujesz [tɨ pɔtʒɛbujɛʃ] | *bana lazım [bana lazɯm]*<br>*sana lazım [sana lazɯm]* |

| | Deutsch | Russisch | Polnisch | Türkisch |
|---|---|---|---|---|
| **Syntax** | Was brauchst du?<br><br>Ich brauche ein Brot. | Что вам нужно? [tʃɔ wam nuʒnɔ]<br>Мне нужен хлеб. [mne nuʒen xłeb] | Co ty potrzebujesz? [tsɔ tɨ pɔtʒεbujεʃ]<br>Ja potrzebuję chleb. [ja pɔtʒεbujε̃ xlεb] | Ne *sana lazım? [nε sana lazɯm]*<br>Bana ekmek *lazım. [bana εkmεk lazɯm]* |

**2 Format bestimmen:** „Einkaufsliste malen“ und „Einkaufen im Laden“: In einer ersten Sequenz werden einige Lebensmittel auf eine Einkaufsliste gemalt. Anschließend folgt das Einkaufen im Laden. In der Zweiersituation übernehmen beide Spielpartner abwechselnd die Rolle des Einkäufers und des Verkäufers.

**„malen“ für Kontrast-optimierung perfekt**

**3 Modalitätenwechsel planen:** Wie in vorherigen Sequenzen wird das Malen der Bilder zur häufigen Präsentation der Zielstrukturen genutzt: „Was malst du? Schön, du malst den Apfel. Ich male das Brot.“ Neben dem hochfrequenten Gebrauch der Zielstrukturen können, je nach sprachlichen Fortschritten des Kindes, zusätzliche kurze Sätze verwendet werden: „Ich male das Brot. Ich esse gerne Brot zum Frühstück. Was isst du morgens? Was hast du mit zur Schule gebracht?“

**Schwerpunkt 1 fördern: Dialog im Fokus**

Der Verkäufer stellt dem Einkäufer die entsprechende Frage: „Was brauchst du?“ (Oder auch: „Was willst du?“ „Was kaufst du?“) Der Einkäufer sollte nicht auf die Lebensmittel zeigen, sondern von der Einkaufsliste „ablesen“: „Ich brauche einen Apfel.“ In dieser Sequenz können demnach auch unbestimmte Artikel verwendet werden. Kennt das Kind die Bezeichnung eines Lebensmittels nicht, kann es dem Verkäufer seine Einkaufsliste zeigen.

**Russisch / Türkisch nicht kontrastieren**

**4 Reflexion in L1 und L2:** Die unterschiedliche Genusmarkierung, die Anordnung in W-Fragen und die Verbmarkierung (in den beiden romanischen Sprachen und im Polnischen) können auch in dieser Sequenz punktuell im Fokus stehen. Reflexive Phasen eignen sich weder mit Kindern mit russischer, noch mit türkischer L1 (schwarz / kursiv markiert). Der deutsche Einkaufsladen wird in einer späteren Sequenz bspw. in einen portugiesischen oder polnischen verwandelt, vielleicht können typische Lebensmittel aus dem jeweiligen Land eingekauft werden.

## 5. Einheit: „Riese Rick macht sich schick" (Scheffler/Donaldson)

Riese Rick kauft im Tante Emma Laden neue Kleider. Seine schicken Kleider verschenkt er aber sofort wieder während eines anschließenden Spaziergangs an „notleidende" Freunde, sodass er schlussendlich wieder seine alten Klamotten anzieht.

**1 Auswahl des Sprachmaterials mit kontrastiver Analyse:** Das Sprachmaterial ist in *Tabelle 11* vermerkt und im Onlinematerial zu finden.

**Zielstrukturen bestimmen**

**Tab. 11:** Sprachmaterial zur Einheit „Riese Rick macht sich schick"

| | Deutsch | Französisch | Portugiesisch |
|---|---|---|---|
| **Nomina** | eine Hose<br>ein Hemd<br>ein Strumpf<br>Strümpfe<br>ein Schuh<br>Schuhe<br>eine Krawatte<br>ein Riemen | un pantalon/m [pãtalõ]<br>une chemise/w [ʃəmiz]<br>une chaussette/w [ʃosɛt]<br>des chaussettes/w [ʃosɛt]<br>un soulier/m [sulje]<br>des souliers/m [sulje]<br>une cravatte/m [kʀavat]<br>une ceinture/w [sɛ̃tyʀ] | umas calças/w [umɐ kalsɐʃ]<br>uma camisa/w [kɐmizɐ]<br>uma meia/w [mɐjɐ]<br>umas meias/w [mɐjɐʃ]<br>um sapato/m [sɐpatu]<br>uns sapatos/m [sɐpatuʃ]<br>uma gravata/w [grɐvatɐ]<br>um cinto/m [sĩntu] |
| **Adj.** | neu<br><br>ein neues Hemd<br>eine neue Hose<br>ein neuer Riemen | nouveau/m, nouvelle/w<br>[nuvo], [nuvɛl]<br>une nouvelle chemise<br>un nouveau pantalon<br>une nouvelle ceinture | novo/m, nova/w [novu],<br>[nɔvɐ]<br>uma camisa nova<br>umas calças novas<br>um cinto novo |

| | Deutsch | Russisch | Polnisch | Türkisch |
|---|---|---|---|---|
| **Nomina** | eine Hose<br>ein Hemd<br>ein Strumpf<br><br>Strümpfe<br><br>ein Schuh<br>Schuhe<br><br>eine Krawatte<br>ein Riemen | брюки/m [brjuki]<br>рубашка/w [rubaʃka]<br>носок/m [nɔsok]<br><br>носки/m [nɔski]<br><br>ботинок/m [bɔtinɔk]<br>ботинки/m [botinki]<br><br>галстук/m [gałstuk]<br>ремень/m [remen] | spodnie [spɔdniɛ]<br>koszula/w [kɔʃula]<br>skarpetka/w<br>[skarpɛtka]<br>skarpetki/w<br>[skarpɛtki]<br>but/m [but]<br>buty/m [butɨ]<br><br>krawat/m [kravat]<br>pasek/m [pasɛk] | pantolon [pantɔlɔn]<br>gömlek [gœmlɛk]<br>çorap [tʃɔrap]<br><br>çoraplar [tʃɔraplar]<br><br>ayakkabı [ajakabɯ]<br>ayakkabı(lar)<br>[ajakabɯlar]<br>kravat [kravat]<br>kemer [kɛmɛr] |

| | Deutsch | Russisch | Polnisch | Türkisch |
|---|---|---|---|---|
| **Adj.** | neu | новый [nɔvɨj] | nowy [nɔ̃vɨ] | yeni [jɛni] |
| | ein neues Hemd | новая [nɔvaja] рубашка | nowa koszula [nɔva kɔʃula] | yeni bir gömlek [jɛni bir gœmlɛk] |
| | eine neue Hose | новые [nɔvɨe] брюки | Nowe spodnie [nɔvɛ spɔdniɛ] | yeni bir pantolon [jɛni bir pantɔlɔn] |
| | ein neuer Riemen | новый [nɔvɨj] *ремень* | Nowy pasek [nɔvɨ pasɛk] | yeni bir kemer [jɛni bir kɛmɛr] |

**2 Format bestimmen:** Die Zielstrukturen stehen sowohl im Einkaufsladen als auch beim Austeilen der schicken Kleider im Blickpunkt. Im Einkaufsladen (Riese Rick macht sich schick, S. 3f.): „Was brauchst du?" „Ich brauche ein Hemd. Ein Hemd brauche ich." Während des Spaziergangs (S. 6–24): „Was brauchst du?" (5 Begegnungen) „Ich brauche ein Hemd."

**Fortschritte berücksichtigen**

Ansonsten wird die Geschichte in kurzen, verständlichen Sätzen erzählt. Neue Wörter werden, je nach Fortschritt der Kinder, zunehmend eingebaut. Zum Beispiel im Einkaufsladen: „Du hast wirklich ein altes Hemd an. Ich zeige dir ein neues Hemd." Oder während des Spaziergangs: „Was machst du mit dem Hemd? Ach so, du brauchst ein neues Segel."

**Fragen/Impulse im Voraus überlegen**

**3 Modalitätenwechsel planen:** *Buch:* Die oben erwähnten Zielstrukturen werden nach und nach vom Kind produziert. Der Erwachsene stellt diesbezüglich entsprechende Fragen bzw. gibt geeignete Impulse: „Was fragt der Verkäufer den Riesen?" „Und?" („Was antwortet der Riese?") „Was fragt der Riese die traurige Maus?" „Und die Maus antwortet: (…)"

*Rollenspiel:* Die Geschichte kann ohne großen Aufwand als Rollenspiel umgesetzt werden. So wird ein Stuhl bspw. zu einem Boot, das Hemd wird als Segel über den Stuhlrücken gespannt. In der Einzeltherapie übernimmt ein Spielpartner die Rolle des Riesen, der zweite schlüpft in die Rollen der verschiedenen Tiere. Die Geschichte kann in ähnlicher Rollenverteilung auch mit Plüschtieren nachgespielt werden. In der Gruppe können viele Kinder gleichzeitig am Rollenspiel teilnehmen. Selbstverständlich können beliebig ausgewählte Kleidungsstücke auch für andere Zwecke (als die im Buch beschriebenen) Verwendung finden.

## 3. Rahmenthema: Märchen und Geschichten

**Alternativbuch:** „Ich bin der Schönste im ganzen Land!" (Mario Ramos)

**Zielstrukturen:** Kontrastierung der SVK 1. P.S./2. P.S./3. P.S. und Kontrastierung SVX-/XVS-Sätze anhand von W-Fragen, topikalisierten Objekten und Adverbien

### *1. Einheit: „Ich bin der Stärkste im ganzen Land!" (Mario)*

Während seines täglichen Spaziergangs durch den Wald begegnet der Wolf den unterschiedlichsten Figuren, die aus bekannten Märchen und Geschichten stammen. Diese bestärken den Wolf in seinem Begehr, der Stärkste zu sein.

**1 Auswahl des Sprachmaterials mit kontrastiver Analyse:** Das für diese Einheit passende Sprachmaterial findet sich in nachfolgender *Tabelle 12* und im Onlinematerial.

**Tab. 12:** Sprachmaterial zur Einheit „Ich bin der Stärkste im ganzen Land!"

| | Deutsch | Französisch | Portugiesisch |
|---|---|---|---|
| **SVK** | ich habe<br>du hast | j'ai [ʒe]<br>tu as [ty a] | (eu) tenho [eu tɐɲu]<br>(tu) tens [tu tẽnʃ] |
| **Nomina** | Muskeln<br>der Wolf<br>der Hase<br>Rotkäppchen<br><br>die Schweine<br>die Zwerge<br>die Kröte<br>meine Mama | des muscles/m [de myskl]<br>le loup/m [lə lu]<br>le lapin/m [lapɛ̃]<br>Chaperon Rouge/w [ʃapʀõ ʀuʒ]<br>les cochons/m [kɔʃõ]<br>les nains/m [nɛ̃]<br>le crapaud/m [kʀapo]<br>ma maman/w [ma mamã] | os músculos/m [uʃ muʃkuluʃ]<br>o lobo/m [u lobu]<br>o coelho/m [kweʎu]<br>o capuchinho vermelho/w [kɐpuʃiɲu vərmɐʎu]<br>os porcos/m [porkuʃ]<br>os anões/m [ɐ̃nõiʃ]<br>o sapo/m [sapu]<br>a minha mãe/w [ɐ miɲɐ mɐ̃i] |
| **Int.pro.** | wer | qui [ki] | quem [kɐ̃i] |
| **Adj.** | stark | fort / forte [fɔʀ], [fɔʀt] | forte [fɔrtə] |
| **Adv.** | viele | beaucoup (de) [boku] | muitos [muĩntuʃ] |

| | | | |
|---|---|---|---|
| **Syntax** | Wer hat viele Muskeln?<br><br>Du hast viele Muskeln.<br><br>Ich bin stark. | Qui a beaucoup de muscles? [ki a boku də myskl]<br><br>Tu as beaucoup de muscles. [ty a boku də myskl]<br>Je suis fort(e). [ʒə sɥi fɔʀ(t)] | Quem é que tem muitos músculos? [kẽi ɛ kə tẽm muĩntuʃ muʃkuluʃ]<br>(Tu) tens muitos músculos. [tu tẽnʃ muĩntuʃ muʃkuluʃ]<br>Eu sou forte. [eu so fɔrtə] |

| | **Deutsch** | **Russisch** | **Polnisch** | **Türkisch** |
|---|---|---|---|---|
| **SVK** | ich habe<br><br>du hast | у меня есть [u menja est]<br>у тебя есть [u tebja est] | *ja mam* [ja mam]<br><br>ty masz [tɨ maʃ] | *bende var* [bɛndɛ var]<br><br>*sende var* [sɛndɛ var] |
| **Nomina** | Muskeln<br><br>der Wolf<br>der Hase<br>Rotkäppchen<br><br><br>die Schweine<br><br>die Zwerge<br><br>die Kröte<br><br>meine Mama | мускулы/m/M [muskułɨ]<br>волк/m [vɔłk]<br>заяц/m [zajats]<br>Красная Шапочка/w [krasnaja ʃapɔtʃka]<br><br>поросята/m [pɔrɔsjata]<br>гномы/m [gnɔmɨ]<br><br>жаба/w [ʒaba]<br><br>моя мама/w [mɔja mama] | mięśnie/m/M [miɛ̃çniɛ]<br>wilk/m [vilk]<br>królik/m [krulik]<br>Czerwony Kapturek [tʃɛrvɔnɨ kapturɛk]<br><br>świnie/w [çviniɛ]<br><br>krasnoludki/m [krasnɔludki]<br>ropucha/w [rɔpuxa]<br><br>mama/w [mama] | kaslar [kaslar]<br><br>kurt [kurt]<br>tavşan [tavʃan]<br>kırmızı şapkalı kız [kɯrmɯzɯ ʃapkalɯ kɯz]<br>domuzlar [dɔmuzlar]<br><br>cüce [dʒydʒɛ]<br><br>kara kurbağası [kara kurba:sɯ]<br>annem [anɛm] |
| **Int.pro.** | wer? | кто? [ktɔ] | kto? [ktɔ] | kim? [kim] |
| **Adj.** | stark | сильный [siłnɨj] | mocno [mɔtsnɔ] | kuvetli [kuvɛtli] |
| **Adv.** | viele | много [mnɔgɔ] | dużo [duʒɔ̃] | çok [tʃɔk] |
| **Syntax** | Wer hat viele Muskeln?<br><br>Du hast viele Muskeln.<br><br>Ich bin stark. | *У кого много мускулов? [u kɔgɔ mnɔgɔ muskułɔv]*<br>*у тебя есть [u tebja est]*<br><br>*много мускулов.*<br>*Я сильный. [ja siłnɨj]* | Kto ma dużo mięśni? [ktɔ ma duʒɔ̃ miɛ̃çni]<br><br>Ty masz dużo mięśni. [tɨ maʃ duʒɔ̃ miɛ̃çni]<br><br>*Jestem silny.* [jɛstɛm silnɨ] | *Kimin çok adelesi var?* [kimin tʃɔk adɛlɛsi var]<br>*Onun çok adelesi var.* [ɔnun tʃɔk adɛlɛsi var]<br>*Kuvetliyim.* [kuvɛtlijim] |

**2 Format bestimmen:** In der auch für jüngere Kinder leicht verständlichen Geschichte stehen die Zielstrukturen während jeder neuen Begegnung sehr prägnant im Fokus. So spricht der Wolf bspw. mit einem der drei Schweinchen: „Hallo Schweinchen. Wer hat viele Muskeln?" „Lieber Wolf! Du natürlich! Du hast viele Muskeln." Bestärkt in seiner Eitelkeit führt der Wolf seinen Spaziergang fort und singt dabei (beliebige Melodie erfinden): „Ich bin sta-ark! Ich habe viele Muskeln. Viele Muskeln habe i-ich!"

**auch in einem frühen Alter geeignet**

**3 Modalitätenwechsel planen:** Die Aussagen des Kindes werden aufgegriffen und erweitert.

**4 Reflexion in L1 und L2:** Gemeinsam mit dem Kind werden weitere Figuren ausgewählt, denen der Wolf begegnet, welche die Erstsprache des Kindes sprechen. Vielleicht begegnet der Wolf dem Vater des Kindes oder seiner Oma oder Tante, vielleicht auch Figuren aus einem Buch, welches es aus seiner Erstsprache kennt.

**Geschichte erweitern/ändern**

## *2. Einheit: Rollenspiel*

Die Kinder können die Rollen der verschiedenen Figuren selbst übernehmen oder Plüschtiere verwenden. Die erwähnten kurzen Dialoge stehen im Mittelpunkt des Rollenspiels: „Hallo Jäger. Wer hat viele Muskeln?" „Lieber Wolf! Du! Du hast viele Muskeln." Der Spaziergang des Wolfs (von einer Figur zur nächsten) wird durch ein kleines Lied begleitet (s. o.): „Ich bin sta-ark! Ich habe viele Muskeln. Viele Muskeln habe i-ich." („Je suis fo-ort! J'ai beaucoup de muscles. J'ai beaucoup de muscles.") Diese Satzstrukturen ermöglichen es, neben dem Einbezug von W-Fragen punktuell reflexive Phasen auf syntaktischer Ebene einzubauen: „Viele Muskeln habe ich.", im Gegensatz zu „J'ai beaucoup de muscles.". Das Rollenspiel kann, vergleichbar mit dem Erzählen der Geschichte (1. Einheit), anhand von Figuren durchgeführt werden, die eine andere Sprache sprechen.

**jede Geschichte zum Rollenspiel nutzen!**

## *3. Einheit: Buch*

In einem selbst angefertigten Büchlein begegnet der Wolf auf jeder Doppelseite einer neuen Figur, wobei die Figuren nicht zwingend dieselben wie im Buch von M. Ramos sein müssen. Die Figuren werden – analog zum Buch von M. Ramos – jeweils auf die rechte Seite jeder Doppelseite ins Buch gemalt oder als ausgeschnittene Figuren aufgeklebt.

**aus jedem Buch „eigenes" Büchlein malen**

Indem der Erwachsene auch sein eigenes Büchlein zusammenstellt, hat er die Möglichkeit, während des Malens und Schneidens kontrastive Zielstrukturen anzubieten: „Was malst du? Wen schneidest du aus? Du malst den Jäger. Den Jäger male ich auch.“

**als Sprachtherapeut selbst „handeln“**

Der Wolf wird als separates Bild anhand einer Schnur am Buch befestigt. Die Schnur bündelt gleichzeitig die Seiten des Buches zusammen; sie kann aber jederzeit wieder entfernt werden (Einheit 4). Die Geschichte wird vergleichbar mit dem obigen Rollenspiel nachgespielt: „Wer hat viele Muskeln?“ „Du hast viele Muskeln.“

### *4. Einheit: Reihenfolge bestimmen*

Die einzelnen Seiten des Büchleins werden in die richtige Reihenfolge gelegt.

**Adverben verwenden**

Bildergeschichten eignen sich zum Evozieren von Sätzen mit topikalisiertem Adverb: „Zuerst sieht der Wolf den Jäger. Dann sieht er Rotkäppchen. Zum Schluss sieht er die Kröte.“ Die Inversion von Subjekt und Verb nach vorangestelltem Adverb („Danach *sieht er* …“) findet man weder in den romanischen noch in den beiden slawischen Sprachen. Auch im Türkischen ändert die Syntax (Verb in Endstellung) beim Gebrauch von Adverbien nicht (*Kap. 2*).

Spätestens zu diesem Zeitpunkt sollte die 3. P.E. konsequent in die Therapie einbezogen werden. Als Basis metasprachlicher Reflexionen wird die Sensibilisierung auf die t-Endung anhand des Lamas vorgenommen (*Kap. 5.3*). Zugleich wird das SVK-Plakat ergänzt (3. Kolonne).

*Tabelle 13* zeigt das passende Sprachmaterial (siehe auch Onlinematerial).

**Tab. 13:** Sprachmaterial zur Einheit „Reihenfolge bestimmen“

| | Deutsch | Französisch | Portugiesisch |
|---|---|---|---|
| **SVK** | er sieht | il voit [il vwɑ] | (*ele*) vê [elə ve] |
| **Syntax** | Zuerst sieht er den Hasen.<br>Dann sieht er Rotkäppchen.<br>Zum Schluss sieht er die Kröte. | D’abord il voit le lièvre. [dabɔʀ il vwɑ lə ljɛvʀ]<br>Puis il voit Chaperon rouge. [pɥi il vwɑ ʃapʀõ ʀuʒ]<br>A la fin il voit le crapaud. [a la fɛ̃ il vwɑ lə kʀapo] | Primeiro (ele) vê o coelho. [primɐiru elə ve u kweʎu]<br>Depois (ele) vê o capuchinho vermelho. [dəpoiʃ elə ve u kɐpuʃiɲu vərmɐʎu]<br>No fim (ele) vê o sapo. [nu fi elə ve u sapu] |

| | Deutsch | Russisch | Polnisch | Türkisch |
|---|---|---|---|---|
| **SVK** | er sieht | он видит [ɔn vidit] | *on widzi [ɔn vidzi]* | göruyor [gœrujɔr] |
| **Syntax** | Zuerst sieht er den Hasen.<br><br>Dann sieht er Rotkäppchen.<br><br>Zum Schluss sieht er die Kröte. | Сначала он видит зайца. [snatʃała ɔn vidit zajtsa]<br>Потом он видит Красную Шапочку. [pɔtɔm ɔn vidit krasnuju ʃapɔtʃku]<br><br>В конце он видит жабу. [v kɔntse ɔn vidit ʒabu] | Najpierw on widzi zająca. [najpiɛrw ɔn vidzi zajtsa]<br>Potem on widzi Czerwonego Kapturka. [pɔtɛm ɔn vidzi tʃɛrwɔnɛgɔ kapturka]<br><br>Na koniec, widzi żabę. [na kɔniɛts vidzi ʑabɛ̃] | önce tavşanı görüyor. [œndʒɛ tavʃanɯ gœryjɔr]<br>Sonra kırmızı şapkalı kızı görüyor. [sɔnra [kɯrmɯzɯ ʃapkalɯ kɯzɯ gœryjɔr]<br>Sonunda kara kurbağasını görüyor. [sɔnunda kara kurba:sɯnɯ] |

*Kim-Spiele:* Welches Bild wurde umgedreht? Welche Bilder wurden vertauscht?

*Parallelhandlung „Quatschgeschichte“:* In der „Quatschgeschichte“ ändert sich die Reihenfolge der Begegnungen.

## 5. Einheit: „Stärker als Mama-Kröte“

Die Formate, die sich nach Erfahrung des Autors als besonders sprachfördernd erwiesen haben und die im Onlinematerial anschaulich dargestellt sind, können beliebig kombiniert und praktisch innerhalb jedes Rahmenthemas verwendet werden. Das Format dieser Einheit ist eine Kombination der beiden Formate „Memory gegen den bösen Drachen“ und „Bilder sammeln“.

Das Spielfeld besteht aus zehn Feldern, die einen Kreis bilden. Neben dem Spielfeld liegen zehn Bauklötze und zwei Figuren: Mama-Kröte und der Wolf, beide aus der Geschichte von Mario Ramos. Mama-Kröte ist viel größer als der Wolf. Stellt man den Wolf auf die zehn Bauklötze (die einen Turm bilden), so ist der Wolf allerdings größer als Mama-Kröte. Schafft es der Wolf, größer als Mama-Kröte zu werden, so gewinnen die Spielteilnehmer. Die Teilnehmer spielen demnach in der Rolle des Wolfes gegen Mama-Kröte. Unter der Hälfte der Spielfelder, die durch ein Fragezeichen gekennzeichnet sind, haben sich Figuren versteckt (als gemalte Bilder oder Kopien), denen der Wolf begegnet. Auf der anderen Hälfte der Felder ist der komische kleine Kröterich zu sehen. Der Wolf (und somit die Teilnehmer) versucht (bzw. versuchen), mit dem Dreierwürfel möglichst vielen Figuren zu begegnen und den kleinen Kröterich zu meiden. Er kann sich die Richtung nach jedem Würfeln frei auswählen: „Wer hat sich hier versteckt?“ „Rotkäppchen!“ Ist die Antwort korrekt, so darf der Wolf seine Frage stellen: „Wer hat viele Muskeln?“ „Du natürlich lieber Wolf! Du hast viele Muskeln.“ Nach jeder Begegnung wird ein Bauklotz unter den Wolf geschoben, so dass dieser größer und größer wird.

**Dialoge progressiv variieren und ausbauen**

Muss der Wolf aufgrund der Würfelzahl auf ein Kröterichfeld rücken, so springt Mama-Kröte auf ihrem Weg (der aus etwa 6 Feldern besteht) ein Feld nach vorne (siehe „Memory gegen den bösen Drachen“). Gelingt es Mama-Kröte zuerst, auf den Stuhl zu springen, der am Ende des Weges steht, ist sie viel größer und somit definitiv stärker als der Wolf. Gelingt es dem Wolf zuerst, Mama-Kröte anhand der 10 Bauklötze in der Größe zu übertreffen, so gewinnen die teilnehmenden Spieler.

## 4. Rahmenthema: Spielsachen (Weihnachten, Nikolaus)

**Alternativbuch:** „Der kleine Weihnachtsmann geht in die Stadt“ (Stohner / Wilson).

**Zielstrukturen:** Kontrastierung der SVK 1. P.S. / 2. P.S. / 3. P.S. und Kontrastierung SVX- / XVS-Sätze anhand von W-Fragen, topikalisierten Objekten und Adverbien.

### *1. Einheit: „Der kleine Weihnachtsmann“ (Stohner / Wilson)*

Der kleine Weihnachtsmann, der mit viel Begeisterung die Geschenke selbst bastelt und die Plätzchen selbst backt, darf aufgrund seiner Größe nicht mit den großen Weihnachtsmännern zu den Kindern fahren. Schlussendlich beschenkt er die Tiere im Wald, die unzufrieden darüber sind, dass sie, im Gegensatz zu den Kindern, keine Geschenke bekommen.

**tolles Buch in Großformat**

**1 Auswahl des Sprachmaterials mit kontrastiver Analyse:** Auch hier findet sich das passende Sprachmaterial sowohl in der *Tabelle 14* als auch im Onlinematerial.

**Tab. 14:** Sprachmaterial zur Einheit „Der kleine Weihnachtsmann“

| | Deutsch | Französisch | Portugiesisch |
|---|---|---|---|
| **SVK** | ich bleibe<br>du bleibst<br>ich bekomme<br>du bekommst<br>*ich bin*<br>du bist | je reste [ʒə ʀɛst]<br>tu restes [ty ʀɛst]<br>je reçois [ʒə ʀəswa]<br>tu reçois [ty ʀəswa]<br>*je suis* [ʒə sɥi]<br>*tu* es [ty ɛ] | (eu) fico [fiku]<br>(tu) ficas [fikaʃ]<br>(eu) recebo [ʀəsəbu]<br>(tu) recebes [ʀəsəbəʃ]<br>*(eu) sou [so]*<br>(tu) és [ɛʃ] |
| **Nomina** | ein Ball<br>eine Puppe<br>ein Plüschtier<br>ein Puppenhaus<br><br>ein Plätzchen<br>das Reh<br>die Eule<br>der Fuchs<br>der Bär<br>das Eichhörnchen<br>die Maus | une balle/w [yn bal]<br>une poupée/w [pupe]<br>une peluche/w [pəlyʃ]<br>une maison de poupées/w<br>[mɛzõ də pupe]<br>un biscuit/*m* [biskɥi]<br>le chevreuil/*m* [ʃəvʀœj]<br>le hibou/*m* [ibu]<br>le renard/m [ʀənaʀ]<br>l’ours/*m* [uʀs]<br>l’écureuil/w [ekyʀœj]<br>la souris/w [suʀi] | uma bola/w [umɐ bɔlɐ]<br>uma boneca/w [bunɛkɐ]<br>um peluche/m [ũ pəluʃə]<br>uma casinha de bonecas/w<br>[kaziɲɐ də bunɛkɐʃ]<br>uma bolacha/w [bulaʃɐ]<br>o veado/*m* [vjadu]<br>a coruja/w [kuruʒɐ]<br>a raposa/w [ʀɐpozɐ]<br>o urso/m [ursu]<br>o esquilo/*m* [əʃkilo]<br>o *rato/m* (≠ Ratte) [ʀatu] |
| **Adj.** | groß<br>klein | grand(e) [gʀã(d)]<br>petit(e) [pəti(t)] | grande [grɐ̃ndə]<br>pequeno (-a) [pəkenu] |
| **Adv.** | viele | beaucoup de [boku] | muitos [muĩntuʃ] |
| **Syntax** | Du bleibst hier.<br>Du bist zu klein.<br><br>Was bekommst du vom Weihnachtsmann?<br><br>Ich bekomme nichts.<br><br>Ich bekomme einen Ball.<br>Was bekomme ich?<br><br>Du bekommst einen Ball.<br>Du bist der Größte. | Tu restes ici. [ty ʀɛst isi]<br>Tu es trop petit. [ty ɛ tro pəti]<br><br>Qu’est-ce que tu reçois du Père Noël? [kɛskə ty ʀəswa dy pɛʀ nɔel]<br>Je ne reçois rien. [ʒə nə ʀəswa ʀjɛ̃]<br>Je reçois une balle. [ʒə ʀəswa yn bal]<br>Qu’est-ce que je reçois? [kɛskə ʒə ʀəswa]<br>Tu reçois une balle. [ty ʀəswa yn bal]<br>Tu es le plus grand. [ty ɛ lə ply gʀã] | (Tu) ficas aqui. [tu fikɐʃ ɐki]<br>(Tu) és muito pequeno. [tu ɛʃ muĩntu pəkenu]<br>O que é que (tu) recebes do Pai Natal? [ukiɛkə tu ʀəsəbəʃ du pai nɐtał]<br>(Eu) não recebo nada. [nɐ̃u ʀəsəbu nadɐ]<br>(Eu) recebo uma bola. [eu ʀəsəbu umɐ bɔlɐ]<br>O que é que (eu) recebo? [ukiɛkə eu ʀəsəbu]<br>(Tu) recebes uma bola. [tu ʀəsəbəʃ umɐ bɔlɐ]<br>(Tu) és o maior. [tu ɛʃ u mɐjɔr] |

| | Deutsch | Russisch | Polnisch | Türkisch |
|---|---|---|---|---|
| **SVK** | ich bleibe<br>du bleibst<br><br>ich bekomme<br><br>du bekommst<br><br>ich bin<br><br>du bist | *я остаюсь [ja ɔstajus]*<br>*ты остаёшься [tɨ ɔstajoʃsja]*<br>я получаю [ja pɔłutʃaju]<br>ты получаешь [tɨ pɔłutʃaeʃ]<br>*я есть [ja est]*<br><br>*ты есть [tɨ est]* | ja zostaje [ja zɔstajɛ]<br>ty zostajesz [tɨ zɔstajɛʃ]<br><br>ja otrzymuje [ja ɔtʒɨmujɛ]<br>ty otrzymujesz [tɨ ɔtʒɨmujɛʃ]<br>*ja jestem* [ja jɛstɛm]<br><br>ty jestes [tɨ jɛstɛs] | kalıyorum [kalɯjɔrum]<br>kalıyorsun [kalɯjɔrsun]<br><br>alıyorum [alɯjɔrum]<br><br>alıyorsun [alɯjɔrsun]<br><br>*-(y)im* / *-(y)um* [jim] / [jum]<br>*-sin* / *-sun* [sin] / [sun] |
| **Nomina** | ein Ball<br>eine Puppe<br><br>ein Plüschtier<br><br>ein Puppenhaus<br>ein Plätzchen<br>das Reh<br>die Eule<br>der Fuchs<br>der Bär<br>das Eichhörnchen<br>die Maus | мяч/m [mjatʃ]<br>кукла/w [kukła]<br><br>плюшевая игрушка/w [płjuʃevaja igruʃka]<br>кукольный домик/m [kukɔłnɨj dɔmik]<br>печенье/s [petʃenIe]<br>косуля/w [kɔsułja]<br>сова/w [sɔva]<br>лиса/w [łisa]<br>медведь/m [medved]<br>белка/w [bełka]<br><br>мышь/w [mɨʃ] | piłka/w [piwka]<br>lalka/w [lalka]<br><br>plusz/m [pluʃ]<br><br>domek dla lalek/m [dɔmɛk dla lalɛk]<br>ciasteczko/s [tiastɛtʃkɔ]<br>jeleń/m [jɛlɛɲ]<br>sowa/w [sɔva]<br>lis/m [lis]<br>niedźwiedź/m [niɛdʑviɛdʑ]<br>wiewiórka/w [wiɛwiurka]<br>mysz/w [mɨʃ] | top [tɔp]<br>oyuncak bebek [ɔjundʒak bɛbɛk]<br>peluş [pɛluʃ]<br><br>bir bebek evi [bir bɛbɛk ɛvi]<br>bisküvi [biskyvi]<br>geyik [gɛjik]<br>baykuş [bajkuʃ]<br>tilki [tilki]<br>ayı [ajɯ]<br>sincap [sindʒap]<br><br>fare [farɛ] |
| **Adj.** | groß<br>klein | большой [bɔłʃɔj]<br>маленький [małenkij] | wielki [viɛlki]<br>mały [mawɨ] | büyük [byjyk]<br>küçük [kytʃyk] |
| **Adv.** | viele | много [mnɔgɔ] | dużo [duʒɔ] | çok [tʃɔk] |

| | Deutsch | Russisch | Polnisch | Türkisch |
|---|---|---|---|---|
| **Syntax** | Du bleibst hier. | Ты остаёшься здесь. [tɨ ɔstajoʃsja zdes] | *Zostań tu.* [zɔstaɲ tu] | *Burada dur kalıyorsun.* [burada dur kalɯjɔrsun] |
| | Du bist zu klein. | Ты слишком маленький. [tɨ słiʃkɔm małenkij] | Jesteś za mały. [jɛstɛç za mawɨ] | *çok küçüksün.* [tʃɔk kytʃyksyn] |
| | Was bekommst du? | Что ты получаешь? [tʃtɔ tɨ pɔłutʃaeʃ] | Co masz? [tsɔ maʃ] | Ne alıyorsun? [nɛ alɯjɔrsun] |
| | Ich bekomme einen Ball. | Я получаю мячик. [ja pɔłutʃaju mjatʃik] | Ja mam piłkę. [ja mam piwkɛ̃] | Top alıyorum. [tɔp alɯjɔrum] |
| | Was bekomme ich? | Что я получаю? [tʃtɔ ja pɔłutʃaju] | Co dostanę? [tsɔ dɔstanɛ̃] | Ne alıyorum? [nɛ alɯjɔrum] |
| | Du bekommst einen Ball. | Ты получаешь мячик. [tɨ pɔłutʃaeʃ mjatʃik] | Ty masz piłkę. [tɨ maʃ piwkɛ̃] | Top alıyorsun. [tɔp alɯjɔrsun] |
| | Du bist der Größte. | Ты самый большой. [tɨ samij bɔłʃɔj] | Jesteś najwyższy. [jɛstɛç najwɨʒʃɨ] | En büyük sensin. [ɛn byjyk sensin] |

**2 Format bestimmen:** Beim Vortragen der Geschichte wird besonders innerhalb der nachfolgenden 3 Szenen auf prägnante Zielsätze geachtet (kurze Sätze, Kontrastierung durch unterschiedliche Personalpronomina, v. a. „ich“ und „du“, einfache Hauptsätze im Kontrast zu W-Fragen: „Was bekomme ich?“ „Du bekommst einen Ball.“):

**Dialoge im Voraus überlegen**

1. Szene – Der Weihnachtsmann muss zuhause bleiben: „Du bleibst hier!“ „Nein. ich bleibe nicht hier!“ „Doch! Du bist zu klein!“
2. Szene – Die Tiere sind unzufrieden, weil sie keine Geschenke bekommen: „Was bekommst du (vom Weihnachtsmann)?“ „Ich bekomme nichts!“
3. Szene – Der kleine Weihnachtsmann teilt seine Geschenke unter den Tieren aus: „Was bekomme ich?“ „Du bekommst einen Ball.“

**Zielstrukturen evozieren**

**3 Modalitätenwechsel planen:** In den drei oben beschriebenen Szenen wird das Kind progressiv durch entsprechende Fragen und Impulse dazu bewegt, die Rolle des Erzählers zu übernehmen: „Was sagt der große Weihnachtsmann zum kleinen? Was fragt der Fuchs? Was antwortet die Eule? Und das Wildschwein? Der Weihnachtsmann hat noch ein Geschenk!“

**4 Reflexion in L1 und L2:** Die Schlüsselszenen des Buches werden in den Erstsprachen der Kinder erzählt.

### 2. Einheit: Rollenspiel

In der Zweiersituation übernimmt ein Spielpartner die Rolle des kleinen Weihnachtsmannes, während der andere alle restlichen übernimmt. Wie auch in den vorherigen Rollenspielen beschrieben, kann mit Plüschtieren und Stoffpuppen gespielt werden. Den Weihnachtsmännern (ein größerer und ein kleinerer reichen eigentlich aus) wird aus rotem Stoff ein Umhang umgelegt (sodass jede beliebige Figur die Rolle des Weihnachtsmannes übernehmen kann). Während des Rollenspiels wird innerhalb der erwähnten 3 Schlüsselszenen auf die korrekte Produktion der Zielsätze geachtet. Punktuell werden die V2-Modelle und das SVK-Plakat einbezogen, v. a. auch, wenn das Kind einen besonders „schönen" Satz bildet: „Super! Passt genau auf die Schaukel! Was / bekomme / ich?"

### 3. Einheit: „Geschenke verteilen"

**Format „Bilder sammeln"**

Das Spielfeld besteht aus etwa 20 Feldern, die in einem Kreis angeordnet sind. Der kleine Weihnachtsmann versucht, so schnell wie möglich seine Geschenke an die Tiere zu verteilen, ehe der große Weihnachtsmann mit seinem Schlitten von den Kindern zurück ist. Dieser ist bereits auf dem „Nachhauseweg", dargestellt durch etwa 10 Felder, die zu einem kleinen Haus führen (s. „Memory gegen den bösen Drachen").

Auf etwa der Hälfte der 20 Felder stehen die Tiere (kleine Spielfiguren oder Bilder). In der Mitte des Spielfeldes befinden sich ebenso viele kleine Geschenke. Mit dem Dreierwürfel versucht jeder Spielteilnehmer, mit dem kleinen Weihnachtsmann (z. B. durch eine einzige beliebige rote Spielfigur dargestellt) jeweils ein Feld zu erreichen, auf dem ein Tier steht, das noch kein Geschenk erhalten hat, wobei die Zugrichtung jeweils frei wählbar ist: „Was bekomme ich?" „Du bekommst ein Auto." Oder aber: „Was bekomme ich?" „Du hast schon ein Auto." („Du hast schon ein Geschenk.") Erreicht der kleine Weihnachtsmann kein Feld, auf dem ein Tier (ohne Geschenk) steht, darf der große Weihnachtsmann ein Feld nach vorne rücken. Ist er zuhause angekommen (durch das kleine Haus dargestellt), so hat der kleine Weihnachtsmann (und dadurch alle Spielteilnehmer) verloren und wird nicht zum „Weihnachtsmann der Tiere" ernannt.

### 4. Einheit: Parallelhandlung

Im Wald wohnen jeweils Tierpaare. Die Weihnachtsmänner (von den Teilnehmern gespielt) versuchen, einen Streit unter den Tieren zu vermeiden, indem sie jeweils den beiden Tieren das gleiche Geschenk geben.

Auf beiden Seiten einer visuellen Abtrennung (z. B. eines großen Buches oder einer größeren Kiste) befinden sich jeweils dieselben Tiere und dieselben Geschenke. Ein Teilnehmer spielt die Szene des „Beschenkens“, der zweite hört dem Gespräch zu: „Zuerst fragt das Reh: Was bekomme ich? Du bekommst eine Schaukel. Dann kommt der Fuchs: Was bekomme ich? Ich habe noch kein Geschenk. Du bekommst eine Rutschbahn.“

**zuerst zuhören, dann handeln**

Haben die Tierpaare auch tatsächlich dieselben Geschenke erhalten (visuelle Abtrennung entfernen)? Nehmen mehrere Kinder am Spiel teil, so erhält jedes Kind dieselben Tiere und dieselben Geschenke (z. B. Bilder).

### *5. Einheit: Kimspiele*

Die Geschenke werden vom kleinen Weihnachtsmann verteilt (an Plüschtiere oder kleine Spielfiguren): „Was bekomme ich?“ „Du bekommst ein Flugzeug.“ Während der Nacht (die Tiere und alle Spielteilnehmer „schlafen“) schleicht sich ein kleiner Bösewicht (ein beliebiges Plüschtier) heran, vertauscht zwei Geschenke oder versteckt ein Geschenk und verschwindet wieder. Morgens erwachen die Tiere: Was ist passiert? „Das Reh hat eine Rutschbahn.“ „Und der Fuchs hat eine Schaukel.“ „Wo ist der Ball?“

## 5. Rahmenthema: Bauernhof

**Zielstrukturen:** Kontrastierung der SVK 1. P. S. / 2. P. S. / 3. P. S. und Kontrastierung SVX-XVS-Sätze anhand von W-Fragen, topikalisierten Objekten und Adverbien

### *1. Einheit: „Mama Muh braucht ein Pflaster“ (Wieslander / Nordqvist)*

Wie so oft langweilt sich Mama Muh auf der Wiese, weil ihre Artgenossen den ganzen Tag über vor sich hin dösen. Ihr Beschluss, über den Zaun zu springen, endet mit einer dicken Beule am Kopf und einem Loch im Bauch. Glücklicherweise hilft ihr die Krähe, indem sie eiskalten Spinat besorgt, sodass die Beule relativ schnell verschwindet und Mama Muh wieder auf die Wiese darf.

Mama Muh langweilt sich (S. 1f.): „Oma Muh schläft immer. Langweilig! Opa Muh schläft auch immer. Langweilig! Was mache ich?“ Plötzlich hört Mama Muh ein Kind. „Ich springe über den Zaun. Psst! Oma Muh schläft immer noch. Psst! Opa Muh schläft immer noch. Jetzt springe ich. 1, 2, 3, hoooo, auuuu, mein Kopf, mein Bauch!“ (S. 3f.) Der Bauer kommt: „Was hast du?“ „Ich habe Kopfweh.“ Oma Muh kommt: „Was hast du?“

**Zielstrukturen an Fortschritte anpassen**

„Ich habe Bauchweh." (S. 5f.) Mama Muh ist im Stall. Langweilig! Die Krähe kommt: „Was hast du?" „Ich habe Kopfweh. Ich habe Bauchweh." (S. 7) „Ich hole Spinat!" (S. 11) „Psst! Der Bauer kommt!" Schnell nimmt die Krähe den Schlauch (S. 19f.). Jetzt ist Mama Muh wieder auf der Wiese (S. 23).

**1 Auswahl des Sprachmaterials mit kontrastiver Analyse:** In *Tabelle 15* und im Onlinematerial findet sich das entsprechende Sprachmaterial.

**Tab. 15** Sprachmaterial zur Einheit „Mama Muh braucht ein Pflaster"

| | Deutsch | Französisch | Portugiesisch |
|---|---|---|---|
| **SVK** | er schläft<br>ich springe<br>ich habe<br>du hast<br>er hat | il dort [il dɔʀ]<br>je saute [ʒə sot]<br>*j'ai* [ʒe]<br>*tu as* [ty a]<br>*il a* [il a] | (ele) dorme [elə durmə]<br>(eu) salto [saltu]<br>(eu) tenho [tɐɲu]<br>(tu) tens [tu tɛ̃nʃ]<br>(ele) tem [tẽm] |
| **Nomina** | die Wiese<br>der Zaun<br>der Bauer<br>der Stall<br>der Spinat<br>die Beule<br>das Loch | la prairie/w [pʀɛʀi]<br>la clôture/*w* [klotyʀ]<br>le fermier/m [fɛʀmje]<br>l'étable/*w* [etabl]<br>l'épinard/m [epinaʀ]<br>la bosse/w [bɔs]<br>le trou/*m* [tʀu] | o campo/*m* [kɐ̃mpu]<br>a vedação/*w* [vədasɐ̃u]<br>o agricultor/m [ɐgrikuɫtor]<br>o estábulo/m [əʃtabulu]<br>os espinafres/m [əʃpinafrəʃ]<br>o galo/*m* [galu]<br>o buraco/*m* [buraku] |
| **Adv.** | immer<br>plötzlich<br>jetzt | tout le temps [tu lə tã]<br>soudain [sudɛ̃]<br>maintenant [mɛ̃tənã] | sempre [sẽmprə]<br>de repente [də ʀəpeñtə]<br>agora [ɐgɔrɐ] |
| **Adj.** | groß<br>dick<br>langweilig | grand / -e [gʀã], [gʀãd]<br>gros / -se [gʀo], [gʀɔs]<br>ennuyeux / -se [ãnɥijØ],<br>[ãnɥijØz] | grande [grɐ̃ndə]<br>gordo / -da [gordu], [-dɐ]<br>aborrecido / -da [ɐbuʀəsidu],<br>[-dɐ] |

| | Deutsch | Französisch | Portugiesisch |
|---|---|---|---|
| Syntax | Er schläft immer. | Il dort toujours. [il dɔʀ tuzuʀ] | (Ele) sempre dorme. [elə sẽmprə durmə] |
| | Jetzt springe ich. | Maintenant je saute. [mẽtənã ʒə sot] | Agora (eu) salto. [ɐgɔrɐ eu saltu] |
| | Was hast du? | Qu'est-ce que tu as? [kɛskə ty a] | O que é que (tu) tens? [ukiɛkə tu tẽnʃ] |
| | Ich habe eine Beule. | J'ai une bosse. [ʒe yn bɔs] | (Eu) tenho um galo. [eu tɐɲu ũ galu] |
| | Ich habe Kopfweh. | J'ai mal à la tête. [ʒe mal a la tɛt] | (Eu) tenho dores na cabeça. [eu tɐɲu dorəʃ nɐ kɐbesɐ] |
| | Ich habe Bauchweh. | J'ai mal au ventre. [ʒe mal o vãtʀ] | (Eu) tenho dores na barriga. [eu tɐɲu dorəʃ nɐ bɐʀigɐ] |

| | Deutsch | Russisch | Polnisch | Türkisch |
|---|---|---|---|---|
| SVK | er schläft | он спит [ɔn spit] | on śpi [ɔn çpi] | uyuyor [ujujɔr] |
| | ich springe | я прыгаю [ja prɨgaju] | ja skaczę [ja skatʃɛ̃] | atlıyorum [atlɯjɔrum] |
| | ich habe | у меня есть [u menja est] | *ja mam* [ja mam] | *bende var* [bende var] |
| | du hast | у тебя есть [u tebja est] | ty masz [tɨ maʃ] | *sende var* [sendɛ var] |
| | er hat | у него есть [u negɔ est] | *on ma* [ɔn ma] | *onda var* [ɔnda var] |
| Nomina | die Wiese | луг/m [ług] | pole/s [pɔlɛ] | otluk [ɔtluk] |
| | der Zaun | ограда/w [ɔgrada] | zamknięcie/s [zamkniɛ̃tsiɛ] | kapanış [kapanɯʃ] |
| | der Bauer | фермер/m [fermer] | rolnik/m [rɔlnik] | çiftçi [tʃiftʃi] |
| | der Stall | хлев/m [xłev] | stodoła/w [stɔdɔwa] | ahır [ahɯr] |
| | der Spinat | шпинат/m [ʃpinat] | szpinak/m [ʃpinak] | ispanak [ispanak] |
| | die Beule | шишка/w [ʃiʃka] | stłuczka/w [stwutʃa] | şişlik [ʃiʃlik] |
| | das Loch | яма/w [jama] | dziura/s [dʒiura] | delik [dɛlik] |
| Adv. | immer | всегда [vsegda] | zawsze [zavʃɛ] | hep [hɛp] |
| | plötzlich | вдруг [vdrug] | nagle [naglɛ] | birden [birdɛn] |
| | jetzt | теперь [teper] | teraz [tɛraz] | şimdi [ʃimdi] |
| Adj. | groß | большой [bɔłʃɔj] | wielki [viɛlki] | büyük [byjyk] |
| | dick | толстый [tɔłstɨj] | gruby [grubɨ] | şişman [ʃiʃman] |
| | langweilig | скучный [skutʃnɨj] | nudny [nudnɨ] | sıkıcı [sikidʒi] |

| | Deutsch | Russisch | Polnisch | Türkisch |
|---|---|---|---|---|
| Syntax | Er schläft immer. | Он всегда спит. [ɔn vsegda spit] | On zawsze śpi. [ɔn zavʃɛ chpi] | Hep uyuyor. [hɛp ujujɔr] |
| | Jetzt springe ich. | Теперь я прыгаю. [teper ja prɨgaju] | Teraz (ja) skaczę. [tɛraz ja skatʃɛ̃] | şimdi atlıyorum. [ʃimdi atlɯjɔrum] |
| | Was hast du? | Что у тебя есть? [tʃtɔ u tebja est] | Co (ty) masz? [tsɔ tɨ maʃ] | *Neyin var? [nɛjin var]* |
| | Ich habe eine Beule. | У меня шишка. [u menja ʃiʃka] | (Ja) mam guz. [ja mam guz] | *Şişlik var. [ʃiʃlik var]* |
| | Ich habe Kopfweh. | У меня болит голова. [u menja bɔłit gɔłɔva] | Boli mnie głowa. [bɔli mniɛ glɔva] | *Başım ağrıyor. [baʃɯm a:rɯjɔr]* |
| | Ich habe Bauchweh. | У меня болит живот. [u menja bɔłit ʒivɔt] | Boli mnie brzuch. [bɔli mniɛ bʒux] | *Midem ağrıyor. [midɛm a:rɯjɔr]* |

**zentrale Handlung(en) bestimmen**

**2 Format bestimmen:** Besonders in den Dialogen zwischen Mama Muh, dem Bauern, den Großeltern und der Krähe werden die erwähnten Zielstrukturen gehäuft präsentiert: „Was hast du?“ „Ich habe Kopfweh. Ich habe Bauchweh.“ Adverbien ermöglichen zusätzlich einen kontrastreichen Input: „Plötzlich hört Mama Muh ein Kind. Jetzt springe ich.“

**3 Modalitätenwechsel planen:** Das Kind übernimmt Mama Muhs Rolle und beantwortet während des nochmaligen Betrachtens des Buches die entsprechenden Fragen des Bauern, der Großeltern und der Krähe: „Was hast du?“ In einer späteren Phase werden auch die Rollen des Bauern, der Krähe oder der Großeltern vom Kind, bzw. in der Gruppe von mehreren Kindern übernommen.

**4 Reflexion in L1 und L2:** Die Verbzweitstellung wird nicht nur in W-Fragen, sondern, je nach sprachlichen Fortschritten des Kindes, auch in Hauptsätzen mit topikalisiertem Adverb verdeutlicht, die durch entsprechende Symbole visualisiert werden. Im Mittelpunkt cross-linguistischer Reflexionen stehen die 1. und 2. P. E. in den verschiedenen Dialogen, jedoch auch die 3. P. E während der Beschreibung des Handlungsablaufs.

Ohne besondere Kenntnisse der Erstsprachen können die oben erwähnten, immer gleichbleibenden Dialoge zwischen Mama Muh, dem Bauern, den Großeltern und der Krähe in der Erstsprache der Kinder vorgetragen, später von den Kindern übernommen und schlussendlich als Basis metasprachlicher Reflexionen verwendet werden.

## 2. Einheit: Rollenspiel

Ein Spielpartner übernimmt in der Zweiersituation die Rolle Mama Muhs, die anderen Rollen werden vom Partner übernommen. Das Rollenspiel kann sowohl mit Plüschtieren nachgespielt werden, als auch von den Spielpartnern selbst. Mit Stühlen, Tischen und ein bisschen Phantasie lassen sich leicht eine Wiese und ein Stall durch einen Zaun abgrenzen.

**Zielstrukturen im Fokus**

Die oben erwähnten Zielsätze stehen im Mittelpunkt des Rollenspiels. Sie sollten korrekt gebildet werden. Die Modellierungstechniken und punktuelle metasprachliche Reflexionen werden eingesetzt: K: „Was du hast?" I: „Was / hast / du? Passt genau auf die Schaukel. Qu'est-ce que tu as? Passt nicht auf die „deutsche" Schaukel."

## 3. Einheit: Eigenes Buch basteln

Das „Buch" (oder besser das Situationsbild) besteht aus 2 Seiten, links die Wiese, rechts der Stall. Die 4 Figuren (Mama Muh, deren Oma, der Bauer und die Krähe) werden ausgeschnitten, sodass, wie im oben beschriebenen Rollenspiel, die Zielstrukturen während des Erzählens der Geschichte prägnant im Mittelpunkt stehen.

Besitzt jeder Spielpartner ein Buch, so kann die Geschichte parallel „gespielt" werden. Ein Kind erzählt die Geschichte, die Partner spielen anhand ihres Buches.

Genauso können Geschichten erfunden und parallel nachgespielt werden („Quatschgeschichten"): „Mama Muh springt über den Zaun. Plötzlich kommt der Bauer. Er steigt auf den Stein. 1, 2, 3, auuuu: mein Kopf, mein Bauch. Oma Muh läuft zu ihm: (...)"

## 4. Einheit: Memory

**in 10 Minuten zum eigenen Memory**

Bilder, auf denen die springende Mama Muh zu sehen ist und entweder auf den Kopf, auf den Bauch oder auf den Schwanz fällt (aus Kopien immer dieselbe, springende Mama Muh ausschneiden, auf Blankokärtchen aufkleben und jeweils eine der 3 möglichen Stellen durch einen kleinen Pfeil anzeigen), liegen auf der einen Seite des Tisches, und dazu passende Bilder, auf denen Mama Muhs Stirn, Bauch oder Schwanz blutet (mit roter Farbe Blut an entsprechende Stelle zeichnen), liegen auf der anderen Seite des Tisches. Entsprechende Fragen müssen zuerst vom Spielpartner beantwortet werden, ehe dieser ein Bild umdrehen darf: „Was macht Mama Muh?" (Z. B.: „Sie fällt auf den Bauch.") „Was hat Mama Muh?" (Z. B.: „Sie hat Bauchweh.") Wurden die Vermutungen bestätigt (Bilder umdrehen) und passen beide Bilder zusammen, darf das Paar genommen werden.

### 5. Einheit: Wettrennen

**handlungsorientiert**

Auf dem Weg zu ihrem Freund, der Krähe, klettert Mama Muh immer wieder über unterschiedliche Felsen (irgendwelche Bauklötze verwenden) mit dem bereits bekannten Missgeschick: Mama Muh rutscht aus und fällt auf den Kopf, den Bauch oder ihren langen Schwanz. Verschiedene Mama Muhs (je nach Teilnehmerzahl) versuchen, so schnell wie möglich über einen etwa 20 Felder langen Weg zur Krähe zu gelangen, die am Ende des Weges steht. Auf etwa der Hälfte der Felder befindet sich ein „Felsen". Unter jedem Spielfeld, auf dem sich ein Felsen befindet, liegt ein Bild einer Mama Muh, die entweder am Kopf, am Bauch oder am Schwanz blutet. Steht Mama Muh nach dem Würfeln (Dreierwürfel verwenden) auf einem Felsen, wird wie folgt gefragt: „Was macht Mama Muh?" „Sie springt (Handlung imitieren) und (…) sie fällt auf den Kopf / auf den Bauch / auf den Schwanz." „Und?" (Es wird überprüft.) „ Mama Muh blutet am Kopf / am Bauch / am Schwanz." Bei korrekter Vermutung darf ein weiteres Feld vorgerückt werden, bei falscher Antwort muss Mama Muh ein Feld zurück. Wer erreicht zuerst die Krähe?

## 6. Rahmenthema: Winter

**Zielstruktur:** Kontrastierung SVX-Anordnung im Hauptsatz –SXV-Anordnung im subordinierten Nebensatz.

### 1. Einheit: „Herr Eichhorn und der erste Schnee" (Meschenmoser)

Nachdem der „Hirsch" Herrn Eichhorn (dem Eichhörnchen) vom Schnee erzählt hat, beschließt dieser, den Winterschlaf auf einen späteren Zeitpunkt zu verschieben und auf den ersten Schnee zu warten. Aufgrund seiner Bemühungen, nicht einzuschlafen, erwachen zuerst der Igel und später auch der Bär aus dem Winterschlaf. Gemeinsam erblicken sie schlussendlich die erste Schneeflocke.

**1 Auswahl des Sprachmaterials mit kontrastiver Analyse:** Das Sprachmaterial findet sich in *Tabelle 16* und im Onlinematerial.

**Tab. 16:** Sprachmaterial zur Einheit „Herr Eichhorn und der erste Schnee"

| | Deutsch | Französisch | Portugiesisch |
|---|---|---|---|
| **SVK** | *er ist*<br>ich warte<br>du wartest<br>ich suche<br>du suchst | il est [il ɛ]<br>j'attends [ʒatã]<br>tu attends [ty atã]<br>je cherche [ʒə ʃɛʀʃ]<br>tu cherches [ty ʃɛʀʃ] | (ele) é [elə ɛ]<br>(eu) espero [əʃpəru]<br>(tu) esperas [eʃpəraʃ]<br>(eu) procuro [prɔkuru]<br>(tu) procuras [prɔkuraʃ] |
| **Nomina** | das Eichhörnchen<br>der Hirsch<br>der Igel<br><br>der Bär<br>der Schnee<br>der Stein<br>das Gras<br>der Baum<br>die Zahnbürste<br><br>die Dose<br>der Strumpf | l'écureuil/*m* [l ekyʀœj]<br>le cerf/m [sɛʀ]<br>l'hérisson/m [eʀisõ]<br><br>l'ours/m [uʀs]<br>la neige/w [nɛʒ]<br>la pierre/w [pjɛʀ]<br>l'herbe/w [ɛʀb]<br>l'arbre/m [aʀbʀ]<br>la brosse à dents/w [bʀɔs a dã]<br>la canette/w [kanɛt]<br>la chaussette/w [ʃosɛt] | o esquilo/*m* [əʃkilu]<br>o cervo/m [sɛrvu]<br>o ouriço-cacheiro/m [orisukɐʃɐiru]<br>o urso/m [ursu]<br>a neve/w [nɛvə]<br>a pedra/w [pɛdrɐ]<br>a relva/w [ʀɛɫvɐ]<br>a árvore/w [arvurə]<br>a escova de dentes/w [əʃkovɐ də dẽntəʃ]<br>a lata/w [latɐ]<br>a meia/w [mɐjɐ] |
| **Syntax** | Weil er weiß ist.<br><br>Weil er kalt ist.<br><br><br>Weil er nass ist.<br><br>Weil er (nicht) weich ist. | Parce qu'elle est blanche. (Weil sie ist weiß.) [paʀsk ɛl ɛ blãʃ]<br>Parce qu'elle est froide. [paʀsk ɛl ɛ fʀwad]<br>Parce qu'elle est mouillée. [paʀsk ɛl ɛ muje]<br>Parce qu'elle est (n'est pas) douce. [paʀsk ɛl ɛ (nɛ pa) dus] | Porque (ela) é branca. (Weil er ist weiß.) [purkə ɛlɐ ɛ brɐŋkɐ]<br>Porque (ela) é fria. [purkə ɛlɐ ɛ friɐ]<br>Porque (ela) é molha. [purkə ɛlɐ ɛ muʎa]<br>Porque (ela) (não) é mole. [purkə ɛlɐ ɛ mɔlə] |

| | Deutsch | Russisch | Polnisch | Türkisch |
|---|---|---|---|---|
| **SVK** | *er ist*<br><br>ich warte<br>du wartest<br>ich suche<br>du suchst | он („er") [ɔn]<br><br>я жду [ja ʒdu]<br>ты ждёшь [tɨ ʒdjoʃ]<br>я ищу [ja iʃu]<br>ты ищешь [tɨ iʃeʃ] | jest [jɛst]<br><br>ja czekam [ja tʃɛkam]<br>ty czekasz [tɨ tʃɛkaʃ]<br>ja szukam [ʃukam]<br>ty szukasz [tɨ ʃukaʃ] | *kar … (dır)* [kar dɯr] *(Schnee ist)*<br>bekliyorum [bɛklijɔrum]<br>bekliyorsun [bɛklijɔrsun]<br>arıyorum [arɯjɔrum]<br>arıyorsun [arɯjɔrsun] |

| | Deutsch | Russisch | Polnisch | Türkisch |
|---|---|---|---|---|
| **Nomina** | das Eichhörnchen | белка/w [bełka] | wiewiórka/w [viɛviurka] | sincap [sindʒap] |
| | der Hirsch | олень/m[ɔłen] | jeleń/m [jɛlɛɲ] | geyik [gɛjik] |
| | der Igel | ёжик/m [joʒik] | jeż/m [jɛʒ] | kirpi [kirpi] |
| | der Bär | медведь/m [medved] | niedźwiedź/m [niɛdʑwiɛdʑ] | ayı [ajɯ] |
| | der Schnee | снег/m [sneg] | śnieg/m [ɕniɛk] | kar [kar] |
| | der Stein | камень/m [kamen] | kamień/m [kamiɛɲ] | taş [taʃ] |
| | das Gras | трава/w [trava] | trawa/w [trava] | çim [tʃim] |
| | der Baum | дерево/s [derevɔ] | drzewo/s [dʒɛvɔ] | ağaç [a:tʃ] |
| | die Zahnbürste | зубная щётка/w [zubnaja ʃjotka] | szczoteczka do zębów/w [ʃtʃɔtɛtʃka dɔ zɛ̃buw] | diş fırçası [diʃ fɯrtʃasɯ] |
| | die Dose | жестяная банка/w [ʒestjanaja banka] | puszka/w [puʃka] | teneke [tɛnɛkɛ] |
| | der Strumpf | носок/m [nɔsɔk] | skarpetka/w [skarpɛtka] | çorap [tʃɔrap] |
| **Syntax** | Weil er weiß ist. | Потому что он белый. [pɔtɔmu tʃtɔ ɔn bełj] (weil er (ist) weiß) | Ponieważ jest biały. [pɔniɛwaʒ jɛst biawɨ] (weil ist weiß) | *çünkü beyaz [tʃynky bɛjaz]* (weil weiß) |
| | Weil er kalt ist. | Потому что он холодный. [pɔtɔmu tʃtɔ ɔn xɔłɔdnɨj] | Ponieważ jest zimno. [pɔniɛwaʒ jɛst zimnɔ] | *çünkü soğuk. [tʃynky sɔ:uk]* (weil kalt) |
| | Weil er nass ist. | Потому что он мокрый. [pɔtɔmu tʃtɔ ɔn mɔkrɨj] | Ponieważ jest wilgotna. [pɔniɛwaʒ jɛst wilgɔtna] | *çünkü ıslak. [tʃynky ɯslak]* (weil nass) |
| | Weil er (nicht) weich ist. | Потому что он (не) мягкий. [pɔtɔmu tʃtɔ ɔn (ne) mjagkij] | Ponieważ (nie) jest miękka. [pɔniɛwaʒ (niɛ) jɛst miɛ̃ka] | *çünkü yumuşak (değil). [tʃynky jumuʃak (dɛ:il)]* (weil weich nicht) |

**Verbendstellung in Nebensätzen**

Das Eichhörnchen, der Igel und der Bär sind sich immer wieder während des Wartens auf den ersten Schnee nicht darüber einig, ob das gefundene Objekt auch wirklich die erste Schneeflocke ist oder nicht. Die kurzen und vom semantischen Standpunkt aus einfachen elliptischen Antworten auf die Fragen „Warum?“ oder „Warum nicht?“ verdeutlichen die Verbendstellung in subordinierten Nebensätzen: „Weil er weiß *ist*. Weil er nass *ist*. Weil er kalt *ist*. Weil er weich *ist*.“

**Stolperstein**

Für Kinder mit Erstsprache Französisch, Portugiesisch, Russisch oder Polnisch, Sprachen mit strikter syntaktischer Anordnung „Subjekt – Verb – Ergänzung“, stellt die Verbendstellung in subordinierten Nebensätzen im Deutschen einen besonderen Stolperstein dar (*Kap. 2*). Umso wichtiger ist die systematische Kontrastierung mit den deutschen Strukturen. Im Türkischen verbleibt das Verb in kausalen Nebensätzen in der Regel an der Endposition, sodass auch in der Sprachenkonstellation Türkisch / Deutsch die Gegenüberstellung der Strukturen zum schnelleren Erfassen der Verbendstellungsregel führt.

**2 Modalitätenwechsel planen:** Die Kausalsätze stehen im Mittelpunkt des Dialogs zwischen den einzelnen Tieren. Diese werden systematisch mit der Frage „Warum?“ eingeleitet (Verdeutlichung des formal-funktionalen Zusammenhangs). Die Beantwortung der Frage wird anhand der vier Adjektive „weiß“, „kalt“, „nass“ und „weich“ vom Kind vorgenommen.

**Kausalsätze im Mittelpunkt**

**3 Reflexion in L1 und L2:** Anhand von Bildkärtchen wird die unterschiedliche Verbposition visuell dargestellt: unterschiedliche Position des Verbs nach einer Konjunktion im Deutschen, gleich bleibende Position in den erwähnten romanischen und slawischen Sprachen (→ *Abb. 13 und 14*). Die unterschiedlichen syntaktischen Anordnungen stehen im Fokus reflexiver Phasen. Parallel zur Formulierung der Zielsätze wird auf die entsprechenden Kärtchen gezeigt: „Weil / er / weiß / ist.“ Gelingt ein Nebensatz nicht zielgerecht, so wird mit Hilfe der visuellen Anordnung ein 2. Versuch unternommen.

**Visualisierung jederzeit präsent**

Das Kick-off (*Kap. 5.3*) sollte Bestandteil der 2. oder 3. Therapieeinheit sein. Die Unterschiede zwischen Haupt- und Nebensätzen im Deutschen, genau wie zwischen erst- und zweitsprachlichen Strukturen, sollten verdeutlicht werden.

**Kick-off einschieben**

## *2. Einheit: Situationsbild mit Rollenspiel*

Mit Wachsfarben werden auf einem A4-Zeichenblatt ein Baum, einige Blätter und eine Höhle gemalt. Das Eichhörnchen, der Igel und der Bär werden (getrennt) gezeichnet oder ausgeschnitten, ansonsten konkrete Gegenstände benutzt: eine Zahnbürste, eine Dose (ein Becher), ein Strumpf (am besten alles in Weiß) und Watte (zur Verdeutlichung des Schnees).

Die oben erwähnten Nebensätze stehen während des Nachspielens der Geschichte besonders im Fokus: „Ich habe den Schnee gefunden!“ (Das Eichhörnchen nimmt eine Zahnbürste hervor.) „Nein!“ „Warum nicht?“ „Weil der Schnee weiß ist. Weil der Schnee nass ist. Weil der Schnee kalt ist. Und weil der Schnee weich ist. Das ist nicht weich!“

**Fragen verdeutlichen den Kontext**

### 3. Einheit: Stoffbeutel

Unterschiedliche Gegenstände der Geschichte, die durch weitere ergänzt werden können, werden ertastet. Anhand von Adjektiven wird die Vermutung untermauert: „Was habe ich versteckt?" „Den Strumpf!" „Warum?" „Weil der Strumpf weich ist."

### 4. Einheit „Kartenspiel"

**beliebiges Bildmaterial**

In Büchern werden Personen oder Tiere ausfindig gemacht, die besonders ausgeprägte Gefühle zeigen, Gefühle, die man mit einer bestimmten Handlung in Verbindung bringen kann. Zum Beispiel lacht der Junge, weil er ein Geschenk bekommt oder das Mädchen ist wütend, weil es kein Eis erhält. Die Bilder werden doppelt kopiert. Einerseits werden nur die Gesichter ausgeschnitten, andererseits die Handlung. Beide Auszüge werden getrennt auf Kärtchen geklebt. Die Kärtchen, die eine Handlung darstellen, liegen alle gut sichtbar offen in der Tischmitte; die Kärtchen mit den Gesichtsausdrücken liegen als Stapel am Rand des Tisches. Jeder Spielpartner versucht – am besten mit einer Fliegenklatsche –, so schnell wie möglich auf das korrekte Bild zu schlagen, sobald eine neue Karte vom Stapel umgedreht wird. Gewonnen hat zuletzt derjenige, der die meisten Karten sammeln konnte.

**Gefühle evozieren Nebensätze**

Nachdem jeder Spielpartner mit seiner Klatsche auf ein Bild geschlagen hat, wird mit der entsprechenden Frage die korrekte Antwort überprüft: „Warum ist der Igel traurig?" „Weil die Dose nicht weich ist."

*Memory:* Mit den Kärtchen kann in ähnlicher Art und Weise Memory gespielt werden. Die beiden Kartensets liegen getrennt auf dem Tisch. Zuerst wird eine Karte mit einem Gesichtsausdruck umgedreht. Nach dem Beantworten der Frage („Warum schreit der Vater?" „Weil der Junge auf dem Tisch springt.") wird versucht, die entsprechende zweite Karte zu finden.

### 5. Einheit: Parallelspiel

Beide Spielpartner (nehmen mehrere Kinder teil, werden zwei Gruppen gebildet) befinden sich links und rechts einer visuellen Abtrennung. Der eine Spielpartner hat einige Kärtchen mit Gesichtsausdrücken (4. Einheit) vor sich liegen, der andere die passenden Handlungen. Zuerst wird ein Gesichtsausdruck ausgewählt und verdeckt auf einen kleinen Tisch gelegt. Dann wird versucht, diesen Gesichtsausdruck pantomimisch nachzuahmen. Der Spielpartner versucht, die entsprechende Handlung unter seinen Bildern zu finden. Er legt das Kärtchen auch verdeckt neben das erste auf den Tisch. Zuerst wird das erste Kärtchen umgedreht: „Warum hat das Mädchen Angst?" „Weil der Drache Krallen hat." Anhand des zweiten Kärtchens wird überprüft, ob beide Spielpartner gewonnen haben.

Weitere Aktivitäten und Spiele zum Erwerb der Verbendstellung in subordinierten Nebensätzen sind in Schmidt 2014 (v. a. auf das vorschulische Alter bezogen), Motsch 2017 und Berg 2018 zu finden.

### *7. Rahmenthema: Ostern*

**Zielstruktur:** Kasus

**bestimmte, männliche Artikel zuerst**

Einleitende Bemerkungen: Innerhalb einer systematischen Kasustherapie werden in einer ersten Phase elliptische Äußerungen im Maskulinum und mit bestimmten Artikeln evoziert: Was malst du? *Den Baum.* Wohin gehst du? *In den Zirkus.* (Präpositionalobjekt im Akkusativkontext.) Wo liegt das Ei? *Unter dem Baum.* Wem gibst du das Ei? *Dem Jungen.* (Präpositionalobjekt resp. indirektes Objekt im Dativkontext.) Nach und nach werden ganze Sätze gefordert und auch weibliche und sächliche Nomina, mit bestimmten und unbestimmten Artikeln, einbezogen: „Ich male die Blume. Ich male einen Baum. Du gehst in die Schule. Das Ei liegt unter einer Blume."

**Akkusativ vor Dativ**

Die konsequente Vorgehensweise der Kasustherapie (zuerst Akkusativ, dann Dativ) wird in Motsch 2017, und Schmidt 2014 erläutert und anhand vieler Beispiele anschaulich dargestellt.

Es gibt eine Reihe von Rahmenthemen, in denen die Fragestellungen „wohin?" und „wo?" im Blickpunkt stehen:

**kasusfordernde Themen**

- „Ostern": Wohin legt der Osterhase die Ostereier? (Akkusativkontext) Wo hat der Osterhase die Ostereier versteckt? (Dativkontext)
- „Der Wolf und die 7 Geißlein": Wohin laufen die Geißlein? Wo haben sich die Geißlein versteckt?
- Schnitzeljagd: Wohin müssen wir gehen? Wo sind wir?
- Supermarkt (im Gegensatz zum Tante Emma Laden): Wohin legen wir die Eier? (Während des Einräumens.) Wo liegen die Eier? (Während des Einkaufens.)

### *1. Einheit: Wimmelbild*

Als Einstieg in die Kasustherapie kann ein kopiertes oder gemaltes Bild, welches als Motiv bspw. einen Garten, eine Wiese oder ein Spielplatz hat, verwendet werden.

**1 Auswahl des Sprachmaterials mit kontrastiver Analyse:** Das Sprachmaterial ist in der nachfolgenden *Tabelle 17* und im Onlinematerial zu finden.

**Tab. 17:** Sprachmaterial zur Einheit „Wimmelbild“

| | Deutsch | Französisch | Portugiesisch |
|---|---|---|---|
| **SVK** | er legt<br>er versteckt<br>es liegt | il met [il me]<br>il cache [kaʃ]<br>il est (es ist) [il ɛ] | (ele) mete [elə mətə]<br>(ele) esconde [əʃkõndə]<br>(ele) está (es ist) [elə əʃta] |
| **Nomina** | der Baum<br>der Sandkasten<br><br>der Ball<br>der Zaun<br>der Stein<br>der Pfahl<br>der Tisch<br>der Stuhl<br>der Salat<br>der Traktor<br>die Blume<br>die Bank<br>die Mauer<br>die Möhre<br>die Schaukel<br>die Rutschbahn<br>das Gras<br>das Haus<br>das Fenster<br>das Nest | l'arbre/m [aʀbʀ]<br>le bac à sable/m [bak də sabl]<br><br>le ballon/m [balõ]<br>la clôture/w [klotyʀ]<br>la pierre/w [pjɛʀ]<br>le poteau/m [pɔto]<br>la table/w [tabl]<br>la chaise/w [ʃɛz]<br>la salade/w [salad]<br>le tracteur/*m* [tʀaktœʀ]<br>la fleur/w [flœʀ]<br>le banc/*m* [bã]<br>le mur/*m* [myʀ]<br>la carotte/w [kaʀɔt]<br>la balançoire/w [balãswaʀ]<br>le toboggan/*m* [tɔbɔgã]<br>l'herbe/w [ɛʀb]<br>la maison/w [mɛzõ]<br>la fenêtre/w [fənɛtʀ]<br>le nid/*m* [ni] | a árvore/w [arvurə]<br>a caixa de areia/w [kaiʃɐ də ɐrɐjɐ]<br>a bola/w [bɔlɐ]<br>a vedação/w [vədɐsɐ̃u]<br>a pedra/w [pɛdrɐ]<br>o poste/m [pɔʃtə]<br>a mesa/w [mezɐ]<br>a cadeira/w [kɐdɐirɐ]<br>a alface/w [ałfasə]<br>o tractor/m [trator]<br>a flor/w [flor]<br>o banco/*m* [bɐ̃ŋku]<br>o muro/*m* [muru]<br>a cenoura/w [sənorɐ]<br>o baloiço/*m* [bɐloisu]<br>o escorrega/*m* [əʃkuʀəga]<br>a relva/w [ʀɛłvɐ]<br>a casa/w [kazɐ]<br>a janela/w [ʒɐnɛlɐ]<br>o ninho/*m* [niɲu] |
| **Int.pro.** | hinter<br>vor<br>neben<br>in<br>auf<br>unter | derrière [dɛʀjɛʀ]<br>devant [dəvã]<br>à côté [a kote]<br>dans [dã]<br>sur [syʀ]<br>sous [su] | atrás [ɐtraʃ]<br>em frente [ɐ̃i frẽntə]<br>ao lado [au ladu]<br>dentro [dẽntru]<br>em cima [simɐ]<br>em baixo [baiʃu] |

| | Deutsch | Französisch | Portugiesisch |
|---|---|---|---|
| **Adj.** | wohin<br>wo | où (est-ce que) [u ɛskə]<br>où (est-ce que) [u ɛskə] | aonde [ɐõndə]<br>onde [õndə] |
| **Kasus** | Wohin legst du ein Ei?<br>Wo hat der Osterhase (noch) ein Ei versteckt?<br><br>Wo liegt (noch) ein Ei?<br><br>Wo noch?<br>*hinter den Baum* | Où est-ce que tu mets un oeuf? [u ɛskə ty me œ̃ œf]<br>Où est-ce que le lapin de Pâques a (encore) caché un oeuf? [u ɛskə lə lapɛ̃ də pak a (ãkɔʀ) kaʃe œ̃ œf]<br><br>Où est (encore) un oeuf? (Wo ist (noch) ein Ei?) [u ɛ (ãkɔʀ) œ̃ œf]<br><br>Où encore? [u ãkɔʀ]<br>derrière l'arbre [dɛʀjɛʀ laʀbʀ] | Onde é que (tu) metes o ovo? [õndə ɛkə tu mətəʃ u ovu]<br>Onde é que o coelho da Páscoa escondeu os (outros) ovos? [õndə ɛkə u kweʎu dɐ paʃkwɐ əʃkõndeu uʃ otruʃ ovuʃ]<br>Onde é que estão os (outros) ovos? [õndə ɛkə əʃtɐ̃u uʃ otruʃ ovuʃ]<br>Onde? [õndə]<br>atrás da árvore [ɐtraʃ dɐ arvurə] |

| | Deutsch | Russisch | Polnisch | Türkisch |
|---|---|---|---|---|
| **SVK** | er legt<br><br>er versteckt<br><br>es liegt | он кладет [ɔn kładet]<br><br>он прячет [ɔn prjatʃet]<br>он находится [ɔn naxɔditsja] | On kładzie [ɔn kwasiɛ]<br>on chowa [ɔn xɔva]<br><br>on znajduje się [ɔn znajdujɛ siɛ̃] | koyuyor [kɔjujɔr]<br><br>saklıyor [saklɯjɔr]<br><br>…*(dır) (es ist)* [dɯr] |

| | Deutsch | Russisch | Polnisch | Türkisch |
|---|---|---|---|---|
| **Nomina** | der Baum | дерево/s [derevɔ] | drzewo/s [dʒɛvɔ] | ağaç [a:tʃ] |
| | der Sandkasten | песочница/w [pesɔtʃnitsa] | piaskownica/w [piaskɔvnitsa] | kum bahçesi [kum bahtʃɛsi] |
| | der Ball | мяч/m [mjatʃ] | piłka/w [piwka] | top [tɔp] |
| | der Zaun | ограда/w [ɔgrada] | zamknięcie/s [zamkniẽtsiɛ] | kapanış [kapanɯʃ] |
| | der Stein | камень/m [kamen] | kamień/m [kamiɛɲ] | taş [taʃ] |
| | der Pfahl | столб/m(ограды) [stɔłb] | post/m [pɔst] | bahçe duvarı [bahtʃɛ duvarɯ] |
| | der Tisch | стол/m [stɔł] | stół/m [stɔw] | masa [masa] |
| | der Stuhl | стул/m [stuł] | krzesło/s [kʒɛswɔ] | sandalye [sandaljɛ] |
| | der Salat | салат/m [sałat] | sałatka/w [sawatka] | salata [salata] |
| | der Traktor | трактор/m [traktɔr] | traktor/m [traktɔr] | traktör [traktœr] |
| | die Blume | цветок/m [tsvetɔk] | kwiat/m [kviat] | çiçek [tʃitʃɛk] |
| | die Bank | скамейка/w [skame-jka] | ławka/w [wavka] | bank [bank] |
| | die Mauer | стена/w [stena] | ściana/w [çtsiana] | duvar [duvar] |
| | die Möhre | морковь/w [mɔrkɔv] | marchew/m [marxev] | havuç [havutʃ] |
| | die Schaukel | весы/pl [vesɨ] | huśtawka/w [huç-tavka] | salıncak [salɯndʒak] |
| | die Rutschbahn | горка/w [gɔrka] | zjeżdżalnia/w [zjɛʒdʒalnia] | kaydırak [kajdɯrak] |
| | das Gras | трава/w [trava] | trawa/w [trava] | çim [tʃim] |
| | das Haus | дом/m [dɔm] | dom/m [dɔm] | ev [ɛv] |
| | das Fenster | окно/s [ɔknɔ] | okno/s [ɔknɔ] | pencere [pɛndʒɛrɛ] |
| | das Nest | гнездо/s [gnezdɔ] | gniazdo/s [gniazdɔ] | yuva [juva] |
| **Int.pro.** | hinter | сзади [szadi] | tył [tɨw] | arka [arka] |
| | vor | перед [pered] | przed [pʒɛd] | ön [œn] |
| | neben | рядом [rjadɔm] | obok [ɔbɔk] | yan [jan] |
| | in | в [v] | w [f] | içinde [itʃindɛ] |
| | auf | на [na] | o [ɔ] | üst [yst] |
| | unter | под [pɔd] | w [f] | alt [alt] |
| **Adj.** | wohin | куда [kuda] | dokąd [dɔkɔ̃d] | nereye [nɛrɛjɛ] |
| | wo | где [gde] | gdzie [gdziɛ] | nerede [nɛrɛdɛ] |

| | Deutsch | Russisch | Polnisch | Türkisch |
|---|---|---|---|---|
| **Kasus** | Wohin legst du ein Ei? | Куда ты кладёшь яйцо? [kuda tɨ kładjoʃ jajtsɔ] | *Gdzie* postawiłes jajko? [gdziɛ pɔstaviwɛs jajkɔ] | Yumurtayı nereye koyuyorsun? [jumurtajɯ nɛrɛjɛ kɔjujɔrsun] (wohin Ei legst) |
| | Wo hat der Osterhase noch ein Ei versteckt? | Куда Пасхальный заяц (Osterhase) спрятал ещё яйцо? [kuda pasxałnɨj zajats sprjatał eʃtʃjo jajtsɔ] | Gdzie Zajączek jeszcze ukrył jajko? [gdziɛ zajɔtʃɛk jɛʃtʃɛ ukrɨw jajkɔ] (Wo Häschen mehr versteckt Ei) | Tavşan daha bir yumurta *nereye* saklamış? [tavʃan daha bir jumurta nɛrɛjɛ saklamiʃ] (Kaninchen noch ein Ei wohin versteckt) |
| | Wo liegt noch ein Ei? | Где ещё яйцо? [gde eʃtʃjo jajtsɔ] | Gdzie jest je szcze jajko? (Wo ist noch ein Ei?) [gdziɛ jɛst jɛʃtʃɛ jajkɔ] (Wo es ist mehr Ei) | Başka bir yumurta *nerede* acaba? [baʃka bir jumurta nɛrɛdɛ adʒaba] (noch ein Ei wo ich frage mich) |
| | hinter den / dem Baum | за деревом [za derevɔm] (den & dem Baum) | za drzewem [za dʒɛvɛm] (den & dem Baum) | ağacın arkasında [a:dʒɯn arkasɯnda] (Baum hinter) |

Die verschiedenen Fragestellungen verdeutlichen den Kontext: „Wohin legst du das Ei?“ (Akkusativ) Die Frage „Wohin?“ beinhaltet eine Bewegung: „Hinter den Baum!“

**Einstieg mit Präpositionalergänzungen**

„Wo hat der Osterhase ein Ei versteckt?“ (Dativ) Die Frage „Wo?“ verweist auf etwas Statisches („Verstecktes“): „Hinter dem Baum!“

Im Französischen (nachfolgendes Beispiel) und Portugiesischen werden (aufgrund des nicht-overten Kasus) weder von der Fragestellung noch von der Markierung her eine Differenzierung von Akkusativ und Dativ in Präpositionalergänzungen vorgenommen (*Kap. 2.3)*, der Lachmund auf dem Plakat *(→ Abb. 18)* weist auf die einfachen Strukturen hin: „Où est-ce que tu mets …?“ („Wohin legst du …? “) „Derrière l'arbre. “ („Hinter *der* Baum. “)

„Où est-ce que tu as caché l'oeuf?“ („Wo hast du das Ei versteckt?“) „Derrière l'arbre.“ („Hinter *der* Baum.“)

**Lachmund in romanischen Sprachen**

Die unterschiedliche Markierung der dynamischen und statischen Kontexte ist den Kindern mit romanischer Erstsprache nicht bekannt. Die *Beschreibung während der Aktion an sich* (das Hinlaufen) führt im Deutschen zu Akkusativmarkierungen. Die *Beschreibung nach der Aktion* (die Eier wurden versteckt, liegen jetzt an ihrem Platz) führt zu Dativmarkierungen.

**Kontrastierung wenig sinnvoll**

Im Russischen, Polnischen und Türkischen ist eine Kontrastierung in der Therapie jüngerer Kinder wenig sinnvoll (*Kap. 2.4 und 2.5*), weil einerseits keine Artikel gebraucht werden, und es andererseits eine unterschiedliche Anzahl an Fällen gibt, die zudem nicht deckungsgleich sind. Die Therapie verläuft parallel ohne cross-linguistische Vergleiche in beiden Sprachen.

**Wimmelbild als Einstieg**

**2 Format bestimmen:** *Wimmelbild:* Auf einem beliebigen Bild werden kleine Eier, die vorher gemalt und ausgeschnitten wurden, „versteckt“: „Wohin legst du das Ei?“ Verschiedene Präpositionen werden einbezogen: hinter, vor, neben, in, auf, unter. Die Eier werden „hinter“ einem Gegenstand versteckt, indem entlang des Gegenstandes ein Schlitz geschnitten wird, sodass das Ei hindurch geschoben werden kann (und nur noch ein klein wenig zu sehen ist).

*Parallelhandlung:* Jeder Spielpartner (oder jede Gruppe) hat dasselbe Wimmelbild und die gleiche Anzahl an Eiern vor sich liegen, wobei sich die Spielpartner so im Raum verteilen, dass sie möglichst nicht „abschauen“ können. Alle Spielpartner sind die weltweit besten Osterhasen (und gewinnen), wenn sie zum Schluss die Eier an genau den gleichen Orten versteckt haben.

*Fliegenklatschen:* Ein Spielpartner „versteckt“ die Ostereier auf dem Wimmelbild, das auf dem Tisch liegt. Anschließend werden diese so schnell wie möglich gesucht. I: „Hinter dem Baum.“ Mit der flachen Hand oder mit der Fliegenklatsche „schlägt“ der (oder die) Spielpartner auf das entsprechende Ei: K: „Hinter dem Baum.“ Nehmen mehrere Kinder am Spiel teil, so werden die Eier anhand der Fliegenklatschen „gesammelt“.

**(einfaches) Evozieren durch Fragestellung**

**3 Modalitätenwechsel planen:** Durch die erwähnten Fragen (Wohin? Wo?) können sowohl Präpositionalergänzungen mit Akkusativ- als auch mit Dativmarkierung evoziert werden. Der systematische Einsatz der Modellierungstechniken stellt die Markierungen in den Vordergrund: I: „Wohin legt er das Ei?“ K: „Hinter Baum.“ I: „Hinter *den* Baum?“

**4 Reflexion in L1 und L2:** Gelegentlich werden besonders gute oder noch nicht zielgerechte Äußerungen des Kindes aufgegriffen, anhand der Bildkärtchen reflektiert und (gegebenenfalls) mit den romanischen Erstsprachen verglichen:

**Akkusativkontext**

**korrekte und fehlerhafte Strukturen punktuell aufgreifen**

„Gut! Ich habe dich gefragt: Wohin hat der Osterhase das Ei gelegt? Wohin?“ (Zeigt auf das entsprechende Fragezeichen.) „Und du hast geantwortet: Hinter den Baum! Hinter de*nnn* Baum! Super!“

„Hinter der Baum. Schau: Wohin legt der Osterhase das Ei? Wohin?“ (Zeigt auf das entsprechende Fragezeichen.) „Hinter (...) de*nnn* Baum. Richtig! Hinter de*nnn* Baum, und nicht, hinter de*rrr* Baum! Passt nicht!“

**Dativkontext**

„Mega! Wo liegt das Ei? Wo?“ (Zeigt auf das entsprechende Fragezeichen.) „Und du hast super geantwortet: Hinter de*m* Baum! Hinter de*mmm* Baum! Cool!“

„Hinter de*nnn* Baum. Schau: Wo liegt das Ei? Wo?“ (Zeigt auf das entsprechende Fragezeichen.) „Hinter (...) de*mmm* Baum. Richtig! Hinter de*mmm* Baum, und nicht, hinter de*nnn* Baum! Klappt nicht! Wohin? – Hinter de*nnn* Baum! Wo? Hinter de*mmm* Baum!“

### *2. Einheit: Guckloch*

Ein im Verhältnis zum Wimmelbild größerer Abdeckkarton mit einem „Guckloch“ ermöglicht das gezielte Suchen eines bestimmten Gegenstandes.

**Akkusativkontext:** Zuerst muss der Osterhase die Ostereier verstecken: „Wohin legt der Osterhase das nächste Ei?“ „Auf den Tisch.“ Der entsprechende Ort wird anhand des Gucklochs gesucht und das Ei (mit Klebepads versehen) versteckt.

**Dativkontext:** „Kannst du dich erinnern, wo ein Ei liegt?“ „Hinter dem Ball.“ Zuerst wird die Vermutung aufgestellt, dann anhand des Gucklochs überprüft.

### *3. Einheit: Kurzzeitgedächtnis*

Ähnlich wie in der Parallelhandlung versteckt ein Kind eine gewisse Anzahl an Eiern in einem der beiden identischen Wimmelbilder und versprachlicht seine Handlung anhand der Zielstruktur. Der Spielpartner versucht, sich bei geschlossenen Augen die unterschiedlichen Stellen zu merken und anschließend seine Eier an denselben Orten zu verstecken.

**zuhören bei geschlossenen Augen**

**Akkusativkontext:** „Wohin legst du die Eier?“ „Ein Ei lege ich unter den Zaun, ein Ei auf den Baum und ein Ei hinter den Tisch.“

**Dativkontext:** Das Kind versteckt zuerst die Eier und wird dann befragt: „Wo hast du die Eier versteckt?“ „Unter dem Zaun, auf dem Baum, hinter dem Tisch.“

### *4. Einheit: Memory*

Die unterschiedlich gefärbten Eier werden je zweimal aufgezeichnet. Eines der beiden Eier jedes Paares wird auf dem Wimmelbild versteckt, das zweite auf Kärtchen geklebt. Diese liegen offen oder, zur Abwechslung, verdeckt auf dem Tisch. Abwechselnd nimmt jeder Spielpartner ein Kärtchen und muss die entsprechende Frage beantworten: „Wohin hat der Osterhase *das* Ei gelegt?“ Bzw. „Wo liegt *das* Ei?“ Nachdem die Vermutung geäußert wurde („Hinter den Sandkasten.“, bzw. „Hinter dem Sandkasten.“) wird auf dem Wimmelbild überprüft.

### *5. Einheit: Foto finden*

**zeitökonomisch und motivierend**

Etwa 8 unterschiedlich gefärbte Eier werden mehrere Male auf dem Situationsbild versteckt und jeweils fotografiert. Sehen die einzelnen Fotos sehr ähnlich aus (von Foto zu Foto werden immer nur eine oder zwei Änderungen vorgenommen), müssen die Bilder anschließend präzise beschrieben werden, wodurch die Anzahl an Zielstrukturen, die umgesetzt werden, um das korrekte Bild zu bestimmen, steigt.

**Parallelhandlung:** Alle Fotos werden doppelt ausgedruckt. Ein Spielpartner wählt, nicht sichtbar für den Partner, ein Foto aus. Der Partner versucht dieses Foto zu bestimmen, indem er entsprechende Fragen stellt: „Wohin hat der Osterhase das rote Ei gelegt?“ bzw. „Wo liegt das rote Ei?“

## *8. Rahmenthema: Natur*

**Alternativbücher:** Das Grüffelokind (Scheffler / Donaldson)

**Zielstruktur:** Kasus

## *1. Einheit: „Der Grüffelo“ (Scheffler / Donaldson)*

Weder der Fuchs, noch die Eule oder die Schlange fressen die kleine listige Maus und machen sich lieber schnellstmöglich aus dem Staub. Die kleine Maus trifft sich nämlich mit Grüffelo, und dieser muss, nach der Beschreibung der Maus, fürchterlich aussehen. Als dann Grüffelo tatsächlich auftaucht, gelingt es der Maus, auch diesen zu verjagen.

Die einzelnen Begegnungen werden sprachtherapeutisch umgesetzt:

**Kasuskontexte erkennen**

*Wen* sieht die Maus? (Dativ: *Wem* begegnet die Maus?)
*Den* Fuchs. (Dativ: *Dem* Fuchs.)
Fuchs: „Ich habe Hunger.“
Maus: „Ich treffe mich mit Grüffelo.“
Fuchs: „Mit Grüffelo? Wie sieht Grüffelo aus?“
Maus: „Grüffelo hat spitze Zähne, …“
Fuchs: „*Wo* siehst du ihn?“
Maus: „Hier, neben *dem* Stein.“
*Wohin* läuft der Fuchs? (Dativ: *Wo* versteckt sich der Fuchs?)
Hinter *den* Baum. (Dativ: Hinter *dem* Baum)

1 **Auswahl des Sprachmaterials mit kontrastiver Analyse:** Das entsprechende Sprachmaterial findet sich in *Tabelle 18* und im Onlinematerial.

**Tab. 18:** Sprachmaterial zur Einheit „Der Grüffelo“

| | **Deutsch** | **Französisch** | **Portugiesisch** |
|---|---|---|---|
| **SVK** | er / sie sieht<br>sie begegnet<br>er begegnet<br>er läuft<br>sie fliegt<br>er versteckt sich | il / elle voit [il ɛl vwɑ]<br>elle rencontre [ɛl ʀɑ̃kõtʀ]<br>il rencontre [il ʀɑ̃kõtʀ]<br>il court [il kuʀ]<br>elle vole [ɛl vɔl]<br>il se cache [il sə kaʃ] | *(ele / ela) vê [elə ɛlɐ ve]*<br>*(ela) encontra [ẽŋkõntrɐ]*<br>*(ele) encontra [ẽŋkõntrɐ]*<br>(ele) corre [kuʀə]<br>*(ela) voa [vwa]*<br>(ele) esconde-se [əʃkõndə sə] |
| **Nomina** | der Baum<br>das Wasser<br>das Holz<br>die Maus<br>der Fuchs<br>die Eule<br>die Schlange | l'arbre/m [aʀbʀ]<br>l'eau/w [o]<br>le bois/*m* [bwa]<br>la souris/w [suʀi]<br>le renard/m [ʀənaʀ]<br>le hibou/*m* [ibu]<br>le serpent/*m* [sɛʀpɑ̃] | a árvore/w [arvurə]<br>a água/w [agwɐ]<br>a madeira/w [mɐdɐirɐ]<br>o *rato/m* (≠ Ratte) [ʀatu]<br>a raposa/w [ʀɐpozɐ]<br>a coruja/w [kuruʒɐ]<br>*a cobra*/w (≠ Kobra) [kɔbrɐ] |
| **Präp.** | hinter<br>neben | derrière [dɛʀjɛʀ]<br>à côté [a kote] | atràs [ɐtraʃ]<br>ao lado [au ladu] |

| | Deutsch | Französisch | Portugiesisch |
|---|---|---|---|
| **Int.pro.** | wohin?<br>wo? | où (est-ce que) [u ɛskə]<br>où (est-ce que) | aonde [ɐõndə]<br>onde [õndə] |
| **Kasus** | Wen sieht die Maus? | Qui est-ce que la souris voit? (aperçoit = erblickt) [ki ɛskə la suʀi vwa], [apɛʀsvwa] | Quem é que o rato vê (encontra)? [kɐ̃i ɛkə u ʀatu ve] |
| | Den Fuchs. | Le renard. [lə ʀənaʀ] | A raposa. [ɐ ʀɐpozɐ] |
| | Wem begegnet die Maus? | Qui est-ce que la souris rencontre? [ki ɛskə la suʀi ʀãkõtʀ] | Quem é que o rato encontra? [kɐ̃i ɛkə u ʀatu ẽŋkõntrɐ] |
| | Dem Fuchs. | Le renard. [lə ʀənaʀ] | A raposa. [ɐ ʀɐpozɐ] |
| | Der Eule. | Le hibou. [lə ibu] | A coruja. [ɐ kuruʒɐ] |
| | Der Schlange. | Le serpent. [lə sɛʀpã] | A cobra. [ɐ kɔbrɐ] |
| | Wo begegnest du ihm? | Où est-ce que tu le rencontres? [u ɛskə ty lə ʀãkõtʀ] | Onde é que a encontras? [õndə ɛkə ɐ ẽŋkõntrɐʃ] |
| | Neben dem Baum. | À côté de l'arbre. [a kote də laʀbʀ] | Ao lado da árvore. [au ladu dɐ arvurə] |
| | Neben dem Wasser. | À côté de l'eau. [a kote də lo] | Ao lado da água. [au ladu dɐ agwɐ] |
| | Neben dem Holz. | À côté du bois (des morceaux de bois). [a kote dy bwa] | Ao lado do monte da madeira. [au ladu du mõntə dɐ mɐdɐirɐ] |
| | Wohin läuft der Fuchs? | Où est-ce que le renard court? [u ɛskə lə ʀənaʀ kuʀ] | Para onde é que a raposa corre? [pɐrɐ õndə ɛkə ɐ ʀɐpozɐ kuʀə] |
| | Hinter den Baum. | Derrière l'arbre. [dɛʀjɛʀ laʀbʀ] | Para trás da árvore. [pɐrɐ traʃ dɐ arvurə] |
| | Wohin fliegt die Eule? | Où est-ce que le hibou vole? [u ɛskə lə ibu vɔl] | Para onde é que a coruja voa? [pɐrɐ õndə ɛkə ɐ kuruʒɐ vwa] |
| | Auf den Baum. | Sur l'arbre. [syʀ laʀbʀ] | Para cima da árvore. [pɐrɐ simɐ dɐ arvurə] |

| | Deutsch | Russisch | Polnisch | Türkisch |
|---|---|---|---|---|
| **SVK** | er / sie sieht | он / она видит [ɔn / ɔna vidit] | on / ona widzi [ɔn / ɔna visi] | görüyor [gœryjɔr] |
| | sie begegnet | она встречает [ɔna vstretʃaet] | ona spotyka [ɔna spɔtɨka] | rastlıyor [rastlɯjɔr] |
| | er begegnet | он встречает [ɔn vstretʃaet] | on spotyka [ɔn spɔtɨka] | rastlıyor [rastlɯjɔr] |
| | er läuft | он бежит [ɔn beʒit] | on biegnie [ɔn biɛgniɛ] | koşuyor [koʃujɔr] |
| | sie fliegt | она летит [ɔna łetit] | ona leci [ɔna lɛtsi] | uçuyor [utʃujɔr] |
| | er versteckt sich | он прячется [ɔn prjatʃetsja] | o się chowa [ɔ siẽ xɔva] | saklanıyor [saklanɯjɔr] |

| | | | | |
|---|---|---|---|---|
| **Nomina** | der Baum<br>das Wasser<br>das Holz<br>die Maus<br>der Fuchs<br>die Eule<br>die Schlange | дерево/s [derevɔ]<br>вода/w [vɔda]<br>дрова/M [drɔva]<br>мышь/w [mɨʃ]<br>лиса/w [łisa]<br>сова/w [sɔva]<br>змея/w [zmeja] | drzewo/s [dʒɛvɔ]<br>woda/w [vɔda]<br>drewno/s [drɛvnɔ]<br>mysz/w [mɨʃ]<br>lis/m [lis]<br>sowa/w [sɔva]<br>wąż/m [vɔʒ] | ağaç [a:tʃ]<br>su [su]<br>odun [ɔdun]<br>fare [farɛ]<br>tilki [tilki]<br>baykuş [bajkuʃ]<br>yılan [jɯlan] |
| **Präp.** | hinter<br>neben | за [za]<br>рядом с [rjadɔm s] | tył [tɨw]<br>obok [ɔbɔk] | arka [arka]<br>yan [jan] |
| **Int.pro.** | wohin<br>wo | Куда<br>Где [gde] | gdzie [gdziɛ]<br>gdzie [gdziɛ] | nereye [nɛrɛjɛ]<br>nerede [nɛrɛdɛ] |
| **Kasus** | Wen sieht die Maus? | Кто видит мышь? [ktɔ vidit mɨʃ] | Kto widzi mysz? [ktɔ visi mɨʃ] | Kim fareyi görüyor? [kim farɛji gœryjɔr] (wen Maus sieht) |
| | Den Fuchs. | лису. [łisu] | Lisa. [lisa] | Tilkiyi (görüyor). [tilkiji gœryjɔr] |
| | Wem begegnet die Maus? | Кто встречает мышь? [ktɔ vstretʃaet mɨʃ] | Kto spotyka mysz? [ktɔ spɔtɨka mɨʃ] | Kim fareye rastlıyor? [kim farɛjɛ rastlɯjɔr] |
| | Dem Fuchs. | лису. [łisu] | Lisa. [lisa] | Tilkiye. (rastlıyor). [tilkijɛ] |
| | Der Eule. | сову. [sɔvu] | Sowę. [sɔwɛ~] | Baykuşa. (rastlıyor) [bajkuʃa] |
| | Der Schlange. | змею. [zmeju] | Węża. [vɛ̃ʒa] | Yılana. (rastlıyor) [jɯlana] |
| | Wo begegnest du ihm? | Где ты его встречаешь? [gde tɨ egɔ vstretʃaeʃ] | Gdzie go poznałaś? [gdziɛ gɔ pɔznawaç] | Onu ile nerede buluşuyorsun? [ɔnu ilɛ nɛrɛdɛ buluʃujɔrsun] |
| | Neben dem Baum. | рядом с (nächsten bei) деревом. [rjadɔm s derevɔm] | Obok drzewa. [ɔbɔk dʒɛva] | Ağacın yanında. [a:dʒin janɛnda] |
| | Neben dem Wasser. | рядом с водой. [rjadɔm s vɔdɔj] | Obok wody. [ɔbɔk vɔdɨ] | Suyun yanında. [sujun janɛnda] |
| | Neben dem Holz. | рядом с дровами. [rjadɔm s drɔvami] | Przy drewno. [pʒɨ drɛvnɔ] | Odunların yanında. [ɔdunlarin janɛnda] |
| | Wohin läuft der Fuchs? | Куда бежит лиса? [kuda beʒit łisa] | Gdzie lis biegnie? [dsiɛ lis biɛgniɛ] | Tilki nereye koşuyor? [tilki nɛrɛjɛ kɔʃujɔr] |
| | Hinter den Baum. | за дерево [za derevɔ] | Za drzewem [ʒa dʒɛvɛm] | Ağacın arkasında. [a:dʒɛn arkasɛnda] |
| | Wohin fliegt die Eule? | Куда летит сова? [kuda łetit sɔva] | Gdzie sowa leci? [dsiɛ sɔwa lɛtsi] | Baykuş nereye uçuyor? [bajkuʃ nɛrɛjɛ utʃujɔr] |
| | Auf den Baum. | на дерево. [na derevɔ] | Na drzewo. [na dʒɛvɔ] | Agacın üstüne. [a:dʒɛn ystynɛ] |

„Grüffelo“ eignet sich sowohl für die Akkusativ- (Wen sieht die Maus? Wohin läuft der Fuchs?) als auch für die Dativtherapie (Wem begegnet die Maus? Wo versteckt sich der Fuchs?).

In den beiden romanischen Sprachen fordern die beiden Verben „voir“ (sehen) und „rencontrer“ (begegnen) „Akkusativergänzungen“: Qui est-ce qu'elle voit? *Le* renard. (Wen sieht sie? *Der* Fuchs.) Qui est-ce qu'elle rencontre? *Le* renard. (Wem begegnet sie? *Der* Fuchs.)

Weder von der Fragestellung noch von der Markierung her wird eine Differenzierung von Akkusativ und Dativ in der Präpositionalergänzung vorgenommen: *Où est-ce qu'*il court? (Wohin läuft er?) *Derrière l'arbre.* (Hinter *der* Baum.) *Où est-ce qu'*il s'est caché? (Wo hat er sich versteckt?) *Derrière l'arbre.* (Hinter *der* Baum.)

### 2. Einheit: Buch herstellen

Ein A4-Zeichenblatt wird gefaltet, sodass ein Büchlein mit 4 Seiten entsteht. Auf der ersten Seite malt das Kind bspw. die kleine Maus, auf der letzten Seite Grüffelo. Zur Sprachtherapie werden die beiden inneren Seiten verwendet, die den Wald mit ein paar Bäumen, dem Wasser und dem Holz darstellen. Die 5 Figuren werden auf ein separates Zeichenblatt gemalt und ausgeschnitten. Nun kann anhand des eigenen Büchleins die Geschichte nacherzählt werden. Durch die entsprechenden Fragen (z.B. Wen sieht die Maus? Wem begegnet die Maus?) werden Akkusativ- oder Dativmarkierungen evoziert.

**separate Figuren zum „Spielen“**

Sowohl in der Einzeltherapie als auch in der größeren Gruppe wird die Geschichte von einem Kind (oder vom Erwachsenen) erzählt, die anderen Teilnehmer „spielen“ diese parallel mit den Figuren ihres Büchleins.

### 3. Einheit: Rollenspiel

Die einzelnen Figuren werden durch Plüschtiere (v.a. in der Einzeltherapie) oder durch die Kinder selbst dargestellt. Während des Gesprächs zwischen den einzelnen Figuren werden die vorher erwähnten Zielstrukturen durch entsprechende Fragen des Therapeuten evoziert: „Kleine Maus, wen siehst du?“ („Den Fuchs“) Oder: „Kleine Maus, wem begegnest du jetzt?“ („Dem Fuchs.“). „Fuchs, wohin läufst du?“ („Hinter den Baum.“) Oder: „Wo versteckst du dich?“ („Hinter dem Baum“).

### 4. Einheit: „Bilder sammeln"

**Formate beliebig anpassen**

Auf hellrote Kärtchen werden die drei Tiere, denen die Maus begegnet (der Fuchs, die Eule, die Schlange), gemalt, auf hellblaue drei Orte, an denen sie sich verstecken (z. B. ein Baum, Holz, ein (dicker) Stein). Während des Malens stehen, je nach Zielsetzung der Therapie, die entsprechenden Äußerungen im Fokus: „Was malst du? Den Fuchs. Wo versteckt sich der Fuchs? Hinter dem Baum."

Sowohl in der Einzel- als auch in der Gruppentherapie zeichnet jeder Teilnehmer diese 6 Bilder. Sämtliche Kärtchen werden gemischt und in Form eines großen Kreises verdeckt auf den Tisch (oder auf den Boden) gelegt. Jeder Teilnehmer hat eine kleine Spielfigurenmaus (oder gezeichnete Maus), die zu Beginn auf einem beliebigen Kärtchen steht, und die den Weg entlang rennt und versucht, die Kärtchen zu sammeln. Nun wird gewürfelt und entsprechend mit der Maus weitergerückt. Gewonnen hat der Teilnehmer, der zuerst die 6 Bilder (3 Tiere und 3 Orte, nicht unbedingt die eigenen!) sammeln konnte. Nach jedem Würfeln wird die entsprechende Frage gestellt: Rotes Kärtchen: „Wen siehst du?" Oder: „Wem begegnest du?" Blaues Kärtchen: „Wohin läuft das Tier?" Oder: „Wo versteckt sich das Tier?" Wird das Kärtchen noch gebraucht, darf es genommen werden (von jeder Sorte nur ein Bild), sodass sich der Kreis nach und nach verkleinert.

Einfacher wird das Sammeln, wenn nicht nur eine, sondern zwei Mäuse (zur freien Auswahl) über den Weg laufen.

### 5. Einheit: Bingo

Zusätzlich zu den oben erwähnten 3 Tieren und 3 Orten werden nochmals je 3 Tiere und 3 Orte auf Kärtchen gemalt; z. B. noch ein Eichhörnchen, ein Hase und ein Igel, eine Hecke, ein Strauch und ein Zaun. Jeder Teilnehmer (ob in der Einzel- oder Gruppentherapie) wählt unter seinen 12 Bildern deren 6 aus und legt sie vor sich auf den Tisch. In einem Stoffbeutel befinden sich dieselben 6 Tiere und 6 Orte. Ein Teilnehmer zieht eine Karte. Je nachdem, ob es sich um eine rote oder eine blaue Karte handelt, wird die entsprechende Frage gestellt: „Wen sieht die Maus?" Oder: „Wem begegnet die Maus?" bzw. „Wohin läuft das Tier?" „Wo versteckt sich das Tier?" Jeder Teilnehmer, welcher das entsprechende Tier oder den entsprechenden Ort ausgewählt hat, darf diesen beiseitelegen. Gewonnen hat derjenige, der zuerst keine Bilder mehr hat.

Auf der offiziellen Internetseite grueffelo.de befindet sich ein Suchspiel (6 Tiere müssen im Wald gefunden werden), anhand dessen Dativmarkierungen evoziert werden können, bspw.: Wo befindet sich die Eule? Auf dem Baum. Auch findet man Kopiervorlagen, bspw. von Grüffelo, der Maus oder einer Maske, die beim Rollenspiel verwendet werden können. Zudem gibt es die Geschichte auch als Mitmach-, Mal-, Theater- und Magnetbuch, die sich auf unterschiedlichste Art und Weise für die Kasustherapie eignen.

## 9. Rahmenthema: Der verrückte Bauernhof

**Zielstruktur:** Kasus

### *1. Einheit: „Was macht das Schwein auf dem Ei?" (Ehlbeck / Ackroyd)*

Auf dem Bauernhof ist es den Tieren langweilig. Sie beschließen untereinander die Rollen zu tauschen.

**Akkusativtherapie:** *Wen* sieht das Schwein? *Den* Hahn. *Wohin* legt sich der Hahn? Auf *den* Boden.

**Dativtherapie:** Mit *wem* tauscht das Schwein? Mit *dem* Hahn. *Wo* liegt der Hahn? Auf *dem* Boden.

**Zielstruktur:** Kasus

Auch hier ist das passende Sprachmaterial in *Tabelle 19* gelistet sowie im Onlinematerial zu finden.

**Tab. 19:** Sprachmaterial zur Einheit „Was macht das Schwein auf dem Ei?"

| | Deutsch | Französisch | Portugiesisch |
|---|---|---|---|
| **SVK** | er sieht<br>er begegnet<br>er setzt sich<br>er legt sich<br>er stellt sich<br><br>er sitzt<br><br>er liegt<br><br>er steht | Il / elle voit [il ɛl vwɑ]<br>il rencontre [il ʀɑ̃kõtʀ]<br>il s'assoit [il saswa]<br>il se couche [il sə kuʃ]<br>il se met [il sə me]<br><br>*il est assis [il ɛ asi]*<br><br>*il est couché [il ɛ kuʃe]*<br><br>il se trouve (er befindet sich) [il se tʀuv] | *(ele) vê [elə ve]*<br>*(ela) encontra [ẽŋkõntrɐ]*<br>*(ele) senta-se [señtɐsə]*<br>*(ele) deita-se [dɐitɐsə]*<br>*(ele) põe-se de pé [põisə də pɛ]*<br>*(ele) está sentado [əʃta sẽntadu]*<br>*(ele) está deitado [əʃta dɐitadu]*<br>*(ela) fica de pé [fika də pɛ]* |

| | Deutsch | Französisch | Portugiesisch |
|---|---|---|---|
| **Nomina** | der Dreck/Schlamm<br>das Nest<br>die Maschine<br>der Stall<br>der Stein<br>das Wasser<br>der Baum<br>die Wiese<br>der Traktor | la boue/w [bu]<br>le nid/m [ni]<br>la machine/w [maʃin]<br>l'étable/w [etablə]<br>le caillou/m [kaju]<br>l'eau/w [o]<br>l'arbre/m [aʀbʀ]<br>le pré/m [pʀe]<br>le tracteur/m [tʀaktœʀ] | a lama/w (≠ Lama) [lɐmɐ]<br>o ninho/m [niɲu]<br>a máquina/w [makinɐ]<br>o estábulo/m [əʃtabulu]<br>a pedra/w [pɛdrɐ]<br>a água/w [agwɐ]<br>a árvore/w [arvurə]<br>o campo/m [kɐ̃mpu]<br>o tractor/m [trator] |
| **Präp.** | auf<br>in<br>unter | sur [syʀ]<br>dans [dɑ̃]<br>sous [su] | em cima [ɐ̃i simɐ]<br>dentro [dẽntru]<br>em baixo [ɐ̃i baiʃu] |
| **Int.pro.** | wen?<br>wem?<br>wohin?<br>wo? | qui est-ce que? [ki ɛskə]<br>à qui est-ce que? [a ki ɛskə]<br>où est-ce que? [u ɛskə]<br>où est-ce que? [u ɛskə] | quem é que? [kɐ̃i ɛkə]<br>quem é que [kɐ̃i ɛkə]<br>aonde? [ɐõndə]<br>onde? [õndə] |
| **Syntax** | Wen sieht das Huhn? | Qui est-ce que la poule voit? [ki ɛskə la pul vwa] | Quem é que a galinha vê/ encontra? [kɐ̃i ɛkə ɐ gɐliɲɐ ve/ ɐ̃ŋkõntrɐ] |
| | Das Schwein. | Le cochon. [lə kɔʃõ] | O porco. [u porku] |
| | Wohin legt sich das Huhn? | Où est-ce que la poule se couche? [u ɛskə la pul sə kuʃ] | Onde é que a galinha se deita? [õndə ɛkə ɐ gɐliɲɐ sə dɐitɐ] |
| | In den Dreck. | Dans la boue. [dɑ̃ la bu] | Na lama. [nɐ lɐmɐ] |
| | Wohin setzt sich das Schwein? | Où est-ce que le cochon s'assoit? [u ɛskə lə kɔʃõ s aswa] | Onde é que o porco se senta? [õndə ɛkə u porku se sẽntɐ] |
| | In das Nest. | Dans le nid. [dɑ̃ lə ni] | No ninho. [nu niɲu] |
| | Mit wem tauscht das Huhn? | Avec qui est-ce que la poule change de place? [avɛk ki ɛskə la pul ʃɑ̃ʒ də plas] | Com quem é que a galinha muda? [kõ kɐ̃i ɛkə ɐ gɐliɲɐ mudɐ] |
| | Mit dem Schwein. | Avec le cochon. [avɛk lə kɔʃõ] | Com o porco. [kõ u porku] |
| | Wo liegt das Huhn? | Où est-ce que le cochon est couché? [u ɛskə lə kɔʃõ ɛ kuʃe] | Onde é que a galinha está deitada? [õndə ɛkə ɐ gɐliɲɐ əʃta dɐitada] |
| | In dem Dreck. | Dans la boue. [dɑ̃ la bu] | Na lama. [nɐ lɐmɐ] |
| | Wo sitzt das Schwein? | Où est-ce que le cochon est assis? [u ɛskə lə kɔʃõ ɛ asi] | Onde é que o porco está sentado? [õndə ɛkə u porku əʃta sẽntadu] |
| | Im Nest. | Dans le nid. [dɑ̃ lə ni] | No ninho. [nu niɲu] |

| | Deutsch | Russisch | Polnisch | Türkisch |
|---|---|---|---|---|
| **SVK** | er sieht | он видит [ɔn viɨit] | on widzi [ɔn visi] | görüyor [gœryjɔr] |
| | er begegnet | он встречает [ɔn vstretʃaet] | on spotyka [ɔn spɔtɨka] | rastlıyor [rastlɯjɔr] |
| | er setzt sich | он садится [ɔn saditsja] | On siada [ɔn siada] | oturuyor [ɔturujɔr] |
| | er legt sich | он ложится [ɔn łɔʒitsja] | on sie kładzie [ɔn siɛ kwasiɛ] | yatıyor [jatɯjɔr] |
| | er stellt sich | Он стоит [ɔn stɔit] | on stoi [ɔn stɔi] | kalkıyor [kalkɯjɔr] |
| | er sitzt | он сидит [ɔn sidit] | on siedzi [ɔn siɛsi] | oturuyor [ɔturujɔr] |
| | er liegt | он лежит [ɔn łeʒit] | on leży [ɔn lɛʒɨ] | yatmış [jatmɯʃ] |
| | er steht | он встаёт [ɔn vstajot] | on stoi [ɔn stɔi] | duruyor [durujɔr] |
| **Nomina** | der Dreck | грязь/w [grjaz] | błoto/*s* [bwɔtɔ] | çamur [tʃamur] |
| | das Nest | гнездо/s [gnezdɔ] | gniazdo/s [gniazdɔ] | yuva [juva] |
| | die Maschine | машина/w [maʃina] | maszyna/w [maʃɨna] | makine [makinɛ] |
| | der Stall | хлев/m [xłev] | stodoła/w [stɔdɔwa] | ahır [ahɯr] |
| | der Stein | камень/m [kamen] | kamień/m [kamiɛɲ] | taş [taʃ] |
| | das Wasser | вода/w [vɔda] | woda/w [vɔda] | su [su] |
| | der Baum | дерево/*s* [derevɔ] | drzewo/*s* [dʒɛvɔ] | ağaç [a:tʃ] |
| | die Wiese | луг/*m* [ług] | pole/*s* [pɔlɛ] | otluk [ɔtluk] |
| | der Traktor | трактор/m [traktɔr] | traktor/m [traktɔr] | traktör [traktœr] |

| | Deutsch | Russisch | Polnisch | Türkisch |
|---|---|---|---|---|
| **Syntax** | Wen sieht das Huhn?<br>Das Schwein. | Кто видит курицу? [ktɔ vidit kuritsu]<br>свинью. [svinju] | Kto widzi kurczaka? [ktɔ visi kurtʃaka]<br>świnię. [çviniẽ] | Kim tavuğu görüyor? [kim tavu: gœryjɔr]<br>Domuzu görüyor. [domuzu gœryjɔr] |
| | Wohin legt sich das Huhn?<br>In den Dreck. | Куда ложится курица? [kuda łɔʒitsja kuritsa]<br>в грязь. [v grjaz] | Gdzie sie kładzie kurczak? [gsiɛ siɛ kwasiɛ kurtʃak]<br>W błocie. [f bwɔ̃tsiɛ] | Tavuk nereye yatıyor? [tavuk nɛrɛjɛ jatɯjɔr]<br>çamurun içinde yatıyor. [tʃamurun itʃindɛ jatɯjɔr] |
| | Wohin setzt sich das Schwein?<br>In das Nest. | Куда садится свинья? [kuda saditsja svinja]<br>в гнездо. [v gnezdɔ] | Gdzie siedzi świnia? [gsiɛ siɛsi çvinia]<br>W gnieździe. [f gniɛʑsiɛ] | Domuz nereye oturuyor? [dɔmuz nɛrɛjɛ ɔturujɔr]<br>Yuvada / yuvanın içinde oturuyor. [juvada juvanɯn itʃindɛ ɔturujɔr] |
| | Mit wem tauscht das Huhn?<br>Mit dem Schwein. | С кем курица меняется местами? [s kem kuritsa menjaetsja mestami]<br>Со свиньёй. [sɔ svinjoj] | Z kim kurczak zamienił miejsca? [z kim kurtʃzak zamiɛniw miɛjstsa]<br>Z świnią. [z çviniɔ] | Tavuk kiminle yeri degiştiriyor? [tavuk kiminlɛ jɛri gɛgiʃtirijɔr]<br>Domuzla. [dɔmuzla] |
| | Wo liegt das Huhn?<br>In dem Dreck. | Где лежит свинья? [gde leʒit svinja]<br>В грязи. [v grjazi] | Gdzie leży świnia? [gsiɛ leʒɨ çvinia]<br>W błocie. [f bwɔtsiɛ] | Domuz nerede saklanıyor? [dɔmuz nɛrɛdɛ saklanɯjɔr]<br>çamurun içinde. [tʃamurun itʃindɛ] |
| | Wo sitzt das Schwein?<br>Im Nest. | Где сидит свинья? [gde sidit svinja]<br>В гнезде. [v gnezde] | Gdzie siedzi świnią? (Wo sitzt Schwein) [gsiɛ siɛsi çviniɔ]<br>W gnieździe. [f gniɛʑsiɛ] | Domuz nerede oturuyor? [domus nɛrɛdɛ ɔturukɔr]<br>Yuvada. [juvada] |

## *2. Einheit: Quartett*

Auf Kärtchen werden die Tiere und Orte aufgezeichnet bzw. aus dem Buch kopiert, ausgeschnitten und aufgeklebt. Zu einem Quartett gehören jeweils 2 Tiere, die die Plätze tauschen, und die entsprechenden 2 Orte. Die Karten müssen erfragt werden; ein vollständiges Quartett wird abgelegt. In der Einzeltherapie wird mit einem Nachziehstapel gespielt. Nehmen mehrere Kinder an der Aktivität teil, können die einzelnen Tiere und Orte auch mehrmals Teil des Spiels sein.

**Akkusativtherapie:** „Ich brauche das Pferd." Hat man das Pferd bereits und braucht noch den Ort: „Ich lege mich auf den Baum."

**Dativtherapie:** „Ich tausche mit der Katze." Hat man das Pferd und braucht noch den Ort: „Ich liege auf dem Baum."

Mit jüngeren Kindern wird nicht „Quartett", sondern „Duett" gespielt: Zwei zusammengehörende Bilder (z.B. das Pferd und der Baum) dürfen bereits abgelegt werden.

## *3. Einheit: Lotto*

Die Karten werden in zwei Stapel geteilt, und zwar so, dass von einem Paar immer nur eine Karte zu jedem Stapel gehört, wobei zu jedem Stapel sowohl Tiere als auch Orte gehören können. Alle Karten des ersten Stapels werden unter den Teilnehmern verteilt. Jeder Teilnehmer legt seine Karten offen vor sich auf den Tisch. Der zweite Stapel liegt verdeckt in der Mitte des Tisches. Abwechselnd wird eine Karte vom Stapel genommen, das entsprechende Bild und das dazu gehörende beschrieben: „Das Pferd. Ich lege mich auf den Baum." Oder: „Das Pferd. Ich liege auf dem Baum." Bzw. „Der Baum. Das Pferd legt sich auf den Baum." Bzw. „Der Baum. Das Pferd liegt auf dem Baum." Hat man das passende Bild vor sich liegen, wird dieses mit dem eben aufgedeckten „zugedeckt". Gewonnen hat derjenige, dessen Bilder allesamt verdeckt sind.

## *4. Einheit: Drachenspiel*

*Kartenspiel:* Alle Tiere und Orte sind doppelt vorhanden (2 Kartensets). Die Karten eines Sets werden in Reihen verdeckt auf den Tisch gelegt, mehr oder weniger in Form eines Quadrates. Jeder Mitspieler erhält eine (beliebige) Spielfigur und (etwa) 4 Karten des 2. Sets und legt diese offen vor sich auf den Tisch. Vor Beginn des Spiels stellt jeder Mitspieler seine Spielfigur „außen" neben eine beliebige verdeckte Karte. Nun werden die Karten aufgedeckt. Ziel ist es, so schnell wie möglich zu seinen 4 Karten zu gelangen, indem man immer nur ein Feld nach vorne, links, rechts oder rückwärts rückt: „Was brauchst du noch?" „Den Hahn." Oder: „Den Baum." (Akkusativtherapie) „Wo stehst du?" „Auf dem Pferd." bzw.: „Auf dem Baum." (Dativtherapie) Erreicht man eine der 4 Zielkarten, so wird diese umgedreht.

Vor der zweiten Spielrunde werden 4 bis 5 „Drachenkärtchen“ (Abbild eines Drachen oder einer beliebigen Figur) unter die verdeckten Karten, die in Reihen auf dem Tisch liegen, gemischt. Diese Felder sollte man am besten meiden, ansonsten deckt der Drache (Plüschtier) eine der bereits verdeckten Karten wieder auf.

### *5. Einheit: Mau-Mau*

In der Gruppentherapie werden alle Karten verteilt, in der Einzeltherapie wird mit einem Nachziehstapel gespielt. Kleinere Kinder legen die Karten offen vor sich auf den Tisch, ältere Kinder halten diese verdeckt in der Hand. *Regel:* Ein beliebiges Tier / ein beliebiger Ort darf auf ein beliebiges Tier / auf einen beliebigen Ort des „Ablegestapels“ gelegt werden oder auf das passende Pendant, also z. B. das Pferd auf den Baum oder der Hahn auf den Boden.

**Akkusativtherapie (während der Handlung):** „Wohin legst du den Hahn?“ „Auf den Hund.“

**Dativtherapie (nach der Handlung):** „Wo liegt der Hahn?“ „Auf dem Hund.“

**Passwort für Online-Material**

Das Passwort zum Öffnen des Onlinematerials lautet:

**#MehrSprachig!**

Bitte geben Sie das Passwort nicht weiter!

# Literatur


Asbrock, D. (2009): Sprachentwicklungsdiagnostik bei mehrsprachigen Vorschulkindern: Erfassung der deutschen Zweitsprache mit dem SETK-3–5. Die Sprachheilarbeit 54 (5), 197–203

Asbrock, D., Fergusen, C., Hoheiser-Thiel, N. (2011): Sprachdiagnostik bei mehrsprachigen Vorschulkindern – ein Praxisleitfaden. ProLog, Köln

Ballasch, H., Baumgärtel, C., Behrens, U., Dickmann, M., Faulwasser, M., Janßen, S., Langner, R., Mallon, G., Mücke, A., Pieper-Schönrock, I., Schrader, S. (2004): Didaktisch-methodische Empfehlungen für die Sprachförderung vor der Einschulung. Hildesheim: Niedersächsisches Landesinstitut für Schulentwicklung und Bildung. In: www.nibis.de/nli1/fid/pdf/rrlgs_sprache.pdf (17.11.2013)

BAMF; Bundesamt für Migration und Flüchtlinge (2019): Das Bundesamt in Zahlen 2019. In: https://www.bamf.de/SharedDocs/Anlagen/DE/Statistik/BundesamtinZahlen/bundesamt-in-zahlen-2019.pdf;jsessionid=C3D15BE7CFF05500DDBDFCEA9830CFD0.internet532?__blob=publicationFile&v=5, 15.04.2021

Baumgartner, S. (2011): Kindersprachtherapie. Ernst Reinhardt, München

Berg, M. (2018): Kontextoptimierung im Unterricht. 3., überarb. Aufl., Ernst Reinhardt, München

Berg, M. (2014): Monolinguale Sprachtherapie mit bilingualen Kindern: Eine (Not-) Lösung mit Chancen. Logos 22 (2), 105–111

Berg, M. (2007): Kontextoptimierte Förderung des Nebensatzerwerbs bei spracherwerbsgestörten Kindern. Shaker, Aachen

Bhatia, T., Ritchie, W. (2008): The Handbook of Bilingualism. Blackwell, Malden

Bialystok, E. (2010): Bilingualism in Development. Language, Literacy and Cognition. 7. Aufl. Cambridge University Press, Cambridge

Bredthauer, S. (2020): In mehreren Sprachen zuhause sein. In: https://www.dw.com/de/in-mehreren-sprachen-zu-hause-sein/a-52449065, 15.04.2021

Brunner, M., Schöler, H. (2008): HASE – Heidelberger Auditives Screening in der Einschulungsuntersuchung. 2. Aufl.Westra, Wertingen

Bundesamt für Statistik (2020): Bevölkerung mit Migrationshintergrund. In: www.bfs.admin.ch (24.01.2021)

Calañas Continente, J. A., Ferrer Mora, H. (2008): Vergleichende und kontrastive Linguistik Deutsch – Spanisch: eine Bestandsaufnahme. Magazin 18, 36–44

Chilla, S. (2007): Mehrsprachige Kinder mit Spezifischer Sprachentwicklungsstörung: Implikationen für die Diagnostik. L.O.G.O.S. Interdisziplinär 15 (4), 253–262

Chilla, S. Niebuhr-Siebert, S. (2017): Mehrsprachigkeit in der KiTa: Grundlagen – Konzepte – Bildung. Kohlhammer, Stuttgart

Chilla, S., Rothweiler, M., Babur, E. (2013): Kindliche Mehrsprachigkeit. 2. Aufl. Ernst Reinhardt, München/Basel

Conti-Ramsden, G., Botting, N. (2000): Educational Placements for Children with Specific Language Impairments. In: Bishop; D., Leonard, L. (Hrsg.): Speech and Language Impairments in Children. Psychology, Hove/New York, 211–225

Da Cruz, A. (2020): Förderung der Subjekt-Verb-Kontroll-Regel in luxemburgischer und portugiesischer Sprache bei portugiesischsprachigen Schülern des Zyklus 1 am Centre de Logopédie nach dem Prinzip der Kontrastoptimierung. CL, Strassen

Dalgalian, G. (2000): Enfances Plurilingues. Témoignage pour une éducation bilingue et plurilingue. L'Harmattan, Paris/Montréal

Dannenbauer, F. M. (2002): Grammatik. In: Baumgartner, S., Füssenich, I. (Hrsg.): Sprachtherapie mit Kindern, Ernst Reinhardt, München, 105–161

De Jong, J., Orgassa, A., Baker, A., Weerman, Fr. (2008): Bilingual SLI: A Cumulative Effect of Bilingualism and Language Impairment? University of Amsterdam

De Simoni, C. (2011): Seminar: Neurokognition von Hören und Sprache 16.05.2011. In: www.neurowissenschaft.ch/mmeyer/teaching/FS11/Sprache/Mehrsprachigkeit/Mehrsprachigkeit-Folien.pdf (17.11.2013)

Diehl, E (2000): Theorien zum Zweitspracherwerb: Standortbestimmung des DiGS-Projektes. In: Diehl, E., Christen, H., Leuenberger, S.: Grammatikunterricht: Alles für der Katz? Untersuchungen zum Zweitspracherwerb Deutsch. Max Niemeyer, Tübingen, 25–52

Duverger, J., Maillard, J.-P. (1996): L'enseignement bilingue aujourd'hui. Bussières Camedan, Saint-Amand-Montrond

Fürstenau, S., Gomolla, M. (2011): Migration und schulischer Wandel: Mehrsprachigkeit. Lehrbuch. VS Verlag, Wiesbaden

Füssenich, I. (2002): Semantik. In: Baumgartner, S., Füssenich, I. (Hrsg.): Sprachtherapie mit Kindern. Ernst Reinhardt, München, 63–105

Gamper, H. (2012): Normen für den Mottier-Test bei 4- bis 12-jährigen Kindern. In: www.erz.be.ch (17.11.2013)

Gathercole, V. (1997): The Linguistic Mass / Count Distinction as an Indicator or Referent Categorization in Monolingual and Bilingual Children. Child Development 68, 832–42

Grimm, H. (2005): Diagnose sprachlicher Entwicklungsstörungen im Vorschulalter: Was wird wann und warum diagnostiziert? In: Arnoldy, P., Traub, B. (Hrsg.): Sprachentwicklungsstörungen früh erkennen und behandeln. Von Loeper, Karlsruhe, 105–122

Grimm, H. (2000): Entwicklungsdysphasie: Kinder mit spezifischer Sprachstörung. In: Grimm, H. (Hrsg.): Sprachentwicklung. Hogrefe, Göttingen, 603–640

Groba, A. (2018): Bilinguale Ausrichtung in der Sprachtherapie mit mehrsprachigen Kindern. Aktuelle Forschungslage und Empfehlungen. In: Blechschmidt, A., Schräpler, U. (Hrsg.): Mehrsprachigkeit in Sprachtherapie und Unterricht. Schwabe, Basel, 147–167

Grohnfeldt, M. (2012): Grundlagen der Sprachtherapie und Logopädie. Ernst Reinhardt, München

Günther, B., Günther, H. (2004): Erstsprache und Zweitsprache. Beltz, Weinheim/Basel

Gürsoy, E. (2010): Sprachbeschreibung Türkisch. Uni. Duisburg – Essen. In: www.uni-due.de/imperia/md/content/prodaz/sprachbeschreibung_tuerkisch.pdf (17.11.2013)

Haberl, K. (2004): Probleme Deutscher mit der französischen Aussprache. Universität München. In: www.romanistik.uni-muenchen.de (17.11.2013)

Haberzettl, St. (2015): Zweitspracherwerb. In: Schöler, H., Welling, A. (Hrsg.): Sonderpädagogik der Sprache, Bd. 1, Handbuch Sonderpädagogik. 2. Aufl. Hogrefe, Göttingen, 67–91

Harley, T. (2013): The Psychology of Language. From Data to Theory. 4. Aufl. Psychology Press, Hove

Hoppenstedt, G., Apeltauer, E. (2010): Meine Sprache als Chance. Bildungsverlag EINS, Troisdorf

Huber, E. (2021): Türkisches und deutsches Alphabet. In: www.lehrer-info.net/kompetenz-portal.php/cat/13/aid/111/title/Tuerkisches_und_deutsches_Alphabet (24.01.2021)

Jedik, L. (2009): Zweisprachigkeit und Migration. In: Grohnfeldt, M. (Hrsg.): Lehrbuch der Sprachheilpädagogik und Logopädie. Band 2. Erscheinungsformen und Störungsbilder, 3. Aufl. Kohlhammer, Stuttgart, 138–149

Jelen, M. (2011): Sprachbeschreibung Polnisch. Universität Duisburg – Essen. In: www.uni-due.de/imperia/md/content/prodaz/sprachbeschreibung_polnisch.pdf (24.01.2021)

Kany, W., Schöler, H. (2010): Fokus: Sprachdiagnostik. 2. Aufl. Cornelsen, Berlin

Kątny, A. (2017): Kontrastive Analysen Deutsch-Polnisch: Eine Übersicht. In: Helbig von, G., Götze, L., Henrici, G., Krumm, H.-J.: Deutsch als Fremdsprache. Ein internationales Handbuch. de Gruyter, Berlin, New York, 392–393

Kauschke, C. (2000): Der Erwerb des frühkindlichen Lexikons. Gunter Narr, Tübingen

Klee, Th., Carson, D. K., Gavin, W., Hall, L., Kent, A., Reece, S. (1998): Concurrent and Predictive Validity of an Early Language Screening Program. Journal of Speech, Language and Hearing Research 41, 627–641

Kocianová, M. (2005): Metasprachliche Fähigkeiten mehrsprachiger Kinder. Inauguraldissertation an der Ludwig-Maximilians-Universität München

Kracht, A. (2000): Migration und kindliche Zweisprachigkeit. Waxmann, Münster

Kracht, A., Rothweiler, M. (2003): Diagnostische Fragen zur kindlichen Grammatikentwicklung im Kontext von Mehrsprachigkeit. In: Warzecha, B. (Hrsg.): Heterogenität macht Schule. Beiträge aus sonderpädagogischer und interkultureller Perspektive. Waxmann, Münster, 189–204

Kroffke, S., Rothweiler, M. (2004): Sprachmodi im kindlichen Zweitspracherwerb. Sprachlicher Kontext und seine Bedeutung für die sprachpädagogische Diagnostik. Die Sprachheilarbeit 49 (1), 18–24

Leist, A. (1999): Wir haben gemacht γλυκά – Kinder auf dem Weg zur Zweisprachigkeit. In: Celik, H. (Hrsg.): Mehrsprachigkeit. Aspekte und Standpunkte. Free Pen, Bonn, 58–85

Leonard, L. (2000): Children with Specific Language Impairment. MIT, Cambridge/London
Lorang, M. (2013): Entwicklung der Syntax und Morphologie bei Kindern mit Erstsprache Portugiesisch im Alter zwischen 2 und 4 Jahren. Inauguraldissertation an der Universität zu Köln
Lüdtke, J. (2001): Die romanischen Sprachen. Uni. Heidelberg. In: www.latinistik.de/linguae/linguae.htm (24.01.2021)
Lüke, C., Ritterfeld, U. (2011). Mehrsprachige Kinder in sprachtherapeutischer Behandlung: eine Bestandsaufnahme. Heilpädagogische Forschung 21 (4), 188–197

Marouani, Z. (2006): Der Erwerb des Deutschen durch arabischsprachige Kinder. Inauguraldissertation, Universität Heidelberg.
Meisel, J. (2008): The Bilingual Child. In: Bhatia, T. K., Ritchie, W. C. (Hrsg.): The Handbook of Bilingualism, 3. Aufl., Blackwell Publishing Ltd., Singapore, 91–113
Meisel, J. (2004): The Bilingual Child. In: Bhatia, T. K., Ritchie, W. C. (Hrsg.): The Handbook of Bilingualism. Blackwell Publishing Ltd., Malden, 91–113
Montanari, E., Panagiotopoulou, J. (2019): Mehrsprachigkeit und Bildung in Kitas und Schulen. UTB GmbH, Stuttgart
Morgado Kessler, I. (2006): Grammatik kurz und bündig. Portugiesisch. 3. Aufl. Pons, Stuttgart
Moser, B. (2007): Sprachheilpädagogische Diagnostik bei mehrsprachigen Schülern. Die Sprachheilarbeit 52 (3), 107–112
Moser-Weithmann, Br. (2001): Türkische Grammatik. Buske, Hamburg
Motsch, H.-J. (2019): ESGRAF-4–8. Modularisierte Diagnostik grammatischer Störungen. Ernst Reinhardt, München
Motsch, H.-J. (2017): Kontextoptimierung. Förderung grammatischer Fähigkeiten in Therapie und Unterricht. 4. Aufl. Ernst Reinhardt, München
Motsch, H.-J. (2013b): Grammatische Störungen – Basisartikel. Sprachförderung und Sprachtherapie 13 (1), 2–8
Motsch, H.-J. (2011): ESGRAF-MK. Evozierte Diagnostik grammatischer Fähigkeiten für mehrsprachige Kinder. Ernst Reinhardt, München
Motsch, H.-J., Riehemann, S. (2008): Effects of „Context-Optimisation“ on the Acquisition of Grammatical Case in Children with Specific Language Impairment. International Journal of Language and Communication Disorders 43 (6), 683–698
Müller, N. (2005): Frühkindliche Zweisprachigkeit: Italienisch/Deutsch und Französisch/Deutsch im Vergleich. Projekt an der Uni Hamburg. In: www1.uni-hamburg.de/SFB538/forschung/erwerb/e1.html (24.01.2021)
Muysken, P. (2008): Two Linguistic Systems in Contact: Grammar, Phonology and Lexicon. In: Bhatia, T. K., Ritchie, W. C. (Hrsg.): The Handbook of Bilingualism. Blackwell Publishing Ltd., Malden, 147–168

Neumann, K., Keilmann, A., Rosenfeld, J., Schönweiler, R., Zaretsky, R., Kiesel-Himmel, C. (2009): Sprachentwicklungsstörungen bei Kindern. Kindheit und Entwicklung 18 (4), 222–231. Hogrefe, Göttingen

Orgassa, A. (2009): Specific Language Impairment in a Bilingual Context. The Acquisition of Dutch Inflection by Turkish-Dutch Learners. Inauguraldissertation an der Uni Amsterdam. LOT, Utrecht

Paradis, J. (2010): The Interface between Bilingual Development and Specific Language Impairment. Applied Psycholinguistics 31 (2), 227–252

Paradis, J., Crago, M., Genesee, Fr., Rice, M. (2003): French-English Bilingual Children With SLI: How Do They Compare With Their Monolingual Peers? Journal of Speech, Language, and Hearing Research 46 (1), 113–127

Paul, Rh. (2000): Predicting Outcomes of Early Expressive Language Delay: Ethical Implications. In: Bishop, D. V. M., Leonard, L. B. (Hrsg.): Speech and Language Impairments in Children. Psychology Press, Hove/New York, 195–209

Penner, Z. (2003): Neue Wege der sprachlichen Frühförderung von Migrantenkindern. kon-lab, Berg

Prevost, Ph. (2009): The Acquisition of French. John Benjamins, Amsterdam/Philadelphia

Pulverman, R., Hirsh-Pasek, K., Pruden, Sh., Golinkoff, R. (2006): Frühkindliche Voraussetzungen für das Erlernen von Verben. In: Frühförderung interdisziplinär 25 (1), 3–13

Reich, H. H., Roth, H.-J. (2002): Spracherwerb zweisprachig aufwachsender Kinder und Jugendlicher. Reset. Grafische Medien GmbH, Hamburg

Riehemann, S. (2008): Therapie fehlender Kasusfähigkeiten grammatisch gestörter Schüler in kontextoptimierten Unterrichtsphasen. Inauguraldissertation, Universität zu Köln

Riehl, C. (2013): Sprachkontaktforschung. Eine Einführung. 3. Aufl. Narr, Tübingen

Rollfs, S. (1999): Zweisprachigkeit der Migrantenkinder. Der Zusammenhang zwischen muttersprachlicher und fremdsprachlicher Kompetenz und Schulerfolg. In: Celik, H. (Hrsg.): Mehrsprachigkeit. Aspekte und Standpunkte. Free Pen, Bonn, 101

Rothweiler, M. (2006): Spezifische Sprachentwicklungsstörung und kindlicher Zweitspracherwerb. In: Bahr, R., Iven, C. (Hrsg.): Sprache Emotion Bewusstheit. Schulz-Kirchner, Idstein, 154–167

Scharff, W. (2013): Kindliche Mehrsprachigkeit. Georg Thieme, Stuttgart

Schmidt, M. (2018a): Kinder in der Kita mehrsprachig fördern. Ernst Reinhardt, München

Schmidt, M. (2018b): Grammatiktherapie bei Mehrsprachigkeit. In: Blechschmidt, A., Schräpler, U. (Hrsg.): Mehrsprachigkeit in Sprachtherapie und Unterricht. Schwabe, Basel, 181–192

Schmidt, M. (2014): Kontextoptimierung für Kinder von 3–6 Jahren. 85 Praxiseinheiten für die Förderung grammatischer Fähigkeiten. 2. Aufl. Ernst Reinhardt, München

Schmidt, M. (2012): Gezielte Förderung lautsprachlicher Kompetenzen. verlag modernes lernen, Dortmund

Schmidt, M. (2010): Kontextoptimierte Gruppentherapie zur Förderung früher grammatischer Fähigkeiten in der Erst- und Zweitsprache. Eine randomisierte Interventionsstudie. Inauguraldissertation, Universität zu Köln

Schulz, P. (2011): Das Gehirn lernt mehrere Sprachen gleichzeitig. In: www.spiegel.de/schulspiegel/wissen/deutsch-tuerkisch-streit-das-gehirn-lernt-mehrere-sprachen-gleichzeitig-a-748786.html (24.01.2021)

Siebert-Ott, G.M. (2001): Frühe Mehrsprachigkeit. Probleme des Grammatikerwerbs in multilingualen und multikulturellen Kontexten. Max Niemeyer, Tübingen

Siegmüller, J., Bittner, D. (2005): Langzeitanalyse der frühen lexikalischen Entwicklung eines späteren SES-Kindes – wann gab es welche Warnzeichen? In: Forum Logopädie 19 (6), 22–27

Skibicki, M. (2007): Polnische Grammatik. Helmut Buske, Hamburg

Statistik Austria (2020): Migration und Integration. MDH Media Druck

Statistisches Bundesamt (2007): Bevölkerung mit Migrationshintergrund, Ergebnisse des Mikrozensus 2005. In: Bevölkerung und Erwerbstätigkeit. Fachserie 1, 2.2

Suchodoletz von, W. (2007): Prävention umschriebener Sprachentwicklungsstörungen. In: Suchodoletz von, W. (Hrsg.): Prävention von Entwicklungsstörungen. Hogrefe, Göttingen, 45–80

Thoma, D., Tracy, R. (2006): Deutsch als frühe Zweitsprache: zweite Erstsprache? In: Ahrenholz, B. (Hrsg.): Kinder mit Migrationshintergrund. Fillibach, Freiburg, 58–79

Tomasello, M. (2003): Constructing a Language. A Usage-Based Theory of Language Acquisition. Harvard University Press, Cambridge

Tošović, Br. (2013): Russisch. In: www.uni-klu.ac.at/eeo/Russisch.pdf (20.11.2013)

Tracy, R. (2008): Wie Kinder Sprachen lernen. 2. Aufl., Francke, Tübingen

Tracy, R. (2007): Wie viele Sprachen passen in einen Kopf? In: Anstatt, T. (Hrsg.), Mehrsprachigkeit bei Kindern und Erwachsenen. Narr, Tübingen, 69–92

Triarchi-Hermann, V. (2005): Sprachförderung mehrsprachiger Kinder auf sprachheilpädagogischer Basis. In: Grohnfeldt, M., Triarchi-Herrmann, V., Wagner, L. (Hrsg.): Mehrsprachigkeit als sprachheilpädagogische Aufgabenstellung. Edition von freisleben, Würzburg, 27–48

Vater, H. (2002): Einführung in die Sprachwissenschaft. 4. Aufl. Wilhelm Fink, Paderborn

Wagner, L. (2018a): Sprachentwicklungsstörungen bei mehrsprachigen Kindern: Logopädische Diagnostik und Therapie. In: Blechschmidt, A., Schräpler, U. (Hrsg.): Mehrsprachigkeit in Sprachtherapie und Unterricht. Schwabe, Basel, 169–180

Wagner, L. (2018b): Mehrsprachige Kinder in sprachtherapeutischen Praxen: eine interdisziplinäre Herausforderung. Praxis Sprache 18 (3), 141–147

Willi, U. (2004): Phonetik/Phonologie. In: Linke, A. (Hrsg.): Studienbuch Linguistik. 5., erw. Aufl. Niemeyer, Tübingen, 461–501

Yilmaz, G. (2021): Sprachvergleich Türkisch – Deutsch. In: www.unet.univie.ac.at/~a0305691/goksel/svtd.pdf (24.01.2021)

Zifonun, G. (2001): Neue Wege in der vergleichenden Grammatikbeschreibung. In: www1.ids-mannheim.de/fileadmin/gra/texte/zif2.pdf (24.01.2021)

Zollinger, B. (2008): Spracherwerbsstörungen. Grundlagen zur Früherfassung und Frühtherapie. 8. Aufl. Haupt, Bern/Stuttgart

# Sachregister

## Sprache und Literacy-Kompetenzen im Kindergeraten

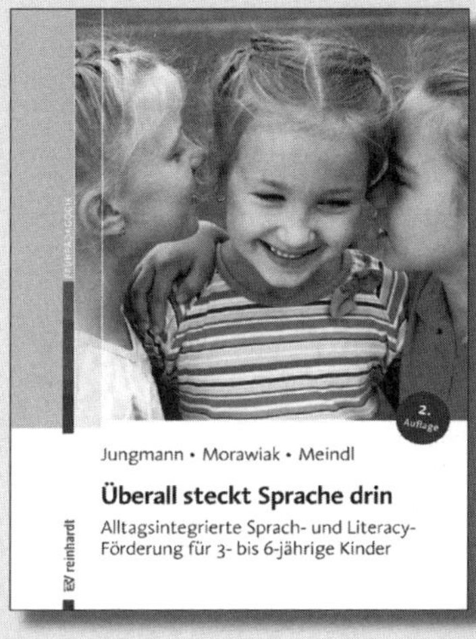


Tanja Jungmann / Ulrike Morawiak / Marlene Meindl
**Überall steckt Sprache drin**
Alltagsintegrierte Sprach- und Literacy-Förderung für 3- bis 6-jährige Kinder
Mit Online-Materialien.
2., aktualisierte Auflage 2018. 131 Seiten. 19 Abb. 4 Tab.
(978-3-497-02756-9) kt

„Überall steckt Sprache drin" beschreibt die vielfältigen Möglichkeiten der Sprach- und Literacyförderung in Alltagssituationen in Kindergarten & Co. Das Praxisbuch vermittelt anhand von Beispielen anschaulich Grundlagenwissen zu den Entwicklungsbereichen Sprache und Literacy sowie zur alltagsintegrierten Förderung.

**reinhardt**
www.reinhardt-verlag.de